SALUD MENTAL EN EL PACIENTE DE AMÉRICA ANDINA

Editorial Glosa, S.L.
Avinguda de Francesc Cambó 21, 5.ª planta - 08003 Barcelona
Teléfonos: 932 684 946 / 932 683 605 - Telefax: 932 684 923
www.editorialglosa.es

ISBN: 978-84-7429-438-5
Depósito legal: B-37.808-2009

SALUD MENTAL EN EL PACIENTE DE AMÉRICA ANDINA

Editores
Pedro Ruiz
Miguel Casas

Coordinadores
Mar Ramos
Francisco Collazos

AUTORES

Renato D. Alarcón
Catedrático de Psiquiatría. Mayo Clinic College of Medicine.
Medical Director. Unidad de Trastornos Afectivos.
Mayo Psychiatry and Psychology Treatment Center. Rochester, Minnesota (Estados Unidos).
Titular de la Cátedra Honorio Delgado.
Universidad Peruana Cayetano Heredia. Lima (Perú).

Margarita Alegría
Catedrática de Psicología. Departamento de Psiquiatría.
Facultad de Medicina de la Universidad de Harvard.
Massachussets (Estados Unidos).

Luis Alfonzo
Psiquiatra. Especialista en Reducción de la Demanda.
Comisión Interamericana para el Control del Abuso de Drogas (CICAD/OEA).
Washington (Estados Unidos).

Carlos León-Andrade
Jefe del Servicio de Psiquiatría.
Hospital Metropolitano. Quito (Ecuador).

Edgard Belfort
Posgrado de Psiquiatría. Universidad Central de Venezuela.
Posgrado de Psiquiatría Infantil y Juvenil de la Universidad Central de Venezuela.
Jefe del Servicio de Psiquiatría Infantil. Hospital Psiquiátrico de Caracas.
Caracas (Venezuela).

Miguel Casas
Catedrático de Psiquiatría. Universidad Autónoma de Barcelona.
Jefe del Servicio de Psiquiatría. Hospital Universitario Vall d'Hebron.
Barcelona.

Francisco Collazos
Servicio de Psiquiatría. Hospital Universitario Vall d'Hebron. Barcelona.
Universidad Autónoma de Barcelona.

Javier I. Escobar
Catedrático y director del Departamento de Psiquiatría.
UMDN-Robert Wood Johnson Medical School. New Brunswick (Estados Unidos).

Fabián Fiestas
Servicio de Psiquiatría. Universidad Peruana Cayetano Heredia. Lima (Perú).

Carla Gallo
Profesora asociada. Departamento de Bioquímica, Biología Molecular y Farmacología.
Universidad Peruana Cayetano Heredia. Lima (Perú).

Silvia Lucía Gaviria
Jefe del Departamento de Psiquiatría.
Universidad CES. Medellín (Colombia).

Bernardo Guimas
Médico psiquiatra. Profesor auxiliar. Universidad Peruana Cayetano Heredia.
Médico asistente. Servicio de Rehabilitación.
Instituto Nacional de Salud Mental Honorio Delgado-Hideyo Noguchi. Lima (Perú).

Guillermo Ladd
Director ejecutivo de Investigación, Docencia y Atención Especializada de Adultos y Adultos Mayores.
Instituto Nacional de Salud Mental Honorio Delgado-Hideyo Noguchi. Lima (Perú).

Roberto Lewis-Fernández
Director del Programa Hispanic Treatment Program at New York State.
Universidad de Columbia. Nueva York (Estados Unidos).

Joan Obiols
Director del Servicio de Salud Mental.
Servei Andorrà d'Atenció Sanitària. Andorra.

Claudia Pedone
Doctora en Geografía Humana por la Universitat Autònoma de Barcelona.
Investigadora del Programa Juan de la Cierva. Institut d'Infància i Món Urbà (CIIMU).
Departamento de Geografía. Universitat Autònoma de Barcelona.

Pau Pérez-Sales
Servicio de Psiquiatría. Hospital La Paz. Madrid.
Director del Postgrado de Salud Mental en Violencia Política y Catástrofes.
Universidad Complutense de Madrid.

Giovanni Poletti
Servicio de Psiquiatría. Universidad Peruana Cayetano Heredia. Lima (Perú).

Adil Qureshi
Servicio de Psiquiatría. Hospital Universitario Vall d'Hebron. Barcelona.
Universidad Autónoma de Barcelona.

Mar Ramos
Servicio de Psiquiatría. Hospital Universitario Vall d'Hebron. Barcelona.
Universidad Autónoma de Barcelona.

Hilda-Wara Revollo
Servicio de Psiquiatría. Hospital Universitario Vall d'Hebron. Barcelona.
Universidad Autónoma de Barcelona.

Pedro Ruiz
Catedrático y Jefe de Servicio. Departamento de Psiquiatría.
Universidad de Texas. Houston (Estados Unidos).

María Torres
Departamento de Psiquiatría. Facultad de Medicina de la Universidad de Harvard. Massachussets (Estados Unidos). Brandeis University. Massachussets (Estados Unidos).

Manuel Trujillo
Catedrático de Psiquiatría.
New York University School of Medicine. Nueva York (Estados Unidos).

Abraham Vaisberg
Departamento de Microbiología. Facultad de Ciencias y Filosofía.
Universidad Peruana Cayetano Heredia. Lima (Perú).

ÍNDICE

Prólogo 13
Pedro Ruiz y Miguel Casas

AMÉRICA ANDINA Y LA INMIGRACIÓN

La emigración, ¿un proceso que condiciona? 19
Edgard Belfort

La inmigración latinoamericana hacia España: estrategias familiares para afrontar la crisis 33
Claudia Pedone

INMIGRACIÓN, CAMBIO Y CONTEXTO FAMILIAR

Cambios en las estructuras familiares en América Latina: mujer y migración 55
Silvia Lucía Gaviria

Salud, equidad y género en Latinoamérica: algunas consideraciones 77
Silvia Lucía Gaviria

LOS PACIENTES DE AMÉRICA ANDINA: ASPECTOS CLÍNICOS

El paciente andino y la migración: características socioculturales y psicológicas 93
Renato D. Alarcón

La enfermedad en el paciente andino: conceptualizaciones, diagnóstico y enfoques terapéuticos 107
Renato D. Alarcón

ABORDAJES Y ESPECIFICIDADES DE LOS PACIENTES LATINOAMERICANOS

Salud mental en el paciente de América Andina: la competencia cultural en psiquiatría 123
Manuel Trujillo

Mancjo clínico de los pacientes de América Latina 151
Javier I. Escobar

Entidades clínicas con manifestaciones culturales en pacientes de la América Andina 169
Pedro Ruiz y Roberto Lewis-Fernández

Estrés aculturativo en los pacientes de la América Andina 179
Pedro Ruiz

Asistencia tradicional 189
Joan Obiols

TRASTORNOS MENTALES EN LOS PACIENTES DE AMÉRICA ANDINA

La patología afectiva ansiosa y somática en la América Andina 209
Fabián Fiestas, Guillermo Ladd, Carla Gallo, Bernardo Guimas, Giovanni Poletti y Abraham Vaisberg

Psicosis andina 237
Carlos León-Andrade

Situación de las toxicomanías en la América Andina 249
Luis Alfonzo

Estrategia para la mejora del tratamiento de la dependencia de drogas en países de Latinoamérica y el Caribe: algunas ideas para la acción 271
Luis Alfonzo

Migración de zona andina en España: elementos psicosociales para trabajadores de salud mental 295
Pau Pérez-Sales

INVESTIGACIÓN EN PSIQUIATRÍA Y PSICOLOGÍA TRANSCULTURAL

La investigación en psiquiatría transcultural 325
Margarita Alegría y María Torres

EL PACIENTE LATINOAMERICANO EN EL MEDIO HOSPITALARIO

La salud mental del paciente latinoamericano desde los dispositivos asistenciales 353
Francisco Collazos, Adil Qureshi, Mar Ramos, Hilda-Wara Revollo y Miguel Casas

Índice temático 365

PRÓLOGO

La sociedad española sigue avanzando de forma imparable hacia la multiculturalidad como consecuencia del impresionante incremento de la inmigración recibida en los últimos años. Los protagonistas de este espectacular fenómeno social son hombres y mujeres procedentes de muy diversos lugares del planeta; sin embargo, es la población procedente de Latinoamérica la que, dentro del colectivo de inmigrantes que no pertenecen a la Comunidad Europea, se encuentra en el primer lugar. Algunas cifras sirven para ilustrar la importancia de la representación de personas procedentes de América Latina en este colectivo, que ha pasado de 283.778 individuos con permiso de residencia en vigor en enero de 2002 a 1.172.418 en octubre de 2007, según los datos del Ministerio de Trabajo de 2007. Así, no es de extrañar, por ejemplo, que alrededor del 10% de la población de Ecuador resida en 2008 en España, sin olvidar que estas cifras no incluyen la población de origen latinoamericano que posee ya la nacionalidad española (329.740 personas en el año 2005) ni las personas en situación no regularizada.

Si a comienzos de la década de 1990, las nacionalidades latinoamericanas con una mayor presencia en el Estado español eran la argentina, la venezolana y la chilena, consecuencia del desplazamiento de clases medias y profesionales movidas por las condiciones sociopolíticas en sus países de origen, a mediados de la década de 1990 creció rápidamente la población de origen dominicano. Sin embargo, lo más llamativo de los últimos años es la llegada de población procedente de países de la

América Andina, especialmente inmigrantes peruanos que rápidamente fueron más tarde superados por ecuatorianos y colombianos. En los últimos años destaca el aumento de la población de origen boliviano que históricamente había sido poco representativa.

La explicación a la importante presencia de población latinomericana en España, y especialmente personas procedentes de la América Andina, debe buscarse en el pasado histórico común que nos hermana, unido a la facilidad derivada del dominio de la misma lengua materna. Estas características llevan a suponer un proceso de integración en la sociedad de acogida más favorable y un menor nivel de estrés generado por el proceso migratorio. Sin embargo, hoy día se carece de datos suficientemente contrastados como para poder reforzar esa impresión. No está claro que la población inmigrante procedente de la América Andina no esté expuesta a un mayor riesgo de padecer trastornos mentales. A esta carencia de datos metodológicamente rigurosos acerca de la prevalencia de trastornos mentales en este colectivo, tanto en sus países de origen como en España, se une toda una serie de particularidades culturales que pueden condicionar la calidad de su asistencia en salud mental.

Aunque la comunicación verbal con los pacientes procedentes de la América Andina no plantea, lógicamente, las mismas dificultades que entraña en otros grupos de pacientes, es igualmente cierto que hay importantes matices derivados de su pertenencia étnica y cultural que deben tenerse en cuenta. Diferencias en la diversa expresión de las emociones, en los procesos de búsqueda de ayuda, en las narrativas empleadas para explicar el trastorno o en las expectativas respecto al tratamiento y las variadas respuestas biológicas que respecto a éste pueden presentarse, son algunas de las particularidades que desafían al profesional de la salud mental que quiere desarrollar su tarea de forma competente.

Con el objetivo de mejorar la asistencia en salud mental a los pacientes procedentes de América Andina se celebró en el Servicio de Psiquiatría del Hospital Universitario Vall d'Hebron de Barcelona el II Simposio de Psiquiatría Transcultural «La salud mental en el paciente de América Andina» en mayo de 2007. Dicho evento sirvió de punto de encuentro y debate para profesionales de la salud mental tanto de los países de origen como españoles. Este simposio se enmarca en el ambicioso proyecto de psiquiatría transcultural de este hospital que, siguiendo las directrices del Pla Director de Salut Mental i Addiccions del Departament de Salut de la Generalitat de Catalunya, pretende cubrir las necesidades teóricas y prácticas de la psiquiatría y psicología clínica en esta materia. Este proyecto se inició hace siete años y desarrolló el primer simposio, «La salud mental del paciente magrebí», en 2006.

El libro que tiene entre sus manos es el fruto de ese enriquecedor encuentro. En él se han recogido las aportaciones de los participantes en el simposio, resultando en un valioso documento de consulta para todos aquellos profesionales de la salud mental que aprecian la relevancia que tienen en su práctica diaria las variables ligadas a la migración, la cultura o la pertenencia a un grupo étnico determinado.

Deseamos agradecer a la Asociación Mundial de Psiquiatría, al Departament de Salut de la Generalitat de Catalunya, a la Fundación Española de Psiquiatría y Salud Mental y al Departamento de Psiquiatría de la Universidad Autónoma de Barcelona el magnífico y desinteresado apoyo que en todo momento nos han brindado.

Barcelona, septiembre de 2009

Pedro Ruiz
Catedrático y jefe de servicio.
Departamento de Psiquiatría.
Universidad de Texas.
Houston (Estados Unidos).

Miguel Casas
Catedrático de Psiquiatría.
Universidad Autónoma de Barcelona.
Jefe del Servicio de Psiquiatría.
Hospital Universitario Vall d'Hebron.
Barcelona.

AMÉRICA ANDINA Y LA INMIGRACIÓN

LA EMIGRACIÓN, ¿UN PROCESO QUE CONDICIONA?

Edgard Belfort

INTRODUCCIÓN

América Latina, a lo largo de su historia, ha sido escenario de grandes movimientos migratorios que, de alguna manera, han contribuido a la conformación de sus sociedades y que todavía hoy día continúan teniendo un gran impacto en la región.

La emigración es un derecho que está reconocido en la Declaración Universal de los Derechos Humanos. La migración internacional siempre ha contribuido a los intercambios culturales y, más allá de los retos que impone la convivencia entre individuos y comunidades de diferentes culturas, etnias y religiones, es razonable esperar que siga forjando espacios multiculturales, difundiendo y globalizando ideas y valores. Asimismo, al ser cada vez más amplia y favorecer la creación de vínculos en los lugares de destino, teje redes de contactos que sobrepasan las fronteras. La emigración, para muchos, es el sueño o la alternativa para hacer frente a las difíciles condiciones de vida, la incertidumbre laboral y la disconformidad con los resultados del patrón de desarrollo.

Por su parte, la globalización se contradice cuando generaliza las expectativas, los mitos y sueños de movilidad, pero endurece las restricciones para el desplazamiento, una realidad presente, visible e importante en la calidad de vida de los emigrantes.

No hay duda de que, por la complejidad del fenómeno de la emigración y por la diversidad de factores que lo estimulan y caracterizan, puede proyectar, sobre todo en los países receptores, una visión negativa sobre los problemas que lo acompañan, como son los costes, no sólo en el plano económico y social, sino también en el político.

Dejando aparte otras situaciones vivenciales de la población emigrante que incluyen, por ejemplo, el impacto de la emigración sobre la violación de los derechos humanos, las nefastas consecuencias para las familias divididas que afectan a la reproducción social de las mismas y el desarrollo de las comunidades de origen, la ruptura ideológica de cualquier conexión relacional, su libertad, etc., un aspecto especial, y no menos importante, es el impacto en la salud mental en la población emigrante. Estos aspectos, entre otros, invitan a valorar elementos de juicio para el análisis y la comprensión del fenómeno.

En este sentido, se intentan exponer algunas ideas destacables para la comprensión de este proceso, casi obligatorio, según sus criterios, para muchos habitantes de la región Latinoamericana. Condición ésta que abre un espacio de atención en el contexto transcultural de la psiquiatría contemporánea.

Al revisar la historia de la migración latinoamericana, resulta evidente el notable impacto sobre la identidad de la región y la conformación de la cultura, de la transformación demográfica que promueve la adopción de una serie de rasgos aún visibles en el continente. Es indispensable tenerlo en cuenta, independientemente de las particularidades existentes, ante cualquier intento de entender el fenómeno para su análisis y comprensión. «La búsqueda de un lugar propio» es un interrogante que merece respuesta.

En este sentido, el tema de «la latinidad», a pesar de no ser objeto del presente capítulo, es necesario para la comprensión de los hechos en nuestra realidad actual, y pasa a ser un aspecto de suma importancia, dado que la condición geopolítica del momento nos obliga a preguntarnos a veces sobre nuestra identidad, con las contradicciones entre el deseo (de ser como se es) y el poder (de amoldarse al ser del otro), con sus sueños y actos fallidos, en la búsqueda de un lugar propio para sí, que le dé sentido a la realidad y razón no sólo a llamarnos latinoamericanos, sino a la forma o al modo de reconocernos en nuestra esencia.

En relación con este tema, se encuentran en la literatura un sinfín de argumentos y hasta clasificaciones desde diferentes perspectivas y conocimientos; a tal efecto referiré textualmente algo de lo señalado por Sergio Marras[1]. Cito:

> «*La macondiana*, que representa la manera en que a los europeos y a los norteamericanos les gusta vernos: folklóricos, realistas mágicos y entretenidos. *La iluminista* o civilizada, la que dice que somos una especie de continuación de occidente, contraria a lo autóctono y a lo sincrético, y que estimula y fomenta nuestra blancura. *La de la penetración cultural* que simplemente nos acusa de copiar culturas extranjeras, especialmente la norteamericana, fenómeno que nos haría perder progresivamente cualquier esencia. *La más novedosa*, la que dice que somos una especie de mixtura de la modernidad, la pre-modernidad, y la post-modernidad, en la cual se supone que si somos cada vez más educados y tecnologizados, seremos cada vez más inteligentes, más competitivos y automáticamente más democráticos, entrando crecientemente en un plano de igualdad de condiciones entre nosotros mismos y el resto del mundo».

Es posible citar otros muchos ejemplos de nominaciones latinoamericanas: proceso, transición, revolución, refundación, etc., en las cuales a veces ni siquiera sus particularidades son expresiones de su esencia. Pero, independientemente de éstas o cualquier otra aportación sobre este tema a la que podríamos hacer referencia, no derivan, en gran parte, de lo propio de nuestro mestizaje, de nuestra etnia o cultura, sino meramente de racionalizaciones o intelectualizaciones procedentes de un mundo diferente, externo a la realidad latina, «inauténtico» e imitativo, que sin duda impacta en nuestros procesos adaptativos de funcionamiento, de clara ubicación en nuestros manuales de clasificación.

Por esto es fundamental saber si existimos como lo que creemos que somos o si somos algo totalmente distinto a lo que creemos ser: el continente, el pueblo, la sociedad, apasionados, conflictivos, ambivalentes, impredecibles, plurales, pero ciertamente latinoamericanos.

Los estudiosos del tema enfatizan el hecho de que cuando los emigrantes no rompen sus vínculos de identidad con sus países y mantienen su arraigo cultural con sus sociedades de origen, de hecho se convierten en actores vitales con capacidad

[1] Marras S. América Latina, Marca registrada; 1992.

para incidir en el desarrollo local a partir de las nuevas habilidades adquiridas y de las experiencias vividas. Se convierten ellos mismos en canales de distribución de productos y las remesas familiares pueden pasar de ser simples ayudas económicas a convertirse en un incentivo para el influjo de capital o pequeñas familias devenidas en empresas productivas. Un reto presente.

Según datos del año 2000 de la Organización Internacional para las Migraciones (OIM); uno de cada diez emigrantes internacionales nació en Latinoamérica. Esta cifra mínima no contabiliza a los emigrantes irregulares o indocumentados, a los que han obtenido la nacionalidad ni a los desplazados temporales, circundantes y de retorno.

Un hecho es claro e inexorable: la inmigración latinoamericana se ha instalado en Europa en los últimos 10 años y aplica estrategias de supervivencia y reproducción que los estados europeos desconocen aún, y está ganando cada día, al menos en Bélgica, España, Italia y otros países europeos, visibilidad social y humana.

Desde los acontecimientos del 11 de septiembre, que generaron un endurecimiento de la política de control de inmigración en Estados Unidos, Europa se ha convertido en un nuevo polo de atracción para los emigrantes procedentes de América del Sur, en particular de Brasil y Ecuador. Si la mayoría de los ecuatorianos en búsqueda de una vida mejor eligen como país de destino España, los brasileños, en su gran mayoría, prefieren intentar instalarse, legal o ilegalmente, en Portugal o en Inglaterra. Según estimaciones oficiales, 100.000 brasileños abandonan el país cada año en busca de una actividad lucrativa en Europa y Norteamérica, y esto, a pesar del aumento de las dificultades administrativas y aduaneras, así como de las políticas de seguridad y represivas establecidas desde el año 2001.

Un gran porcentaje del flujo migratorio es irregular, por lo que medirlo es muy difícil. Este tipo de migración está motivado por las dificultades económicas de los emigrantes, que les impiden cumplir con todos los requisitos legales, ya sea por ignorarlos o por la dificultad que revisten las restricciones de los países receptores.

El problema se agudiza por la intervención de organizaciones criminales que explotan la desesperación de los potenciales emigrantes y promueven la migración irregular: el «coyoterismo», la desaparición o el asesinato de personas en tránsito, la prostitución, la trata de menores, la falsificación y retención forzosa de documentos, la usura, la extorsión a familiares, el tráfico de drogas a cambio de los gastos de viaje y el trabajo en condiciones de esclavitud son algunos de los delitos más graves relacionados con el proceso migratorio irregular, que impactan en la vida emocional y adaptativa de estos grupos.

Según cifras estimadas por la OIM, el negocio global del tráfico de seres humanos en 2002 ascendió a 7.000 millones de dólares. Además de la gravedad que implica el tráfico de personas, delito que los países y la comunidad internacional debe sancionar con la mayor severidad, la migración entraña diferentes formas de desprotección y vulnerabilidad social. Los movimientos por razones involuntarias, de naturaleza política o ambiental, implican coerción y están expuestos tanto a la esquiva institucionalidad del refugio como a las complejidades del reasentamiento y la reinserción.

Las prácticas controladoras, inspiradas en normas restrictivas, generalizadas en los países receptores, abren espacio para la génesis de imágenes públicas extremadamente negativas respecto a la migración, alimentan reacciones xenófobas y racistas, y guardan estrecha relación con el surgimiento y la expansión de redes delictivas que manipulan la industria de la migración y se lucran con el tráfico de personas.

La irregularidad y la consiguiente deportación son hechos comunes a la migración contemporánea e implican la violación de derechos como es el caso de la detención arbitraria, la extorsión y el abuso de autoridad, que suele llevar aparejado el trato discriminatorio de los emigrantes en función de su origen, raza, calificación o género.

El patrón migratorio de la región, como es reconocido por el Centro Latinoamericano y Caribeño de Demografía (CELADE), permite diferenciar dos tendencias, una de carácter intrarregional, a través de las fronteras y, otra que se dirige hacia los países desarrollados.

Si bien resulta difícil conocer en detalle la evolución de la emigración intrarregional por falta de datos disponibles, es cierto que su dinámica es diferente, y su complejidad radica en las nuevas formas de movilidad que no implican necesariamente la residencia en otro país y reproducen formas de convivencia histórica en las fronteras. Es el caso de Costa Rica en Centroamérica, país receptor de una gran cantidad de ciudadanos nicaragüenses, o de los emigrantes guatemaltecos a México que mantienen la doble residencia, es decir, pasan un tiempo en Guatemala y otro en México, lo que da un dinamismo particular a sus comunidades de origen y a la propia región a la que emigran, limitadas en la actualidad por las vigentes políticas de control de fronteras, basadas en una visión ajena a los procesos de integración que se están dando de forma natural en algunas regiones fronterizas.

Resultaría interesante, al analizar los patrones migratorios intrarregionales, estudiar el tipo de relaciones establecidas entre los países con un menor grado de desarrollo económico y aquéllos que de alguna manera tienen situaciones sociales menos desiguales y son económicamente más prósperos. Pero más interesante aún sería poder evaluar los patrones de conductas y emociones desarrolladas por las personas objeto de estos procesos, poco o nada estudiados.

Todos los estudios sobre emigrantes demuestran que las personas que se arriesgan a emprender este tipo de acción, por lo general, son más emprendedoras que las que no lo hacen y poseen atributos que, de ser apoyados por políticas públicas legítimamente dirigidas a mejorar sus condiciones y capacidades, podrían convertirlos en agentes útiles para el desarrollo tanto de las sociedades de destino como de las de emisión. Este hallazgo abre una vía para posibles investigaciones en el tema.

Un aspecto interesante de análisis en el patrón de emigración es la variable «género», ya que en las últimas décadas se ha observado un cambio altamente significativo en relación con la mujer.

La «feminización» de la nueva migración latinoamericana a Europa es una de las conclusiones más importantes del reciente informe de la OIM. La mayoría viaja a Italia y España, y se trata de mujeres jóvenes, con estudios, que buscan mejores condiciones laborales. Este grupo representa poco más de la mitad de los trabajadores latinoamericanos en el Viejo Continente, sobre todo en España e Italia, a causa de la creciente demanda de trabajadoras para el servicio doméstico, el cuidado de niños y ancianos y el sector hotelero.

La «feminización» de la migración es especialmente alta en Italia, donde el 84% de los cubanos en ese país son mujeres, así como el 82% de los dominicanos y el 79% de los panameños. De todos modos, el informe destaca que la brecha entre los sexos tiende a emparejarse a medida que las mujeres se reúnen en sus nuevos destinos con sus maridos o parejas, cuando están más asentadas.

En Berlín las mujeres representan el 55,35% del total de la población emigrante latinoamericana. Y los países con mayor presencia en esta ciudad son Argentina, Brasil, Colombia, República Dominicana, Perú y México, con el 57,38%. En el año 2005, 92.799 latinoamericanos residían en Alemania, de los cuales 63.120 eran mujeres (Hernández, 2005)[2].

Los principales motivos de emigración a Alemania son la búsqueda de independencia económica y el matrimonio. El 56% de las latinas registradas están casadas con un alemán y, aunque la mayoría procede de clases medias y a veces medias-altas, comparten la discriminación, la desigualdad de derechos y la exclusión de lo público en su calidad de «emigrantes/mujeres/extranjeras» dentro de las sociedades receptoras.

¿CUÁLES SON LOS MOTIVOS QUE JUSTIFICAN LA REALIDAD DE ESTA EMIGRACIÓN?

De acuerdo al *verbatum* de los mismos emigrantes, es posible encontrar una serie de factores que obligan a la búsqueda de nuevos horizontes basada en hechos reales de convivencia y expectativas.

El emigrante se queja de su país, donde no existe la prevención adecuada y básica, y al mismo tiempo se especula con las medicinas y se crean hospitales sólo para las élites económicas, y se conmueve ante el hecho triste de que su gente muere por falta de atención médica.

Los latinos residentes en el extranjero denuncian las actitudes de sus gobernantes, que creen que el discurso del miedo es necesario para la estabilidad interna, con gobiernos que no se dan cuentan de que los sectores con mayores necesidades son los jóvenes profesionales y los niños que no tienen acceso a la educación, a la sanidad y a las actividades de ocio.

Se trata de gobiernos que piden sacrificios a sus pueblos mientras que otros reciben los beneficios, que no dan continuidad a los planes nacionales que son de interés para el país, que castigan la criminalidad y la delincuencia, con la creación de policías especiales. Gobiernos que no tienen datos estadísticos reales o creíbles que sirvan para hacer planes de mercado.

[2] Hernández B. Mujeres latinoamericanas en Alemania: entre las fronteras nacionales, de género, étnicas y raciales. Alternativas. Cuadernos de trabajo social 2005;13:197-213 (Ejemplar dedicado a: Migrar desde las Américas a Europa (I)).

Gobiernos que no respetan los elementos básicos del Estado, en especial la libertad, la seguridad, la igualdad y la justicia. Una educación que no está basada en la investigación y ajustada a la realidad del momento y unas escuelas que no son multiculturales, que no se rigen por criterios de calidad, y donde no se enseña a trabajar en equipo ni se dan la autosuficiencia ni el pensamiento emprendedor.

El tema del mantenimiento de los bloqueos económicos, el fin del neoliberalismo, la división de los países ex socialistas, la hegemonía norteamericana, la radicalización de los grupos islámicos, la ruptura de la invencibilidad/invulnerabilidad de los imperios, la era de la violencia, la destrucción masiva de la naturaleza y sus habitantes. En una época donde el que manifiesta abiertamente su criterio corre el riesgo de ser tildado de terrorista o enemigo de la paz mundial.

Visto así, podríamos inferir que gran parte de nuestra población está dispuesta a abandonar sus terruños, porque no confía en la política ni en sus gobernantes. Se deduce así la necesidad urgente de cambiar el modo de pensar y actuar de acuerdo a nuestra realidad local, lo cual es un reto y debe ser una acción continuada hasta lograr el desarrollo.

Pero la pregunta sería: ¿emigrando se puede conseguir algo distinto a lo planteado o es simplemente un mito, a pesar de que somos objeto y sujeto de esa realidad presente en muchos de nuestros países?, pregunta quizá sin respuesta en estos momentos, pero realmente válida e inquietante. Más aún cuando existen indicadores visibles que ponen en duda la satisfacción de estas necesidades.

A título de ejemplo podrían considerarse los puestos de trabajo ofertados a algunos que corren con tal suerte. Mientras las mujeres suelen encontrar empleo en el sector de servicios, los hombres se concentran en la construcción o a la agricultura. A comienzos de la década de 1990, por lo menos el 26% de los inmigrantes latinoamericanos obtenía puestos técnicos y profesionales, mientras que ahora una gran parte desempeña labores de baja calificación, que son las que más demanda tienen.

Esto no significa que la mayoría de ellos no tenga preparación académica. Si un dato llama la atención es, justamente, que la mayoría completó sus estudios secundarios y muchos incluso los universitarios. Tal vez el grupo más «formado» sea el colombiano: el 38,8% terminó sus estudios universitarios, en comparación con un 8% de los ecuatorianos. Los argentinos están a mitad de camino: el 35% empezó una carrera universitaria, aunque sólo la tercera parte consiguió el título, y más abajo aparecen otras poblaciones como por ejemplo la venezolana.

Si bien entre el 70 y el 90% de los recién llegados son jóvenes, se observan datos curiosos como el de Uruguay, donde existe una sobrerrepresentación de mujeres de 60 años o más. Los patrones actuales cambian a personal altamente calificado en formación y calificaciones, pero en posiciones laborales de bajo nivel; un empezar de nuevo en posiciones sumamente bajas y de poca dignidad que impacta en la vida emocional de aquéllos que, por la necesidad de sobrevivir, aceptan. Con costes para los países de origen de la pérdida de capital humano (la llamada «fuga de cerebros»).

En el aspecto social la emigración se asocia a un aumento de la delincuencia. Se asimila al inmigrante con alguien que no es de fiar. La repetición de estos estereotipos en los medios de comunicación, sumado al miedo a lo desconocido, hace que esté aumentando el racismo en la sociedad receptora.

El emigrante viene a cubrir puestos de trabajo que no quieren los ciudadanos del país receptor, y es un factor que favorece el desarrollo de la economía. A su vez, en las condiciones actuales, la economía necesita mano de obra barata que obtiene con la mano de obra clandestina de los emigrantes. Éstos no tienen derechos de ningún tipo y en algunos casos están en condiciones de semiesclavitud.

Por otro lado, no se puede negar el porcentaje considerable que representa el producto de estas emigraciones en términos económicos, «remesas», que debe tenerse en cuenta como un factor importante para la toma de decisiones.

En ciertos países, las entradas son un elemento importante del producto nacional bruto y a veces equivalen en valor a la mitad de las exportaciones de mercancías.

La inmigración latinoamericana seguirá aumentando y las remesas actuales son fundamentales para algunas economías, como en los casos de Ecuador y Colombia. Colombia, en el año 2003, recibió de los colombianos y colombianas que vivían en el exterior, remesas por valor de 2.997 millones de dólares, que representaron el 3,9% del producto interior bruto (PIB). Estos países, como otros latinoamericanos (p. ej., El Salvador, que después de la guerra recuperó en parte su economía gracias a los capitales enviados por los desplazados salvadoreños que estaban en Estados Unidos), no pueden prescindir del segundo o tercer «renglón» de la economía (las transferencias de dinero), en este mundo globalizado donde todavía el norte explota sin freno los recursos del sur, incluyendo la nueva mano de obra que representan las personas inmigrantes.

Estas remesas también generan en algunos países de Latinoamérica efectos perversos. Por mencionar alguno, tenemos el caso ecuatoriano, donde en ciertos pequeños pueblos y ciudades, los adultos han partido y los jóvenes viven con los abuelos, apareciendo una pérdida de valores a nivel social y familiar, y al mismo tiempo, una influencia negativa, derivada del dinero que envían los padres.

Sería importante comentar algunos aspectos que desde nuestra perspectiva y evidencia científica sacan a la luz consideraciones vinculadas a elementos que impactan en la salud mental. Como por ejemplo, y en modo breve, aquellos factores vinculados a la etiología del suicidio.

Según los postulados de la Organización Mundial de la Salud (OMS, 2004), los factores primordiales vinculados a esta patología son los psicopatológicos, los familiares y los ambientales.

Entre los psicopatológicos destacan los trastornos de personalidad, los afectivos y los trastornos de conducta. Entre los factores familiares, la pérdida de apoyo, la predisposición del grupo familiar y los temores o miedos a vivir lejos de la familia de apoyo.

Entre los ambientales destacan como relevantes la emigración, las situaciones económicas, las dificultades de acceso a los servicios de salud y a las actividades deportivas, la ausencia de un lugar para las actividades recreativas. Estos factores por sí solos explican la alta vulnerabilidad y el posible impacto en esta población de emigrantes.

La actual conceptualización del abuso de drogas no sólo incluye las bases neurobiológicas, sino además la influencia de los factores sociales, que sin duda permiten que esta población eleve su condición de riesgo ya presente en nuestra región.

Bien conocida por nuestros pueblos es la importancia no ya de los valores culturales, étnicos o sociales, sino además, de los espirituales, que tienen cada día un valor más predominante en la ciencia psiquiátrica. Una psiquiatría que se mueve en el campo de lo biológico, psicológico, social, cultural, étnico y espiritual, una integración de la disciplina a beneficio y a la medida del hombre y para el hombre.

En el excelente congreso de psiquiatría realizado en Alicante, España (1.er Congreso Europeo de la Sociedad Americana de Psiquiatría Hispana), escuché al profesor Fernando Lolas, ilustre psiquiatra chileno, en su conferencia «Dilemas éticos de la psiquiatría latinoamericana en un mundo globalizado», hablar sobre la necesidad de realizar una «axiografía» del conocimiento, es decir, una forma de describir los valores que operan desde el momento en que se utiliza la teoría hasta el momento en que la aplicamos. En otras palabras, no copiar técnicas sin la racionalización necesaria; de otra forma, estas transferencias podrían impactar negativamente en el bienestar de las personas. Por ello nuestras aportaciones como conocedores de nuestra realidad podrían ser de gran ayuda para la comprensión de las necesidades de estas personas en realidades diferentes.

La validez o evidencia clínica quizá sea la causa más común de frustración, pero aunque este inconveniente es real, las soluciones potenciales están en sí mismas. Una psiquiatría emergente adecuada a nuestra realidad que busca en su población, en su cultura y etnia, su verdadera identidad.

Indudablemente la prioridad es lograr interesarnos de una vez por todas en la comprensión del fenómeno psiquiátrico tomando como base el conocimiento del hombre latinoamericano y sus circunstancias, para evaluar después las coincidencias y discrepancias existentes con la psiquiatría occidental o las de otros ambientes o latitudes. Proceso necesario e importante, que requiere la comprensión de todas las vertientes humanas para no imponer determinadas concepciones y forzar a la realidad a ajustarse a ella.

Por consiguiente, el conocimiento del fenómeno psiquiátrico contemporáneo no radica únicamente en el estudio de los casos psiquiátricos, de sus desviaciones o su terapia, sino que se hace necesario conocer el lugar del hombre en la sociedad, no sólo las dimensiones fisiológicas, biológicas, psicológicas, etc., sino, en el término más amplio de su dimensión humana, histórica y cultural, logrando por lo menos una síntesis multifacética y multicausal básica, con aportes ideológicos y corrientes doctrinarias de la psiquiatría universal para poder dibujar su ruta e identidad.

La constancia en la observación y el análisis de culturas diferentes, la ponderación de lo ambiental, de su sociología, la multiplicidad de variantes en relación con la concepción, clasificación y tratamiento de los trastornos psiquiátricos puede llevar a la comprensión de cómo otros factores de orden social, ambiental, cultural, etc. determinan la aparición, evolución y tratamiento de muchos cuadros psiquiátricos.

Estas breves sugerencias se orientan a mantener unas condiciones de vida de una comunidad que le permitan gozar de su bienestar y sus derechos, que satisfagan sus necesidades y aspiraciones, que se exprese en forma de convivencia solidaria y de un hacer participativo que apunte al logro de mejores condiciones y calidad de vida digna de los habitantes del continente latinoamericano. Se encuentren aquí o estén en cualquier parte del universo.

BIBLIOGRAFÍA RECOMENDADA

Acosta A. El aporte de las remesas para la economía ecuatoriana [monografía en Internet]. En: Expert Group Meeting on International Migration and Development in Latin America and the Caribbean, Mexico City, 30 November - 2 December 2005. http://www0.un.org/esa/population/meetings/IttMigLAC/P02_AAcosta.pdf

Alarcón R. Identidad de la psiquiatría latinoamericana: voces y exploraciones en torno a una ciencia solidaria. México: Siglo XXI; 1990.

Alarcón R. Los mosaicos de la esperanza: reflexiones en torno a la psiquiatría latinoamericana. Caracas: APAL; 2003.

Arce M. Migración latinoamericana y sostenibilidad: una reflexión inconclusa. Futuros [revista en Internet]. 2003;1(2). Disponible en: http://www.revistafuturos.info/futuros_2/migracion_1.htm

Belfort Garban E. Situación actual de la Psiquiatría en América Latina. En: Vallejo Ruiloba J. Tratado de Psiquiatría, vol. 2 Barcelona: Ars Médica; 2005. p. 2298-306.

Chacón O. El caso de Estados Unidos [monografía en Internet]. En: Expert Group Meeting on International Migration and Development in Latin America and the Caribbean, Mexico City, 30 November - 2 December 2005. Disponible en: http://www.un.org/esa/population/meetings/IttMigLAC/P12_Chacon.pdf

Donato KM. Migración y salud. En: Expert Group Meeting on International Migration and Development in Latin America and the Caribbean, Mexico City, 30 November - 2 December 2005.

Durand J. Remesas y desarrollo [monografía en Internet]. En: Expert Group Meeting on International Migration and Development in Latin America and the Caribbean, Mexico City, 30 November - 2 December 2005. Disponible en: http://www.conapo.gob.mx/publicaciones/migracion/migint_desarrollo/08.pdf

Fernández Tabio LR. Migración latinoamericana en los Estados Unidos y transnacionalismo: integración y comercio. Novedades en Población [revista en Internet]. 2006;4. Disponible en: http://www.cedem.uh.cu/Revista/Articulos/a%C3%B1o2%20n.%204_2006/Migraci%C3%B3n%20latinoamericana_a%C3%B1o_2%20n.%204_2006.pdf

Gómez Quintero JD. La emigración latinoamericana en España. Acciones e Investigaciones Sociales. 2005;21:157-184.

Gurrieri J. Proceso regional en Sudamerica. En: Expert Group Meeting on International Migration and Development in Latin America and the Caribbean, Mexico City, 30 November - 2 December 2005.

International Organization for Migration. World migration report 2000. Ginebra: International Organization for Migration (IOM); 2000.

Kohler H. Migracion latinoamericana y la deriva de la seguridad: reflexiones sobre el escollo de la diferencia [monografía en Internet]. En: XLII Congreso de la Asociación Canadiense de Hispanistas York U. (Toronto, Ontario, Canadá). 2006. Disponible en: http://fis.ucalgary.ca/ACH/Congreso_abierto/2006/Kohler.htm

Martínez Pizarro J. La migración internacional en América Latina y el Caribe. En: Expert Group Meeting on International Migration and Development in Latin America and the Caribbean, Mexico City, 30 November - 2 December 2005.

Massey DS, Aysa M. Social capital and international migration from Latin America [monografía en Internet]. En: Expert Group Meeting on International Migration and Development in Latin America and the Caribbean, Mexico City, 30 November - 2 December 2005. Disponible en: http://www.un.org/esa/population/meetings/IttMigLAC/P04_Massey_Aysa.pdf

Otero Roth J. Lengua y migraciones: aspectos culturales de la inmigración latinoamericana en España. ARI [revista en Internet]. 2007;36:2007. Disponible en: http://www.realinstitutoelcano.org/wps/wcm/connect/73e205004f01875ebce0fc3170baead1/ARI36-2007_Otero_inmigracion_latinoamericana.pdf?MOD=AJPERES&CACHEID=73e205004f01875ebce0fc3170baead1

Passel J. La migración latinoamericana en Estados Unidos. En: Expert Group Meeting on International Migration and Development in Latin America and the Caribbean, Mexico City, 30 November - 2 December 2005.

Pellegrino A. La movilidad internacional de la fuerza de trabajo calificada entre países de América Latina y hacia los Estados Unidos. Notas de Población. 1993;57.

Pellegrino A, Calvo J J. ¿Drenaje o éxodo? Reflexiones sobre la migración calificada [monografía en Internet]. Montevideo: Universidad de la República de Uruguay; 2001. Disponible en: http://www.universidad.edu.uy/institucional/trabajos_rectorado/doc_tr12.pdf

Pérez Vichich N. El MERCOSUR y la migración internacional [monografía en Internet]. En: Expert Group Meeting on International Migration and Development in Latin America and the Caribbean, Mexico City, 30 November - 2 December 2005. Disponible en: http://www.conapo.gob.mx/publicaciones/migracion/migint_desarrollo/13.pdf
http://www0.un.org/esa/population/meetings/IttMigLAC/P05_Vichich.pdf

Roig M. La migración internacional en el contexto mundial. En: Expert Group Meeting on International Migration and Development in Latin America and the Caribbean, Mexico City, 30 November - 2 December 2005.

Roig Vila M. Un análisis de las tendencias de la migración mundial. Capítulos [revista en Internet]. 2002;65. Disponible en: http://www.sela.org/public_html/AA2K2/esp/cap/n65/cap65-8.htm

Ruiz Sandoval E. Migración y desarrollo en América Latina: ¿círculo vicioso o círculo virtuoso?. Pensamiento Iberoamericano 2007;0:151-178. Disponible en: http://www.pensamientoiberoamericano.org/articulos/0/25/0/migracion-y-desarrollo-en-america-latina-circulo-vicioso-o-circulo-virtuoso.html

Sánchez MV. Impacto macroeconómico de las remesas en países de América Latina. En: Expert Group Meeting on International Migration and Development in Latin America and the Caribbean, Mexico City, 30 November - 2 December 2005.

Santana A. Migraciones latinoamericanas hacia los Estados Unidos. En: XX Congreso Internacional de LASA. Guadalajara, México, 1997.

Simmons A, Plaza D, Piché V. The remittance sending practices of Haitians and Jamaicans in Canada [monografía en Internet]. En: Expert Group Meeting on International Migration and Development in Latin America and the Caribbean. Mexico City, 30 November – 2 December 2005. Disponible en: http://www.un.org/esa/population/meetings/IttMigLAC/P01_ASimmons.pdf

Simmons A. Los caribeños en Canadá. En: Expert Group Meeting on International Migration and Development in Latin America and the Caribbean, Mexico City, 30 November - 2 December 2005.

Solimano A. Globalización y migración internacional: la experiencia latinoamericana. Revista de la CEPAL [revista en Internet]. 2003;80. Disponible en: http://www.cepal.cl/publicaciones/xml/5/19305/lcg2204e-Solimano.pdf

Vicente Torrado TL. La inmigración latinoamericana en España [monografía en Internet]. En: Expert Group Meeting on International Migration and Development in Latin America and the Caribbean, Mexico City, 30 November - 2 December 2005. Disponible en: http://www0.un.org/esa/population/meetings/IttMigLAC/P13_Vicente.pdf

LA INMIGRACIÓN LATINOAMERICANA HACIA ESPAÑA: ESTRATEGIAS FAMILIARES PARA AFRONTAR LA CRISIS

Claudia Pedone

«Retornemos a nuestras raíces. TODOS A ESPAÑA!»
(Grafiti en las paredes de Quito, Ecuador)

INTRODUCCIÓN

Un rasgo distintivo de la década de 1990 fue la aparición de la problemática de las migraciones internacionales y del mercado de trabajo y su ubicación en el centro de las preocupaciones de la comunidad internacional. Un tema que en los últimos 40 años se había tratado coyunturalmente, en la medida que iban surgiendo hechos específicos, se instaló como punto prioritario en las agendas de discusión de los gobiernos, con una gran repercusión en la opinión pública mundial. Una cuestión normalmente reservada para las políticas internas de los estados ha pasado al nivel de relaciones bilaterales, ubicándose finalmente en el núcleo de los problemas globales relevantes de la actualidad (Mármora, 2002).

¿Por qué esta preocupación? ¿Cuáles son los vínculos que pueden establecerse entre la globalización y las migraciones? ¿Qué cambios se han producido en la orientación de las inversiones, en los mercados de trabajo, para justificar las modalidades que se observan hoy en los flujos migratorios?

Las condiciones de pobreza, desempleo y superpoblación por sí solas no pueden generar una emigración a gran escala; es necesario identificar cuáles son las nuevas reciprocidades que vinculan la globalización de la producción con las migraciones laborales internacionales. El reconocimiento de estas mediaciones desplaza el enfoque de las condiciones precarias en los países de origen y lleva a un análisis de los procesos que vinculan a los países de destino con los de origen (Sassen, 1988).

Por ello, el objetivo de este artículo es analizar los rasgos distintivos en las migraciones procedentes de América Latina hacia España, con una mirada que enfatiza los aspectos históricos, políticos, sociales y económicos que han conformado durante siglos este sistema migratorio junto a las transformaciones estructurales de los actuales desplazamientos, como la feminización y, por consiguiente, las estrategias colectivas que colocan a las familias emigrantes en el centro del debate del hecho migratorio tanto en los países de origen como en los de destino. Por último, nos centraremos en los principales rasgos de la migración ecuatoriana hacia España, ya que es el colectivo que desde finales de la década de 1990 ha mostrado un doble proceso de aceleración y feminización[1].

¿A QUÉ NOS REFERIMOS CUANDO HABLAMOS DE AMÉRICA LATINA?

Desde Europa, América Latina es conceptualizada como una entidad geográfica supuestamente homogénea, que alude sólo a un conjunto de países que han recibido la herencia ibérica como resultado de haber sido conquistadas y colonizadas por España y Portugal, olvidando reconocer la influencia de otras culturas de Europa del norte y devaluando la fuerte herencia recibida de las culturas indígenas o amerindias y de las culturas africanas y sus descendientes. Cabe destacar que el concepto de «América Latina» fue una invención francesa. Durante la inva-

[1] Creemos oportuno destacar que el análisis de los proyectos migratorios de las familias ecuatorianas hacia España es producto de una investigación llevada a cabo desde una perspectiva transnacional y transatlántica en la última década, donde hemos enfatizado en la dinámica, configuración y consolidación de las cadenas y redes migratorias, los proyectos migratorios familiares atravesados por las relaciones de género y generacionales. Al respecto, consúltense las citas de Pedone C, 2000, 2001, 2002, 2004, 2006a, 2006b, 2007 y 2008.

sión del ejército francés en México, los franceses utilizaron este término con el objetivo de hacer una conexión entre México y el país invasor, Francia, puesto que ambos países tenían la misma raíz y la misma cultura «latina» (en referencia, en su origen, a la lengua), en oposición a la cultura anglosajona de Estados Unidos.

Muchas veces, con el fin de enfatizar los vínculos, influencias y semejanzas entre los países europeos y los del continente americano, los discursos políticos y académicos acuden a conceptos como el de «Hispanoamérica», entendida como la denominación que hace referencia al grupo de países que constituyeron originalmente el imperio español de ultramar homogeneizados bajo una misma lengua, el español, y una misma religión, la católica; o el de «Iberoamérica», presentada como el conjunto de las antiguas colonias portuguesas en territorio americano (Brasil) además de los países que fueron antiguas colonias españolas.

Los estudios realizados desde la propia América Latina buscaron resignificar el concepto, desnaturalizarlo y politizarlo. Éstos han destacado que son procesos históricos compartidos los que han llevado a concebirla como una unidad (Cardoso y Brignoli, 1984). En este sentido, se enfatiza el papel de América Latina como periferia dentro del capitalismo global, donde se articularon y articulan ciertas formas de control del trabajo (vehiculizadas a través de las diferencias y jerarquías culturales construidas), de sus recursos y de sus productos (Quijano, 2003). Como reacción a esta situación de dependencia se organizaron en diferentes momentos históricos, en distintos países, movimientos de resistencia política y cultural (Mires, 1988) que acabaron también alimentando la historia y el concepto de América Latina. Sin embargo, más allá de estos procesos comunes, los países y sociedades que la conforman presentan heterogeneidades sociales, políticas y económicas que es preciso tener en cuenta a la hora de realizar análisis como el que nos convoca.

Dentro de este marco, con el nombre de América Andina se hace referencia a esta porción de Latinoamérica que comparte ciertos rasgos comunes desde el punto de vista geográfico (la Cordillera de los Andes, por ejemplo) y cultural (gran parte de su población es descendiente de los pueblos originarios o es mestiza).

No obstante, las diferencias en el «mundo andino» son también pronunciadas y hay que tener en cuenta los regionalismos, la clase social, el origen rural o urbano, entre otras heterogeneidades estructurales. Si nos centramos en la denominada población andina más visible en la última década en España, la ecuatoriana, difícilmente todas las familias emigrantes se reconocerían bajo el apelativo de población andina; dependerá de si tratamos con indígenas, mestizos, población rural, urbana, serrana o costeña.

Consideramos que estas aclaraciones son necesarias para interpretar «los procesos migratorios de la población andina» ya que, en el marco de los elementos comunes que forman parte de la historia de la región, los especialistas en ciencias sociales debemos aproximarnos a las particularidades, diferencias y heterogeneidades de las poblaciones que analizamos y no movernos con visiones esencialistas de las mismas que dificultan la comprensión de los procesos en cuestión. En síntesis, si queremos analizar la migración de la población latinoamericana a España, no podemos analizarla a partir de la idea de que los distintos colectivos actúan de la misma manera. La historia social y política de los países de procedencia y de las propias familias, así como las distintas tradiciones migratorias influyen en la forma de llevar adelante el proyecto en cuestión.

Por ello, las migraciones entre América Latina y España deben interpretarse a la luz de los procesos de colonización y las migraciones masivas de la Europa mediterránea a América Latina a finales de los siglos XIX y XX hacia países latinoamericanos. A partir de entonces quedó constituido un *sistema migratorio* que vincula distintos puntos del continente latinoamericano con el sur de Europa hasta la actualidad, como analizaremos a continuación.

AMÉRICA LATINA: UN CONTINENTE EN MOVIMIENTO

El fin de la segunda guerra mundial marcó el inicio de un nuevo modelo de acumulación económica, cuya primera fase (1945-1971) se caracterizó por un fuerte desarrollo de las economías europea y norteamericana, que entre otras cosas generó una demanda importante de trabajadores extranjeros. El patrón migratorio de América Latina se fue transformando: de receptora de inmigración en un par de décadas pasó a convertirse en una de las regiones con los niveles más altos de emigración. Desde la década de 1970 la emigración latinoamericana y caribeña hacia Estados Unidos ha crecido constantemente. A principios del siglo XXI el 1,1% de la población de la región era inmigrante, mientras que los emigrantes representaban el 4%. De 21 millones de emigrantes en el año 2000 se pasó a 26 millones en 2005, lo que equivale al 13% de los 200 millones de emigrantes internacionales (CEPAL, 2006).

Este cambio en el patrón migratorio refleja transformaciones estructurales propiciadas por el proceso de internacionalización económica, que han tenido un fuerte impacto sobre la estructura económica, la organización política y las condiciones de vida de gran parte de la población de los países latinoamericanos. La crisis de la deuda externa de 1982 marcó un punto de inflexión a partir del cual se instauró un nuevo modelo de corte neoliberal, denominado Consenso de Washington, que impulsó la desregulación económica y la preponderancia del sector exportador como vías de inserción en el mercado mundial. Estas políticas formaron parte de los planes de ajuste estructural (PAE), impuestos por el Fondo Monetario Internacional (FMI) y el Banco Mundial (BM). En general, las medidas aplicadas en el marco del Consenso de Washington dieron lugar a un nuevo modelo de crecimiento económico orientado hacia el mercado externo, que ha situado a estos países en la economía mundial en una situación tremendamente vulnerable, que tiende a difundir la pobreza y a profundizar las desigualdades sociales (Gil Araújo, 2005). El ajuste económico ha tenido un impacto mayor en la población femenina, ya que las mujeres son en general las responsables de la subsistencia de las familias, por lo que se ven obligadas a emplearse de manera formal o informal, buscando paliar el déficit de ingresos. A la vez que se feminiza el mercado laboral también se feminiza la supervivencia en el mundo. De hecho, los hogares y las comunidades dependen cada vez más de los recursos sociales y económicos de las mujeres, que constituyen circuitos alternativos, entre los que figura la emigración (Sassen, 2003).

En las últimas décadas el territorio español se ha convertido en el segundo lugar de destino de los flujos migratorios latinoamericanos, después de Estados Unidos, afianzando su papel como país receptor de inmigración. El constante aumento de esta presencia se explica principalmente por la situación de crisis económica, empobrecimiento y degradación de las condiciones laborales en sus países de origen, pero también por las importantes transformaciones experimentadas en el contexto español: el cambio en la coyuntura política en las últimas décadas, el acelerado crecimiento de la economía desde mediados de la década de 1990, las características de su mercado de trabajo, las políticas de estado, las dinámicas de género, los vínculos históricos entre España y los países latinoamericanos, la consolidación de las cadenas y redes migratorias y la creciente importancia de la migración familiar.

Las migraciones desde América Latina hacia España evidencian un creciente proceso de aceleración y feminización. La década de 1990 estuvo marcada por la agudización de la crisis socioeconómica en numerosos países latinoamericanos, acompañada por una mayor demanda de mano de obra femenina en las grandes ciudades españolas, lo que convirtió a las mujeres en el primer eslabón de la cadena migratoria. La preponderante presencia femenina en las migraciones contemporáneas hacia España ha visibilizado a las mujeres y los niños dentro del grupo doméstico como actores decisivos en el juego de las relaciones de poder, lo que a su vez ha permitido centrar el análisis de la familia como espacio de conflicto y negociación. Pero también ha supuesto la ruptura con una representación social muy afianzada, tanto en los lugares de origen como de destino, en relación con la organización y ejecución de los proyectos migratorios internacionales como una decisión eminentemente masculina (Pedone, 2006a, 2006b; Pedone y Gil Araújo, 2006).

ESPAÑA: DE UN «PAÍS DE EMIGRACIÓN» A UN «PAÍS DE INMIGRACIÓN»

Como apunta Sandra Gil Araújo (2008) más discursivamente que cuantitativamente, España derivó en un país de reciente inmigración debido a los cambios en el mundo del trabajo, su incorporación a la Comunidad Europea y sus ciudades concebidas como globales.

En la década de 1980, en España coincidieron diferentes procesos que marcaron su perfil económico y político actual, tales como: la consolidación democrática, su integración en el espacio económico transnacional mediante la apertura política y económica al exterior y el alineamiento con los países capitalistas avanzados con su entrada en 1986 en la Comunidad Europea. En este período, la penetración del capital extranjero y la incorporación de innovaciones tecnológicas condujeron a una nueva organización de la producción que se concentró en las principales ciudades. Dentro de este marco, la reestructuración del mercado de trabajo, el crecimiento en los grandes centros urbanos del sector de servicios avanzados para la gestión y el control de la economía en circuitos internacionales provocó una polarización de la estructura ocupacional. Por un lado, se produjo una expansión de trabajos profesionales y técnicos de altos ingresos y, por otro lado, se originó un crecimiento en tipos de trabajos de bajo salario y los asociados con la economía informal (Herranz, 1998, 2000).

En este contexto sociolaboral, inmigrantes como los latinoamericanos y, particularmente, los del Cono Sur, se insertaron en diferentes segmentos del mercado de trabajo español, incluso en segmentos de ingresos medios y altos[2]. Al final de la década de 1980 y en la década de 1990, en una situación de crisis generalizada, se produce un incremento del desempleo, que si bien no excluye la inserción de la mano de obra inmigrante, la conduce a puestos de trabajo de baja calificación, específicamente en el mercado laboral de la economía sumergida. Son estos cambios en

[2] Al respecto puede consultarse el trabajo de Yolanda Herranz (1998) donde se analiza la inmigración latinoamericana en distintos contextos históricos de recepción.

el mercado de trabajo los que motivan que, a partir de la década de 1980, España deje de ser un lugar de tránsito de magrebíes y latinoamericanos hacia otros países europeos y se convierta en un lugar de destino. En este sentido, se produce una etnoestratificación del mercado de trabajo y aquellos sectores laborales precarios, inestables, estacionales y con débiles pautas de contratación son destinados a los y las inmigrantes extracomunitarios. Nos referimos específicamente a la actividad agrícola, a la construcción y al sector de servicios de proximidad, como el trabajo doméstico, el cuidado de ancianos y niños, la hostelería y el trabajo sexual.

Por una parte, la globalización de la agricultura frutihortícola en fresco implica una nueva división internacional del trabajo, por la cual los centros de consumo y las cadenas de distribución se concentran en los países del capitalismo avanzado (Estados Unidos, Europa y Japón), mientras que las unidades de producción tienden a implantarse en los países periféricos. Dentro del mapa español, a las zonas tradicionales de producción intensiva de productos frutihortícolas se suman los nuevos espacios productivos de las agriculturas mediterráneas, cuyo principal atractivo reside tanto en las ventajas climáticas como en la disponibilidad de mano de obra abundante, flexible, precaria, que se ve obligada a recibir los más bajos salarios (Pedreño Cánovas, 1999, 2002).

Por otra parte, el sector de la construcción presenta una dinámica propia que conduce a una dispersión empresarial, lo cual no evita una jerarquización entre unas pocas empresas grandes y una larga cadena de empresas medianas y pequeñas involucradas en los procesos de subcontratación. En este sentido, la construcción presenta uno de los mayores índices de temporalidad entre los asalariados, de desempleo y de rotación laboral, especialmente en las ocupaciones menos cualificadas. Es en este último peldaño laboral donde se emplea la mano de obra inmigrante extracomunitaria (Colectivo Ioé, 2001).

En relación con los nichos laborales reservados para las mujeres inmigrantes extracomunitarias, destacan los servicios de proximidad. La mayoría de las mujeres inmigrantes extracomunitarias trabajan en el servicio doméstico; estas trayectorias laborales son muy difíciles de cambiar, están condicionadas por una fuerte inestabilidad y una irregularidad jurídica incluso mayor que la de los varones (Colectivo Ioé, 1991, 2001b; Martínez Veiga, 2000). Las tendencias en la migración femenina internacional en las últimas décadas ponen de manifiesto la emergencia de la división internacional del trabajo en la reproducción. Esta división del trabajo está atravesada por la clase, la etnia y la edad, y por lo tanto, produce una diversidad de formas de relaciones laborales. Aún hoy está gobernada por un aparato mayoritariamente homogéneo transcultural que define la reproducción social como un dominio femenino, un dominio trivial con respecto a las actividades económicas (Truong, 1996; Parella Rubio, 2000; Pedone, 2007).

Así, los procesos de estructuración económica global han moldeado los mercados de trabajo tanto globales como locales. De hecho, la terciarización de los centros urbanos y las transformaciones de los sectores agrícolas han derivado en un requerimiento de mano de obra flexible, precaria, no sindicada, que acepte bajas remuneraciones. Sólo este tipo de fuerza de trabajo puede cubrir muchos de los sectores laborales surgidos en el marco de la globalización. Los países pobres, afectados por la crisis derivada de la aplicación de políticas neoliberales, se transforman en los principales proveedores de esta mano de obra. Son estas dinámicas económicas estructurales las que explican las nuevas modalidades de migración internacional. Ésta se orienta de los países pobres a los países ricos con el fin de cubrir sus demandas de fuerza laboral.

La inmigración latinoamericana en España

Actualmente, el sistema transatlántico involucra a un número creciente de países latinoamericanos por un lado, y por el otro a España y, en menor medida, Italia y Portugal. A diferencia de las migraciones de los siglos XIX y XX, en este caso los desplazamientos se registran principalmente en dirección sur-norte, desde Centroamérica y Sudamérica hacia Europa.

La presencia de inmigrantes latinoamericanos en España adquiere cierta relevancia al inicio de la década de 1960, momento en el que empieza a invertirse la tendencia migratoria anterior, de españoles hacia América Latina. En aquel entonces, la colonia más numerosa era la cubana, que había ingresado mayoritariamente como exiliada, huyendo de la Revolución. En la segunda mitad de la década se triplicó el número de venezolanos, que pasaron a ocupar el segundo puesto después de los cubanos. Al finalizar la década de 1960 también se había duplicado la cifra de argentinos, colombianos, chilenos y peruanos, «respondiendo en general al desbloqueo de las relaciones internacionales en la España de los años sesenta» (Colectivo Ioé, 1993, 235).

Al inicio de la década de 1970 disminuyó el peso de los cubanos y creció en un 45% el número de los procedentes de Uruguay, Chile y Argentina. Al finalizar esa década, los argentinos representaban el 30,4% de latinoamericanos con permiso de residencia en Madrid, seguido por los chilenos (14,8%) y los venezolanos (11,8%) (Colectivo Ioé, 1993). En la década de 1980 los inmigrantes de Sudamérica y Centroamérica se duplicaron y se fortaleció la presencia de mexicanos, colombianos, dominicanos y peruanos. A finales de esa década los argentinos continuaban siendo los más numerosos, pero con menor peso relativo. El número de venezolanos descendió notablemente.

Después del proceso de regularización de indocumentados de 1991, salieron a la luz muchos inmigrantes llegados a finales de la década de 1980. Los argentinos siguieron siendo los más numerosos, pero con el mismo peso relativo que los dominicanos y peruanos. La emigración latinoamericana de esos años tiene como telón de fondo la situación crítica por la que atraviesan las economías de sus países, agudizada por el peso de la deuda externa, que contrasta con las transformaciones experimentadas por España y el camino transitado en el seno de la Comunidad Europea. Durante la década de 1990 los principales países de origen de la inmigración procedente de América Latina fueron Perú y Colombia. Al finalizar la década el número de inmigrantes ecuatorianos creció de manera importante, hasta ocupar el segundo lugar, después de Marruecos (Gil Araújo, 2004).

El inicio del siglo XXI marca el comienzo de una nueva fase. Los inmigrantes de América Latina documentados han pasado de los 61.000 en 1991 a los 514.485 a finales de 2003, representando el 31,2% de la inmigración regularizada. El crecimiento de la presencia latinoamericana en el territorio español evidencia la importancia de los vínculos coloniales e históricos entre España y América Latina, pero muestra, además, la configuración de España como destino alternativo a Estados Unidos. Los últimos datos presentados por el Instituto Nacional de Estadística (INE), basados en el número de inmigrantes empadronados (documentados o no) son aún más contundentes en cuanto al alcance de la inmigración latinoamericana. Estas cifras muestran la preponderancia de la población latinoamericana, que representa el 38,61% del total de extranjeros (Gil Araújo, 2004).

Actualmente, España ha superado los 44 millones de habitantes. En apenas un decenio la población ha crecido en más de 4 millones de personas, según el INE. Durante el año 2005, el proceso de normalización permitió que más de 760.000 personas adquirieran un estatus jurídico regular. A finales de marzo de 2006 eran ya 2.873.250 los extranjeros que contaban con permiso de residencia. Según los datos del INE, en 2006 había 3.884.600 extranjeros empadronados, lo cual representa el 8,7% de los 44.395.300 habitantes de España (INE, 2007).

La comunidad latinoamericana es la más numerosa, con más de 1.310.000 habitantes; los inmigrantes ecuatorianos que viven en España son 497.799, y les siguen por lugar de origen, los de Colombia (271.239), Argentina (152.975),

Bolivia (97.947), Perú (85.029), Brasil (54.115), Venezuela (49.206), República Dominicana (57.134) y Cuba (45.009).

En síntesis, entre los años 2000 y 2005 la inmigración latinoamericana en España ha experimentado un crecimiento del 663%. Durante este período la población empadronada de origen peruano aumentó un 140%, los colombianos se han más que triplicado, los inmigrantes ecuatorianos casi se cuadruplicaron, los argentinos se han quintuplicado y los bolivianos se han multiplicado por 15. Si a estas cifras sumamos las personas de origen latinoamericano que han adquirido la nacionalidad española «podemos concluir que el volumen de población latinoamericana residente en España se ha multiplicado por seis a lo largo de los últimos 7 años» (Vicente Torrado, 2006). En este sentido, el constante aumento de esta presencia se explica principalmente por la situación de crisis económica, el empobrecimiento y la degradación de las condiciones laborales en sus países de origen, y por las importantes transformaciones experimentadas en el contexto español: el cambio en la coyuntura política en las últimas décadas, el acelerado crecimiento de la economía desde mediados de la década de 1990, las características de su mercado de trabajo, las políticas de estado, una específica demanda de mano de obra femenina, que ha conformado la denominada *globalización de las tareas de cuidado,* los vínculos históricos entre España y los países latinoamericanos, la consolidación de las redes migratorias y la feminización de los flujos que ha incrementado la migración familiar (Pedone, 2006a; Pedone, 2007; Gil Araújo, 2008; Pedone y Gil Araújo, 2006).

LA FEMINIZACIÓN DE LOS FLUJOS MIGRATORIOS LATINOAMERICANOS: EL DERECHO A VIVIR EN FAMILIA

Dentro de este contexto migratorio transnacional, la familia se revela como un espacio de conflicto y negociación. Ante esta nueva configuración espacio-temporal de la migración, las familias emigrantes se están enfrentando a nuevos desafíos. La estructuración y dinámica de los grupos domésticos, los patrones conyugales y los modos en que se lleva a cabo la crianza de los niños han sufrido cambios; por ende, es necesario replantear las relaciones familiares en un contexto transnacional. Este hecho se relaciona con algunos temas fundamentales, tales como resignificar el valor otorgado al trabajo femenino, comprender y aceptar las rupturas culturales e ideológicas en torno al ejercicio de la maternidad y de la paternidad en este contexto migratorio transnacional, poner en marcha mecanismos para asumir los nuevos roles de madres y padres transnacionales; redefinir los roles familiares desempeñados hasta el momento y asumir los cambios estructurales que pueden darse en los mismos, principalmente a partir de la reagrupación en destino.

La concepción de la maternidad transnacional contradice tanto los modelos de maternidad de clase media de los países centrales y más aún las nociones ideológicas de la maternidad en América Latina. Dentro de este contexto, a inicios del siglo XXI, las madres transnacionales latinoamericanas y sus familias están construyendo nuevos espacios, expandiendo límites nacionales e improvisando estrategias de maternidad y nuevas pautas de crianza, hecho que, generalmente, se presenta como una verdadera odisea con altos costos.

La feminización de algunos flujos migratorios latinoamericanos hacia Europa, específicamente a España, a finales de la década de 1990, han generado en la esfera pública en los países de origen —política, educativa, mediática, religiosa— discursos estigmatizantes haciéndose eco de la ideología de las élites dominantes, que se han encargado de despertar la alarma social en torno al hecho migratorio. Dentro de la configuración de este nuevo contexto migratorio transnacional, la estigmatización empieza a recaer sobre los hijos y las hijas de las madres migrantes y sobre sus responsabilidades en el trabajo reproductivo.

Lo mismo ocurre en Europa, donde también se cuestiona el rol de las madres transnacionales que han delegado la crianza de sus hijos en una red más amplia de parentesco, sin relacionar esta delegación de roles con el aumento de la demanda de una mano de obra inmigrante femenina para cumplir el trabajo de reproducción social de las mujeres autóctonas que se incorporan al sistema productivo. Asistimos así a un proceso con características globales como es la «transferencia transnacional del trabajo reproductivo» o la «globalización de las cadenas de cuidado» de las mujeres migrantes en el denominado «primer mundo».

En este contexto migratorio descrito, los flujos migratorios hacia España que han experimentado un proceso más claro de aceleración y feminización proceden en la actualidad de América Latina, y particularmente de Ecuador. Este proceso doble —aceleración y feminización— tiene a su vez un doble impacto transformador en las estructuras familiares. Como consecuencia del contexto migratorio y de las características específicas del mismo, se produce una reacomodación de las relaciones de género y de las relaciones generacionales en los vínculos afectivos y de poder del grupo doméstico que los protagoniza, como puede constatarse en las modalidades de reagrupación familiar y en las experiencias de los hijos e hijas de las familias migrantes, tanto en los lugares de origen como en los de destino, como analizaremos a continuación.

LA LLEGADA DE FAMILIAS ECUATORIANAS: UNA MIGRACIÓN FEMINIZADA Y ACELERADA

A partir de 1999, cuando la crisis ecuatoriana genera la mayor afluencia de emigrantes hacia España, los grupos domésticos involucrados en este flujo migratorio, básicamente pertenecientes a las clases medias, deben tomar decisiones que implican un profundo cambio en las relaciones de género mantenidas hasta el momento. La mujer se convertía en el primer eslabón de la cadena migratoria; de este modo, este reto migratorio redefinía su posición con respecto a la manutención del grupo doméstico. Las primeras aproximaciones en nuestro trabajo de campo acerca de las causas que indican por qué la mujer es el primer eslabón de la cadena migratoria ecuatoriana apuntaban a problemas económicos y deudas impagables generadas por la debacle nacional y las expectativas de encontrar trabajo en España; sin embargo, cuando ahondamos en las entrevistas sobre otro tipo de causas referidas, específicamente, a sus relaciones familiares, afloraban conflictos conyugales, con los padres y rupturas matrimoniales como motivaciones para emprender el viaje. En nuestra investigación, estos elementos simbólicos tienen tanto peso como los elementos materiales. Así, el control que los varones de la familia ejercen sobre la mujer quedan visibilizados, incluso con mayor vehemencia, en el contexto de la migración internacional; generalmente, los mecanismos utilizados para legitimar el poder masculino se relacionan con el control sobre la sexualidad de la mujer, la tenencia de los hijos y el envío de remesas.

Por otra parte, el ejercicio de autoridad entre los miembros de un mismo grupo doméstico acordada en un comienzo, se modifica con el transcurso del tiempo y por la ausencia de la mujer o el varón emigrante. Este hecho tiene consecuencias diversas, por ejemplo, la verticalización de las relaciones de reciprocidad preexistentes entre madres, suegras, hermanas y cuñadas cuando se trata del cuidado de los niños y la disputa por el rol de la maternidad y por la administración del dinero (Pedone, 2000, 2001, 2002, 2004, 2006a, 2006b, 2006c).

Los flujos migratorios internacionales no son un fenómeno reciente para la zona sur ecuatoriana. La crisis de producción de sombreros de paja toquilla en la provincia de Azuay produjo el primer movimiento migratorio hacia Estados Unidos en la década de 1950. Según algunas autoras, desde la década de 1970, más de 150.000 personas de las provincias de Cañar y Azuay migraron a la ciudad de Nueva York (Borrego Vega y Vega Ugalde, 1995). Aunque es realmente en la década de 1980 cuando estas provincias se conviertieron en importantes polos de emigración internacional, tanto que podría considerarse una de las zonas de mayor salida de emigrantes de América del Sur (Jokisch, 2001).

Entonces, si tenemos en cuenta el hecho de que la migración en Ecuador es un fenómeno que existe desde hace más de tres décadas, es imprescindible cuestionarnos y reflexionar acerca de cuáles son las causas que provocan que, sólo en el último lustro, las familias emigrantes y la gestión de la vida cotidiana en un contexto transnacional se hayan convertido en una alarma social.

El estado, el sistema educativo, los procesos de socialización religiosa, a cargo fundamentalmente de la Iglesia católica, y la familia, en tanto constructora y reproductora de pautas y valores sociales, han configurado durante siglos los roles masculinos y femeninos y la concepción de la maternidad y de la paternidad en América Latina. Desde esta definición de roles, se ha cristalizado el estereotipo de la madre como aquella mujer que debe asegurar la reproducción y transmitir los valores culturales y del padre como aquel varón que funda su autoridad en el núcleo familiar a partir de constituirse en el principal sostén económico de la familia.

Desde esta perspectiva ideológica el varón aparece como quien debe cumplir con el rol de sostén económico de la familia y la mujer como el miembro que debe organizar, gestionar y asegurar la reproducción social del grupo doméstico, es decir, la red de cuidados de niños y ancianos. Por lo tanto, adquirir capital simbólico y prestigio social para los varones es una tarea que se realiza de puertas afuera de la familia, mientras que las mujeres, generalmente, lo realizan dentro del hogar en lo que denominamos trabajo de parentesco (Pedone, 2006a).

Estos cambios han supuesto la pérdida de la idea del «varón viajero y aventurero» que emprendía un peligroso viaje hacia Estados Unidos que aseguraría el bienestar económico de mujeres, niños, niñas y ancianos en origen. La salida de las mujeres no sólo ha producido un reacomodamiento en las relaciones de género y generacionales al interior de su grupo doméstico, sino que ha confrontado a la sociedad ecuatoriana con las transformaciones estructurales familiares, sociales y culturales producto de la denominada «estampida de la población ecuatoriana»[3].

---

[3] Para una mayor comprensión desde la perspectiva de origen en relación a cómo se ha configurado en los últimos años el mapa de la emigración ecuatoriana y la conformación de los espacios sociales transnacionales, puede consultarse: Ramírez Gallegos F, Ramírez J. La estampida migratoria ecuatoriana, crisis, redes transnacionales y repertorios de acción migratoria. Quito: Abya-Yala, Centro de investigaciones Ciudad, ALISEI, UNESCO; 2006.

Nuestro trabajo de campo en origen nos ha permitido corroborar que los procesos de reunificación familiar entre los flujos hacia Estados Unidos y Europa, y específicamente a España, presentan algunas diferencias y requieren matizaciones.

La migración hacia el país del norte, con su marcada característica masculina y su paulatina feminización en la última década ha generado que las escasas reagrupaciones que se producen se realizan principalmente a partir de los 10 años de residencia en Estados Unidos debido a las dificultades que tienen los y las migrantes para regularizar su situación jurídica en destino. Esta situación ha generado una temprana aparición de los procesos familiares de transnacionalismo en los cuales las relaciones familiares se han construido en la distancia, puesto que muchos padres y madres migraron cuando sus hijos e hijas eran muy pequeños y, en numerosos casos, aún no se ha producido ni siquiera un retorno temporal hacia el origen (Jokish y Kyle, 2005). En cambio, la más reciente migración hacia Europa tiene rasgos particulares, principalmente debido a la feminización del flujo y a ciertas ventajas para la reagrupación familiar en relación con las mayores restricciones existentes en Estados Unidos, hechos por los cuales se han producido procesos más notorios de reunificación en destino.

Sin embargo, en un corto período de tiempo, las estrategias para llevar a cabo estas reagrupaciones en España se han visto dificultadas por diferentes motivos. Entre ellos destacan la mayor permanencia de las mujeres en el servicio doméstico interno, los obstáculos en el acceso a la vivienda, el aumento de requisitos legales para hacer efectiva la reagrupación y la creciente estigmatización de los jóvenes ecuatorianos en la sociedad española. Si nos atenemos a los cambios estructurales que ha sufrido en muy pocos años el flujo migratorio ecuatoriano hacia España, podremos distinguir diversas estrategias de reagrupación según las diferentes etapas del desplazamiento. Una de las primeras estrategias fue la reagrupación familiar escalonada, donde llegaban los hijos y las hijas de mayor edad con el fin de poder agilizar los trámites de regularización jurídica y, en una etapa posterior, se reunificaba a los menores de la familia.

Sin embargo, existen diferentes causas para explicar los cambios de rumbo en las estrategias de reunificación. En primer lugar, el aumento de la precariedad jurídica, laboral y residencial de madres y padres ecuatorianos en España que ha prolongado los tiempos que se establecieron en el diseño del proyecto migratorio inicial. En segundo lugar, ante la evidencia creciente de la estigmatización en destino y la complejidad experimentada en los procesos de reagrupación familiar ya puestos en marcha, algunas familias han afianzado los procesos de transnacionalismo al decidir que sus hijos e hijas mayores continúen sus estudios en origen y sólo proyectan reagrupar a niños y niñas. Recientemente, incluso hay familias que van más allá y han decidido que todos sus hijos e hijas permanezcan en el lugar de origen. Este proceso no es nuevo en Ecuador, aunque sí introduce variaciones en las prácticas transnacionales de las familias que han migrado hacia Europa, y ya es posible observar que la manera de gestionar la vida cotidiana comienza a presentar rasgos similares a los que desarrollan las familias emigrantes desplazadas hacia Estados Unidos.

Pero estas nuevas prácticas familiares aumentan las tensiones. En origen, la mayor frecuencia de la ausencia de la madre durante períodos prolongados es causa directa e incuestionable de estigmatización de los hijos e hijas en los entornos en los que se mueven, además de la familia, es decir, en la escuela y en la comunidad, dificultando, a su vez, el ejercicio de la maternidad transnacional. Por otra parte, numerosos testimonios aluden a que algunas abuelas en origen impiden la reunificación en destino y contribuyen a consolidar esta estructura familiar que, muchas veces, también consigue que las madres y los padres abandonen definitivamente la idea de la reagrupación de sus hijos e hijas.

En los últimos años es habitual encontrar el retorno de niños, niñas y adolescentes a origen debido a que los procesos de reagrupación familiar en destino no han dado los resultados esperados. Este hecho se debe a que existen numerosos obstáculos que impiden una reunificación exitosa: además de las precarias condiciones jurídicas, laborales y residenciales ya mencionadas, la existencia de una red social muy débil que dificulta organizar las tareas de cuidado y crianza en destino tiene un efecto adverso al esperado. Aunque en destino los procesos de integración social y educativa no sean vividos como conflictivos, el retorno se decide debido a la cantidad de horas que los niños y las niñas que deben permanecer sin la presencia de un adulto o al hecho de que deben responsabilizarse del cuidado de sus hermanos menores cuando en origen estas situaciones estaban cubiertas por una extensa red de parentesco (Pedone, 2006b, 2006c).

En definitiva, las propias condiciones de precariedad socioeconómica y de exclusión de redes sociales en destino son las que han motivado la decisión de retornar a los hijos e hijas a origen, pero en especial es necesario hacer notar cómo parece fuera de todo alcance poder plantear derechos de conciliación de vida laboral y familiar de las madres migrantes, como parte indisociable de su posición subalterna. A pesar de la constatada tendencia a la creciente feminización de los flujos migratorios en la última década también en los niveles de cualificación más altos y por parte de ciudadanos europeos entre diversos países de la Unión Europea, el Tribunal de Justicia Europeo (European Court of Justice) arrastra todavía planteamientos fundamentados en la idea de que el trabajador migrante es varón, incluso en las provisiones de derechos de familia apuntados en la legislación vigente común, que se refieren a «esposas» e «hijos», para hacer efectivo el principio de «facilitar la movilidad» (Ackers y Stalford, 2004).

De manera que tanto las variadas situaciones familiares expuestas como los difíciles contextos sociales y políticos en los que se desarrollan, inducen a los hijos y las hijas de la migración a redefinir los roles asignados y construir una relación paternofilial en la distancia, hasta llegar a adoptar, como hemos podido constatar, una postura crítica con respecto a la migración como proyecto personal, tanto en origen como en destino.

REFLEXIONES FINALES

Para concluir, enfatizar que la construcción de visiones homogéneas y estereotipadas han impedido ver la especificidad de estos flujos; así, los discursos de la esfera pública —políticos, sociales, educativos, sanitarios y mediáticos— han tenido como finalidad culturizar las desigualdades socioeconómicas apoyándose en un «fundamentalismo cultural» que carga las tintas sobre las «diferentes pautas culturales» y obvia a la migración como un fenómeno eminentemente socioeconómico y político.

Esos diversos posicionamientos expresan y perpetúan la desigual relación política, económica y social en el histórico sistema migratorio generado entre América Latina y España y reconfiguran los grados de cercanía y distancia de esos sujetos periféricos con la metrópolis: los imaginados como más próximos/similares y los considerados más lejanos/diferentes, distancia y cercanía que poco tiene que ver con localizaciones geográficas. El estudio de las distintas corrientes procedentes de América Latina hacia el territorio español nos muestra el reforzamiento de algunas de estas dinámicas.

No obstante, a pesar de los esfuerzos de los gobiernos europeos, entre ellos del gobierno español, para controlar los movimientos de los inmigrantes extracomunitarios y limitar al máximo su derecho a vivir en familia en los lugares de destino, las familias migrantes latinoamericanas han demostrado que poseen una capacidad de maniobra, aunque limitada, ante las restricciones jurídicas y policiales. A su vez, aún dentro de la precariedad laboral, mediante la puesta en práctica de estrategias sociales, económicas y financieras, son capaces de capitalizarse, reagrupar a sus familiares y propiciar nuevos proyectos migratorios en origen.

En este sentido, las familias latinoamericanas han ideado un amplio abanico de estrategias transnacionales, relacionadas con la obtención de la regularidad jurídica, y en algunos casos, la obtención de la nacionalidad española para continuar sus trayectorias socioespaciales en otros países del «primer mundo».

Las familias emigrantes han transformado sus estructuras, redefinido sus roles y han construido estrategias para gestionar la vida cotidiana en los actuales contextos transnacionales. A partir de la feminización del flujo migratorio se extiende una alarma social respecto a los cambios estructurales producidos dentro de las estructuras sociales. Cambios y transformaciones que aún no se han tratado en profundidad y donde han prevalecido los discursos estigmatizantes que asocian la migración femenina con el abandono de sus hijos e hijas. Estas miradas sesgadas y estereotipadas no permiten comprender la multidimensionalidad de los procesos migratorios que encierran una serie de estrategias, negociaciones, cambios y apropiación de roles familiares que involucran a todas las generaciones de los grupos domésticos relacionados con esta realidad migratoria transnacional.

El énfasis situado en la responsabilidad exclusiva de las mujeres en los procesos de desintegración familiar, donde es su «partida» o su «ausencia» la causa principal de las crisis y problemas en los grupos domésticos, tiene efectos culpabilizadores tanto en origen como en destino. En origen hemos podido observar, a través de los testimonios, cómo se suele partir del supuesto del abandono de un rol «esencialmente» femenino por parte de las mujeres que obliga a una reestructuración de las relaciones y la organización del grupo doméstico «abandonado» para poder suplir a quien dejó de cumplir con sus obligaciones y responsabilidades. En destino, también son juzgadas en tanto «madres desnaturalizadas» (aunque esto no se diga exactamente con estas palabras), generalmente omitiendo cualquier tipo de referencia a las relaciones de explotación y dominación a que son sometidas en nombre de la triple discriminación: de clase, etnia y género en los países de destino donde desempeñan trabajos de «cuidados» que amortiguan la desigualdad de género en el norte, omitiendo asimismo que la disposición a someterse a dichas relaciones surge a partir de la necesidad de migrar para poder convertirse en garantes de la supervivencia de sus grupos domésticos en origen.

Estos mismos procesos han conllevado cambios en las estrategias de reagrupación familiar a partir de las condiciones encontradas en destino, debido a que la imbricación de las relaciones afectivas, las valoraciones en términos morales, las apropiaciones en términos afectivos y las perspectivas materiales impregnan el universo de la reagrupación familiar y los dilemas que se generan en torno a la misma.

Comprender el fenómeno de las migraciones internacionales actuales nos conduce a la necesidad de entender el espacio social transnacional en el cual se están criando niños, niñas y adolescentes de las familias emigrantes. Es imprescindible construir herramientas que nos permitan trabajar a nivel transnacional problemas emergentes como las estrategias familiares diferenciadas a nivel de género y generacionales, estrategias laborales, escolares y sanitarias en origen y en destino para lograr una mejor comprensión de la complejidad de los procesos migratorios de las familias migrantes.

BIBLIOGRAFÍA

Ackers L, Stalford H. A community for children? Children, citizenhip and internal migration in the EU (Research in migration & ethnic relations). Aldershot: Ashgate; 2004.

Borrero Vega A, Vega Ugalde S. Mujer y migración: alcances de un fenómeno nacional y regional. Quito: Abya Yala; 1995.

Cardoso C, Brignoli H. Historia económica de América Latina. Barcelona: Crítica; 1984.

CEPAL. Migración internacional, derechos humanos y desarrollo. Santiago de Chile: CEPAL; 2006.

Colectivo Ioé. Migraciones internacionales con fines de empleo. Trabajadoras extranjeras de servicio doméstico en Madrid, España. Ginebra: Organización Internacional del Trabajo; 1991.

Colectivo Ioé. Rasgos generales y perfil sociodemográfico de los principales colectivos. Cap. 8: Latinoamericanos. En: Giménez C, coordinador. Inmigrantes extranjeros en Madrid, Tomo I. Panorama general y perfil sociodemográfico. Madrid: Comunidad Autónoma de Madrid; 1993. p. 231-79.

Colectivo Ioé. Mujer inmigración y trabajo. Madrid: Ministerio de trabajo y Asuntos Sociales; 2001.

Gil Araújo S. Inmigración latinoamericana en España. Estado de la cuestión. Documento de Trabajo, noviembre de 2004. Disponible en: http://www.gloobal.info/iepala/gloobal/fichas/ficha.php?entidad=Textos&id=869&opcion=documento#ficha_gloobal

Gil Araújo S. Cartografías migratorias: migraciones internacionales en el marco de las relaciones Norte-Sur. En: Zúñiga N, coordinadora. La migración. Un camino entre el desarrollo y la cooperación. Madrid: Centro de Investigación para la Paz; 2005. p. 13-52.

Gil Araújo S. Periféricos a la conquista de la metrópolis. Panorámica sobre las (in)migraciones latinoamericanas en España. Estudios Migratorios Latinoamericanos. 2006;20:291-342.

Herranz Y. La inmigración latinoamericana en diferentes contextos de recepción. Migraciones. 1998;3:31-51.

Herranz Y. Inmigración e incorporación laboral. Migraciones. 2000;8:127-63.

Instituto Nacional de Estadística. Avance del padrón a 1 de enero de 2006. Datos provisionales; 2007. INEBASE, 2006. Disponible en: http://www.ine.es/inebase/index.html

Jokisch B. Desde Nueva York a Madrid: tendencias en la migración ecuatoriana. Ecuador: Debate; 2001. p. 54, 59-84.

Jokisch B, Kyle D. Las transformaciones de la migración internacional en Ecuador 1993-2003. En: Herrera G, Carrillo MC, Torres A, editores. La migración ecuatoriana. Transnacionalismo, redes e identidades. Quito: FLACSO-PMCD; 2005. p. 57-70.

Mármora L. Las políticas de migraciones internacionales. Buenos Aires: OIM-Paidós; 2002.

Martínez Veiga U. Mercado de trabajo e inmigración. El trabajo doméstico como paradigma. En: Checa F, Checa JC, Arjona A, coordinadores. Convivencia entre culturas. El fenómeno migratorio en España. Sevilla: Signatura Demos; 2000. p. 17-46.

Mires F. La rebelión permanente. Las revoluciones sociales en América Latina. México: Siglo XXI; 1988.

Naciones Unidas. Migración internacional y desarrollo. Informe del Secretario General. Asamblea General, Distr. General, 18 de mayo de 2006. Disponible en: http://www.un.org/esa/population/migration/hld/Text/Report%20of%20the%20SG%20(June%2006)_Spanish.pdf

Parella Rubio S. El trasvase de las desigualdades de clase y etnia entre las mujeres: los servicios de proximidad. Papers. 2000;60:275-89.

Pedone C. Globalización y migraciones internacionales. Trayectorias y estrategias migratorias de ecuatorianos en Murcia, España. Scripta Nova. Revista Electrónica de Geografía y Ciencias Sociales. 2000:69. Disponible en: http://www.ub.es/geocrit/sn-69-49.htm

Pedone C. Los medios de comunicación y la inmigración: la inmigración ecuatoriana en la prensa española. Scripta Nova. Revista Electrónica de Geografía y Ciencias Sociales [en línea]. 2001;94. [Consultado 1/08/2001]. Disponible en: http://wwww.ub.es/geocrit/sn-94-43.htm

Pedone C. Las representaciones sociales en torno a la inmigración ecuatoriana a España. ICONOS. 2002;14:56-68.

Pedone C. Negociaciones en torno al asentamiento definitivo y el retorno de las familias migrantes ecuatorianas: construcción de espacios sociales transnacionales. Ponencia presentada al 4º Congreso sobre la Inmigración en España. Ciudadanía y Participación, CD-Rom, Girona; 2004.

Pedone C. Estrategias migratorias y de poder. 'Tú siempre jalas a los tuyos'. Quito: ABYA YALA-PMCD-AECI; 2006a.

Pedone C. De l'Equador a Catalunya: el paper de la família i les xarxes migratòries. Barcelona: Editorial Mediterrània; 2006b.

Pedone C. Los cambios familiares y educativos en los actuales contextos migratorios ecuatorianos: una perspectiva transatlántica. Athenea Digital. Revista de Pensamiento e Investigación Social. 2006c;10. Disponible en: http://www.iudesp.ua.es/actividades/2007/IIIseminario_migraciones_docus/talleres/Pedone/Athenea%20Digital.pdf

Pedone C. Familias transnacionales ecuatorianas: estrategias productivas y reproductivas. En: Bretón V, García F, Jové A, Vilalta MJ, editores. Ciudadanía y exclusión: Ecuador y España frente al espejo. Madrid: Los libros de la Catarata; 2007. p. 251-78.

Pedone C, Gil Araújo S. Maternidades transnacionales entre América Latina y el Estado español. El impacto de las políticas migratorias en las estrategias de reagrupación familiar. En: Solé C, Parella S, Calvancanti L. Nuevos retos de transnacionalismo en el estudio de las migraciones. Madrid: Observatorio Permanente de la Inmigración - Ministerio de Trabajo e Inmigración; 2008.

Pedreño Cánovas A. Construyendo la Huerta de Europa: trabajadores sin ciudadanía y nómadas permanentes en la agricultura murciana. Migraciones. 1999;5:87-120.

Pedreño Cánovas A. Gitanos, magrebíes, ecuatorianos: una segmentación étnica del mercado de trabajo en el campo murciano (España). Ecuador Debate. 2001;54:189-200.

Quijano A. Colonialidad del poder, eurocentrismo y América Latina. En: Lander E, compilador. La colonialidad del saber: eurocentrismo y ciencias sociales. Perspectivas latinoamericanas. Buenos Aires: Clacso; 2003. p. 201-46.

Ramírez Gallegos F, Ramírez J. La estampida migratoria ecuatoriana. Crisis, redes transnacionales y repertorios de acción migratoria. Quito: Abya-Yala, Centro de investigaciones Ciudad, ALISEI, UNESCO; 2006.

Sassen S. The Mobility of Labour and Capital: A Study in International Investment and Labour Flow. Cambridge: Cambridge University Press; 1988. Edición en castellano: Sassen S. La movilidad del trabajo y del capital. Un estudio sobre la corriente internacional de la inversión y el trabajo. Madrid: Ministerio de Trabajo y Seguridad Social; 1993.

Sassen S. Contrageografías de la globalización. Género y ciudadanía en los circuitos transfronterizos. Madrid: Traficantes de sueños-Mapas; 2003.

Truong T. Gender, international migration and social reproduction: implications for theory, policy, research and networking. Asian and Pacific Migration Journal. 1996;5(1):27-52.

Vicente Torrado T. La inmigración latinoamericana en España [monografía en Internet]. En: Expert Group Meeting on International Migration and development in Latin American and the Caribbean, Mexico City, 30 November - 2 December 2005. Disponible en: http://www0.un.org/esa(population/meetings/IttMigLAC/P13_Vicente.pdf. p.2.

INMIGRACIÓN, CAMBIO Y CONTEXTO FAMILIAR

CAMBIOS EN LAS ESTRUCTURAS FAMILIARES EN AMÉRICA LATINA: MUJER Y MIGRACIÓN

Silvia Lucía Gaviria

INTRODUCCIÓN

Entre la población que ha migrado desde los países latinoamericanos a Estados Unidos y otros países desarrollados de Europa, especialmente España, muchas personas son mujeres cabeza de familia, que se han marchado con la ilusión de mejorar la situación económica de sus familias. Sin embargo, al mismo tiempo, sus familias se han desestructurado y fragmentado, con las consecuencias que se podrían esperar de la ausencia de la madre y/o el padre en otros casos. Entre ellas, dejar a los hijos en manos de terceros o de los abuelos y la mayor disponibilidad de dinero por parte de los jóvenes adolescentes (que reciben de sus padres en el exterior), que les puede hacer más vulnerables, por ejemplo, al consumo de alcohol y otras sustancias tóxicas, a las conductas delictivas o a la desescolarización.

¿Qué conocemos de esta realidad en nuestros países? ¿Cómo puede afectar al desarrollo de las nuevas generaciones que están creciendo en medio de este nuevo modelo de funcionamiento familiar?

Los cambios demográficos, sociales y económicos ocurridos en América Latina en las últimas décadas han modificado de manera muy importante las estructuras y las funciones familiares. La presencia creciente de las mujeres en el mercado de trabajo es seguramente uno de los fenómenos nuevos más notorios en las sociedades latinoamericanas del siglo pasado. Hoy, las mujeres cada vez se limitan menos a ser «madres-esposas», confinadas dentro de los límites del trabajo doméstico en el hogar y el trabajo voluntario e invisible dentro de la comunidad, sino que buscan instalarse activamente en el mercado laboral formal y obtener un sueldo propio y una autonomía económica. Esta tendencia es especialmente marcada entre las mujeres jóvenes, cuyas tasas de participación, y también de desempleo, figuran entre las más elevadas (Sunkel, 2008).

La desigualdad entre familias es un tópico ampliamente desarrollado desde la perspectiva demográfica, económica y social, en los estudios sobre la constitución de las familias, y el acceso al consumo, la pobreza y la distribución de los ingresos, y la cobertura en salud, educación, vivienda y seguridad social, entre otros.

Por su parte, en la década de 1990 se acentuó una tendencia ya observada en la de 1980: los mayores aumentos de la participación femenina se produjeron en los grupos etéreos de 25 a 34 años y de 35 a 44 años.

Por tanto, cada vez más las trabajadoras y empresarias son mujeres en edad reproductiva, con niños (pequeños) a su cargo y las responsabilidades de atención y cuidado que ello comporta, por lo que se ven obligadas a combinar varias jornadas de trabajo: una relacionada con el trabajo remunerado y otra relacionada con el trabajo no remunerado en la casa y la familia. La decisión de emigrar a otros países con el ánimo de mejorar las condiciones salariales no son ajenas a las mujeres. En los últimos años el incremento de la población femenina entre los emigrantes ha crecido en una proporción alarmante, derribando el patrón masculino de este fenómeno, con características distintas a los patrones de décadas anteriores cuando las mujeres seguían a sus esposos o iban en busca de la agrupación familiar. Ahora son ellas quienes inician el éxodo, son proveedoras y asumen grandes responsabilidades económicas con sus familias de origen, delegan sus funciones maternales en terceros, pero intentan mantener el control a distancia respaldado en la aportación económica que proporcionan a su grupo familiar (Dieren, 2008).

IMPORTANCIA DE LA FAMILIA

A pesar de los cambios estructurales, la familia es el aspecto al que los latinoamericanos asignan mayor importancia en su vida cotidiana (fig. 1). A la pregunta:

«para cada uno de los siguientes aspectos, indique lo importante que es en su vida», el 91% de los latinoamericanos dijo que la familia es «muy importante», seguido por el trabajo (77%), el servicio al prójimo (60%), la religión (55%), el tiempo libre (45%), los amigos (41%) y la política (14%) (Arriagada y Aranda, 2004).

Figura 1. Aspectos importantes en la vida cotidiana.

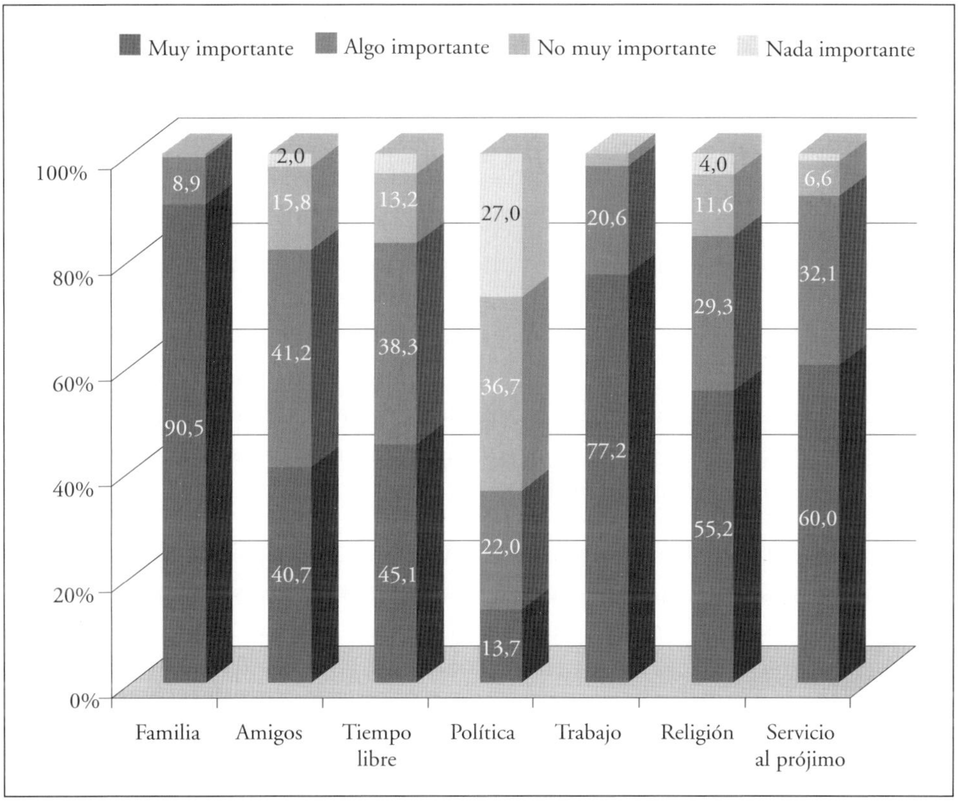

Fuente: Inglehart et al.

Nota: el gráfico está construido sobre la base de información agregada de los 11 países latinoamericanos incluidos en la WVS 2000.

La política es el aspecto que aparece, alejado, en el último lugar, posiblemente porque es sentido como un aspecto bastante alejado de la vida cotidiana. El trabajo ocupa un destacado segundo lugar porque, a la inversa de lo que ocurre con la política, es percibido como un aspecto estructurante de la vida cotidiana (Lechner, 1992). Pero también porque el trabajo es percibido como un pilar fundamental en la estructuración de la vida familiar. Sin duda, las transformaciones del mundo laboral tienen efectos importantes sobre las relaciones internas de la familia y los mecanismos de integración de éstas en la sociedad. Por ejemplo, en el mercado laboral actual hay formas de trabajo que son más inestables y, en definitiva, más precarias que las del pasado, lo que afecta a la seguridad y también a los roles en el interior de la familia (Infante y Sunkel, 2008).

Destaca también la gran importancia que los latinoamericanos atribuyen a los aspectos religiosos: el 60% dijo que el servicio al prójimo era «muy importante» y el 55% que lo era la religión.

TRANSFORMACIONES DE LA FAMILIA EN LATINOAMÉRICA

Las grandes transformaciones de los últimos años en su estructura y comportamiento hacen que la familia nuclear con hombre proveedor/mujer cuidadora ya no sea el modelo clásico. En este sentido, se ha planteado que en los países más desarrollados —pero también en América Latina— existe una crisis de la familia patriarcal. Esta noción hace referencia al debilitamiento de un modelo de familia basado en el ejercicio estable de la autoridad/dominación sobre toda la familia del hombre adulto cabeza de familia.

En una línea concordante, y pensando en América Latina, Elizabeth Jelin (1998) se pregunta: «La imagen, convertida ya en lugar común, es que la familia está "en crisis". Pero, ¿qué familia está en crisis? Si se habla del modelo tradicional "ideal" del papá que trabaja afuera, la mamá que limpia y atiende a los hijos, no hay dudas que está en una situación de crisis. Esa familia "normal" está atravesada por mamás que trabajan, por divorcios y formación de nuevas parejas con hijos convivientes y no convivientes ("los míos", "los tuyos", "los nuestros"), por transformaciones ligadas al proceso de envejecimiento (viudez y hogares unipersonales). A esto se agregan otras formas de familia más alejadas del ideal de la familia nuclear completa: madres solteras y madres con hijos sin presencia masculina, padres que se hacen cargo de sus hijos después del divorcio, personas que viven solas pero que están inmersas en densas redes familiares. Todas ellas son familias».

Está comprobado históricamente que la familia es una institución necesaria para el desarrollo del individuo y la sociedad. La estructura y las funciones familiares han variado, pero dos de ellas se siguen cumpliendo de manera importante:

- Socialización: aprender las normas y valores de la sociedad donde vivimos, con el fin de realizar el papel como adultos.
- Protección psicoafectiva: brindar el afecto y la seguridad que necesitan las personas, fundamentalmente durante el primer septenio de vida y que influye en todo el ciclo evolutivo.

Algunas funciones que antes correspondían sólo a la familia, ahora las asumen y/o comparten otras instituciones, organismos estatales o privados: actividades domésticas (lavanderías, alimentación), recreación (ocio y uso del tiempo libre), cuidado de los niños, ancianos y enfermos. Las viviendas familiares más pequeñas generan la necesidad de espacios lúdicos y recreativos fuera del hogar. Otras se cumplen con ajustes: reproducción de la especie, sexualidad y genitalidad, económica (coprovidencia).

La relación intrínseca entre familia y sociedad establece una correspondencia mutua en los cambios de ambas: necesariamente lo que influye en el contexto social afecta al sistema familiar, y viceversa. El paso de la familia ampliada y extensa propia de la sociedad preindustrial a la nuclear surgida con el desarrollo del capitalismo y la industrialización permitió el paso de la sociedad agraria a la sociedad industrial, con transformaciones fundamentales que impactaron su estructura y su funcionamiento.

Los cambios estructurales y funcionales modifican las relaciones familiares: disminuye la tasa de natalidad, aumenta la jefatura femenina, hay mayor participación de la mujer en la educación y la productividad, pero *dichos cambios no suponen asumir posiciones más simétricas y equitativas entre los géneros.*

Iniciando el tercer milenio de la era cristiana, la familia nuclear, clasificada entre las formas tradicionales, representa la familia ideal divulgada por la religión católica.

Los altibajos en su devenir la ubican no como una institución en vías de extinción, sino en transición a otras formas organizativas.

Paradójicamente se afianza en algunos sectores sociales, a la vez que emergen las «nuevas tipologías», evidentes con el aumento de las *familias monoparentales*, producto de los divorcios, separaciones y otras alternativas erótico-afectivas, *las familias simultáneas y las familias homosexuales*. La sociedad contemporánea está caracterizada por la diversidad de opciones en la convivencia y esto exige adaptaciones.

Las voces más tradicionales y conservadoras de la sociedad conciben las nuevas formas de familia (simultánea, monoparental, homosexual) como elementos que afectan negativamente al individuo y a la familia, en la medida que se acentúan más las dificultades en la convivencia familiar y social, el choque generacional, la agresividad, el conflicto y la falta de identidad.

Es inevitable establecer el paralelismo entre la familia de ayer y la familia de hoy, con cambios en las normas y el papel de cada uno de los miembros. La mujer asume estos roles con más libertad e independencia, a la vez que sigue cumpliendo sus funciones domésticas, y ahora es también proveedora y con frecuencia tiene que asumir la función del padre ausente y la autoridad familiar.

La *familia de ahora* se caracteriza por tener menos miembros, y la autoridad se ejerce de diferentes maneras; los vínculos de pareja son más inestables; hay más intercambios y movilidad de sus integrantes y mayor expresividad de sentimientos. Los valores cambian: priman la intolerancia, la individualidad, el dinero fácil, y se visibiliza la violencia doméstica; aumentan la educación sexual y los métodos de control de la natalidad.

La *familia de ayer* era numerosa, el padre ejercía la autoridad de manera rígida y asumía el papel de proveedor económico. La madre se encargaba de formar, atender al «esposo-compañero» y a los hijos, conciliar entre ellos y establecer mecanismos de comunicación. Los valores tradicionales eran: respeto, honradez, buenos modales, obediencia. No existían métodos de control de la natalidad, pero sí menos datos acerca de violencia doméstica y la familia era más hermética a los hechos externos. *En la familia actual coexisten lo tradicional y lo nuevo, ello establece la necesidad de armonizar lo contemporáneo y lo clásico y equilibrar el cambio y el conflicto inherentes* (Quintero, 2008).

Analizaremos cuatro tendencias clave que se han desarrollado en la década de 1990 generando cambios en la estructura y el comportamiento de la actual familia en América Latina.

La diversificación de las formas familiares

Una primera tendencia es la diversificación de las formas familiares y los estilos de convivencia. La familia nuclear biparental, que en principio representa el modelo tradicional de la posguerra, constituida por padres e hijos, continúa siendo el modelo predominante. En el año 1990 ésta representaba el 46,3% de todas las formas familiares en América Latina, proporción que disminuyó hasta un 42,8% en el año 2002. La familia extendida, que es el modelo predominante de la era preindustrial, no desaparece, como se mantenía que pasaría con la modernización. Así, a finales del siglo XIX las familias extensas representaban un poco menos de un cuarto de todas las familias latinoamericanas. En algunos países, como Argentina, Colombia, Nicaragua, Panamá, Paraguay, incluso se presenta un aumento de esta tipología de familia, probablemente porque albergan otros núcleos familiares secundarios, como adultos mayores, madres adolescentes y otros (Arriagada, 2008).

Se produce también un incremento de las familias nucleares monoparentales, especialmente encabezadas por mujeres, que representaban un 9,7% de las familias latinoamericanas en 1990 y un 11,3% en el año 2002. Además, aumenta la participación de hogares unipersonales, que pasa del 6,7% en 1990 al 8,4% en 2002.

Junto a las formas señaladas, coexisten también las familias nucleares sin hijos, es decir, parejas sin hijos. También están las familias sin núcleo conyugal, en las cuales existe sólo la relación entre parientes y la familia compuesta, que puede estar constituida por padre, madre o ambos, con o sin hijos, con o sin otros parientes y otros no parientes.

Con el aumento de las separaciones y divorcios se ha dado paso a una nueva tipología de familia, la compleja, resultado de la constitución de nuevos vínculos, con la aportación de cada cónyuge de los hijos producto de relaciones anteriores y la presencia de los hijos resultado de la nueva relación (Sunkel, 2008).

Modificación del modelo de familia patriarcal: hombre proveedor-mujer cuidadora

La concepción tradicional de la familia biparental con hijos se ha caracterizado como aquélla donde están presentes «ambos padres viviendo con los hijos del matrimonio, la madre ama de casa a tiempo completo y el hombre ganando el pan» (Giddens, 2000). Corresponde al denominado modelo del hombre proveedor, que ha sido predominante desde la posguerra hasta principios del siglo XXI. Sin embargo, este modelo ha sufrido una profunda transformación en las últimas décadas producto de la masiva incorporación de la mujer al mercado laboral, por lo que se está pasando al modelo de familias con doble ingreso. Actualmente, en casi la mitad de los hogares nucleares con modelo biparental en América Latina, las mujeres han dejado de ser amas de casa a tiempo completo para ingresar en el mercado laboral y contribuir con su aportación a la economía del hogar. Por otra parte, existen dificultades para redistribuir las funciones en el hogar, aun cuando la masiva incorporación de las mujeres al mercado laboral es un proceso reciente. No hay un reconocimiento de los efectos que este hecho provoca en el plano de las políticas públicas y en el ámbito familiar. En las encuestas de uso de tiempo realizadas en la región se registran grandes desigualdades por sexo en la distribución del tiempo destinado al cuidado de niños, enfermos y adultos mayores y al trabajo doméstico. Se advierte también un aumento de los hogares con jefatura femenina, muchos de ellos monoparentales, en los que no existe una pareja con quien repartir trabajo doméstico y de cuidado.

En consecuencia, los padres intentan buscar soluciones particulares al problema, las cuales aumentan los costos e implican delegar el cuidado de los hijos en personas ajenas o en terceros (Dieren, 2008).

La tendencia creciente a las familias con jefatura femenina

En la década de 1990 se observó una tendencia creciente a las familias con jefatura femenina. La jefatura femenina aumenta para las familias latinoamericanas del 24% en 1994 al 28% en 2002. Actualmente más de un cuarto de las familias latinoamericanas están encabezadas por mujeres. Existe un predominio muy claro de la jefatura femenina en la mayoría de las familiares nucleares monoparentales, llegando a un promedio del 86% en 2002. También se observa que alrededor del 49% de los hogares unipersonales está constituido por mujeres. Se supone que la integración de la mujer en el mercado laboral y la contribución económica que hace al hogar debería generar cambios en la jefatura de los hogares y la mujer podría empezar a tomar decisiones y compartir la autoridad, pero en los hogares biparentales, la jefatura y toma de decisiones sigue siendo en general patrimonio del hombre.

La reducción del tamaño promedio de las familias y hogares

Una cuarta tendencia es la reducción del tamaño promedio de las familias. Entre 1987 y 1999 esta tendencia se registró en todos los países latinoamericanos, aunque con variaciones significativas.

Uruguay es el que registra el menor tamaño promedio por hogar (3,2 personas en 1999), mientras que Honduras y Guatemala se sitúan en el extremo opuesto (4,8 personas en 1999). Este hecho se encuentra asociado a fenómenos que se interrelacionan entre sí, como la caída de la tasa de fecundidad, el nivel socioeconómico y el aumento de la participación femenina en el mercado de trabajo. También inciden factores como las uniones más tardías, la postergación de la maternidad y el distanciamiento entre los hijos.

Por último, cabe mencionar dos tendencias: la migración en tanto estrategia económica familiar que implica siempre la fragmentación de las familias de manera más o menos permanente, y el aumento de las uniones consensuales.

IMPACTO DE LA SITUACIÓN SOCIAL SOBRE LA FAMILIA LATINOAMERICANA

El deterioro de parámetros socioeconómicos básicos de la vida cotidiana de amplios sectores de la población de la región está incidiendo silenciosamente en un proceso de reestructuración de numerosas familias.

Esta situación ha generado conflictos entre los géneros por las diferencias en sus concepciones y prácticas sobre el trabajo doméstico, la utilización del espacio público y privado, y el ejercicio de la paternidad y la maternidad. Sin embargo, en las familias se presentan situaciones variadas que van desde una enorme concentración de tareas en las mujeres, hasta las parejas que de forma conjunta se responsabilizan de la crianza y educación de los hijos, pasando por quienes apenas empiezan a distribuirse el trabajo doméstico (Kliksberg, 2000).

En las representaciones sociales de los países andinos la maternidad ha gozado de un alto reconocimiento aun cuando la forma de asumirla varía según el estrato social y la región cultural. A la madre, como imagen y con frecuencia, en la práctica se le rinde culto; a ella se le encargan las principales funciones de socialización y crianza de los hijos y el forjar hombres y mujeres íntegros, productivos y funcionales para la sociedad. En correspondencia con lo anterior, una gran proporción de mujeres asume en solitario la crianza de los hijos por varios factores: abandono del cónyuge, viudedad o por considerar que así alcanzan una realización afectiva. La sacralización de la maternidad en los imaginarios sociales no corresponde a las demandas que la sociedad hace a la mujer actual, generándose intensas paradojas entre el ideal y lo que se hace (Lamus, 1999).

Los estudios sociales también señalan transformaciones en los referentes de la masculinidad y en el modo en que los hombres asumen la paternidad. Reconocen formas de ser padres distintas a la tradicional figura patriarcal, representada fundamentalmente por el hombre que otorgaba al hijo su apellido y que se encargaba de su mantenimiento.

La forma como se asume la paternidad parece ser diversa: algunos estudiosos del tema de la familia han señalado la pérdida del papel de proveedor único por parte del hombre, especialmente en la familia marginal urbana. Debido a las demandas económicas de la familia y a las dificultades para su mantenimiento, la mujer y aun los hijos, se vinculan a trabajos productivos como una forma de aumentar los ingresos familiares. El padre, que basaba su autoridad en su aportación económica al hogar, ha sentido disminuido su estatus familiar. La autoridad y las decisiones son compartidas, y en ocasiones el padre, al tratar de asumir un papel autoritario, se excluye o es excluido de ellas. Un caso extremo lo constituye el abandono del hombre de sus funciones como padre debido a su alejamiento del hogar. En el otro lado de esta polaridad se presentan los padres más democráticos, que establecen con los hijos un rol afectivo que contrasta con el de su propio padre. Algunos estudios refieren existencia de este perfil de padres.

Este cuestionamiento y replanteamiento de las relaciones de género tradicionales entre hombres y mujeres es vivido con mayor intensidad en la generación nacida y socializada entre las décadas de 1950 y 1960. Los padres de esa cohorte, en su mayoría, producto de un país rural, representaron los modelos tradicionales de hombre y mujer. Educados con referentes característicos de una sociedad rural, los nuevos padres y madres de la década de 1970 se vieron enfrentados a los cambios y, en consecuencia, a innovar en sus funciones parentales. Los estudios al respecto todavía son parciales e incompletos y no explican, con sus matices regionales, la forma como son ejercidas y representadas las funciones parentales, reconociendo el conflicto entre lo tradicional y lo moderno.

En Colombia, los estudios realizados por Virginia Gutiérrez de Pineda han descrito la complejidad y diversidad de las familias. Dichas características subsisten pese a los cambios derivados de la urbanización, que tienden a borrar las particularidades regionales y socioculturales e intervienen con mayor o menor fuerza para producir diversas formas de comportamiento y representaciones en relación con las figuras parentales (Gutiérrez de Pineda, 1994).

Entre las principales expresiones de los procesos en curso, respecto a las familias, se hallan las que se presentan someramente a continuación.

MUJERES SOLAS JEFAS DE HOGAR

Uno de los enfoques teóricos plantea que la jefatura corresponde a las mujeres solas, encargadas de las funciones instrumentales, psicoafectivas y económicas de su grupo familiar y, en este sentido, las familias con jefatura femenina son sinónimo de las familias monoparentales o uniparentales.

Las características de las familias monoparentales con jefatura femenina corresponden a nuevas realidades económicas, de género y de orden público; sobresale su bajo nivel económico; prevalecen los padres ausentes o que nunca existieron más allá del acto biológico de la reproducción, sea cual fuere la condición en que ocurrió la concepción (violación, relación genital casual, medios artificiales o de laboratorio) (Quintero, 2008).

Un número creciente de unidades familiares tiene sólo uno de los progenitores al frente, en la inmensa mayoría de los casos la madre. La correlación con la pobreza es muy estrecha. Un gran porcentaje de las mujeres jefas de hogar pertenecen a estratos humildes de la población. El estudio BID-CEPAL-PNUD (1995) describe así la situación:

«La casi totalidad de los países de América Latina tiene porcentajes de hogares con jefatura femenina superiores al 20%, lo que contribuye fuertemente al fenómeno conocido como "la feminización de la pobreza". Los estudios de CEPAL dejan en evidencia la mayor pobreza relativa —muchas veces la indigencia— de los hogares a cargo de una mujer» (BID, 1995).

EFECTOS DE LA FAMILIA INCOMPLETA SOBRE LOS HIJOS

Las consecuencias de pertenecer a una familia en donde el progenitor masculino se halla ausente son muy considerables. Además de lo que significa afectivamente, los padres aportan a los hijos activos fundamentales para la vida. En una investigación pionera sobre el tema, Kaztman (1997) reconstruye el cuadro resultante. Señala sobre el rol del padre:

«La presencia del padre es clave para proporcionar o reforzar ciertos activos de los niños:

- Como modelo forjador de identidades, especialmente para los varones.
- Como agente de contención, de adquisición de hábitos de disciplina y transmisor de experiencias de vida.
- Como soporte material, ya que la falta de la aportación económica del padre reduce considerablemente los ingresos del hogar, particularmente porque las mujeres ganan entre un 20 y un 50% menos que los hombres.
- Como capital social, en la medida en que la ausencia del padre implica la pérdida de una línea de contacto con las redes masculinas, tanto en el mundo del

trabajo como en el de la política y que, además, al cortarse el nexo con las redes de parientes que podría aportar el padre, disminuyen significativamente los vínculos familiares potenciales».

La ausencia del padre va a significar la inexistencia de todos estos activos. Las consecuencias pueden ser muy concretas. Va a afectar al rendimiento educacional ante el empobrecimiento del clima socioeducativo del hogar, va a pesar fuertemente sobre el desarrollo de la inteligencia emocional, afecta a la salud, crea condiciones propicias para sentimientos de inferioridad, aislamiento, resentimiento y agresividad, y resta una fuente fundamental de orientación en aspectos morales.

LA RENUNCIA A FORMAR Y MANTENER FAMILIAS

Una proporción creciente de hombres jóvenes de los estratos humildes se resisten a constituir hogares estables. Este hecho va a producir un aumento de las tasas de familias irregulares e inestables (concubinatos). Esta tendencia parece estar fuertemente influida por el aumento de la pobreza, el desempleo y la informalidad en la región. En muchos de estos casos, el joven no ve la posibilidad de encontrar un empleo estable que le permita cumplir el rol de proveedor principal de los ingresos del hogar que se espera de él. Por otra parte, un porcentaje significativo de la población, con empleo, gana salarios mínimos que se hallan por debajo de los ingresos necesarios para cubrir los gastos básicos de una familia, aunque se cuente con la aportación femenina. La situación general, como indican las encuestas, muestra además un gran temor por la inestabilidad que caracteriza al mercado de trabajo. A todo ello se suman dificultades objetivas, como las severas restricciones para acceder a una vivienda. En estas condiciones, el joven no se ve a sí mismo en el rol de esposo y padre de una familia estable. Percibe que le será casi imposible afrontar las obligaciones que ello supone.

Un conflicto similar parece ser uno de los precipitantes del abandono del hogar de jóvenes de las zonas pobres urbanas. Kaztman (1992) sugiere que la aparente «irresponsabilidad» con que actúan estaría influida por la sensación de que están perdiendo legitimidad en su rol de esposos y padres, al no poder cumplir con la obligación de aportar buena parte de los ingresos al hogar. Sienten dañada su autoestima en el ámbito externo, por la dificultad de encontrar una inserción laboral estable, y en el familiar, porque no están actuando según lo que se espera de su rol. A ello se suma un creciente nivel de expectativas de consumo en los hijos de hogares humildes, incidido por el mensaje de los medios masivos de comunicación. El joven cónyuge se siente así muy exigido, desacreditado e impotente para poder hacer frente a las demandas.

En psicología social se plantea que en estas situaciones altamente opresivas, las personas tienden a afrontarlas hasta las últimas consecuencias, o a producir lo que se denominan conductas de «fuga» de las mismas.

MADRES PRECOCES

Ha aumentado significativamente en la región andina el número de madres precoces. En la gran mayoría de los casos, la maternidad en la adolescencia no forma familias integradas. Queda sola la madre, con los hijos. Es, asimismo, una causa importante del crecimiento de niños ilegítimos antes referido. Constituye, en sí misma, una fuente de familias extremadamente débiles.

Según las cifras disponibles, esto se halla estrechamente asociado a la pobreza. En los centros urbanos, en el segmento constituido por el 25% más pobre de la población, el 32% de los nacimientos son de madres adolescentes. En las zonas rurales, el 40%. En el 25% superior en nivel de ingresos, las cifras son del 20% en los centros urbanos y del 32% en las áreas rurales. En total, el 80% de los casos de maternidad adolescente urbana de la región están concentrados en el 50% más pobre de la población, mientras que el 25% más rico sólo tiene un 9% de los casos. En las zonas rurales, las cifras son del 70% de los casos en el 50% más pobre y del 12% en el 25% más rico (Kliksberg, 2000).

La fuerte correlación entre pobreza y maternidad adolescente permite inferir que el aumento de la pobreza, como el que se está produciendo en la región, actuará de precipitante de este tipo de maternidad y, por tanto, de la génesis de familias muy débiles.

Una variable central en este proceso, según indican las cifras, es uno de los componentes de la pobreza: las carencias educativas. En los centros urbanos de la región, el porcentaje de madres adolescentes entre las jóvenes urbanas con menos de 6 años de educación es del 40%, superando el promedio nacional del 32%. En el grupo que tiene de 6 a 9 años de estudios, el porcentaje de casos de maternidad adolescente desciende al 30%. En las jóvenes con 10 a 12 años de estudios, disminuye hasta el 15% y en las que tienen 13 o más años de estudios, es inferior al 10%.

La situación que subyace tras el embarazo adolescente en los sectores desfavorecidos configura un «círculo perverso regresivo». La pobreza y la inequidad impactan severamente en dichos sectores en materia educativa, como se verá en la sección siguiente del trabajo. Con limitada escolaridad —recuérdese que la escolaridad promedio de toda América Latina es de sólo 5,2 años, y la de los sectores pobres considerablemente menor— se dan condiciones que facilitan el embarazo adolescente. A su vez, la maternidad en la adolescencia va a conducir a que estas jóvenes abandonen sus estudios. Las cifras indican que las madres pobres adolescentes tienen del 25 al 30% menos de capital educativo que las madres pobres que no han tenido un embarazo adolescente. Al tener menor nivel educativo e hijos, las madres adolescentes verán reducidas sus posibilidades de obtener trabajo e ingresos, consolidándose y profundizándose la situación de pobreza.

MUJERES TRABAJADORAS Y CON RESPONSABILIDAD ECONÓMICA

Los grandes cambios sociales, culturales, económicos, tecnológicos y laborales han modificado sustancialmente la vida de las personas y sobre todo de las mujeres en este último siglo. El aumento de la esperanza de vida, su mayor nivel promedio de educación y la tendencia a tener menos hijos son factores que han influido en la creciente participación laboral de las mujeres. «Así, entre 1970 y 1995 la esperanza de vida de las mujeres aumentó en 8 años, su tasa global de fecundidad pasó del 5,0 al 3,1 y su vida económicamente activa se extendió en algo más de 9 años» (Dieren, 2008).

Esto quiere decir que cada vez más las trabajadoras y empresarias son mujeres en edad reproductiva, con niños (pequeños) a su cargo y las responsabilidades de atención y cuidado que ello comporta para las mujeres que se ven obligadas a combinar varias jornadas de trabajo: una relacionada con el trabajo remunerado y otra relacionada con el trabajo no remunerado en la casa y con la familia.

Si se quiere entender bien la situación de las mujeres en el mercado laboral y promover la igualdad de oportunidades y de beneficios que las mujeres reciben en el mundo laboral en comparación con los varones, esta primera constatación es muy importante: la gran mayoría de las mujeres empleadas, empleadoras, microempresarias, profesionales, etc., tienen que combinar las responsabilidades de su trabajo remunerado con sus responsabilidades familiares y reproductivas que —según las pautas sociales y culturales— son impuestas unilateralmente a las mujeres como una responsabilidad biológica o «natural», mientras que no es así para los hombres. Como se verá a continuación, el hecho de que las sociedades no asuman la responsabilidad de la maternidad y del cuidado y atención a las personas como una responsabilidad social, sino como una obligación individual de las mujeres, hace que las mujeres se inserten en el mercado laboral y en el escenario económico en condiciones desiguales y más precarias en comparación con los hombres.

Otro hecho muy importante para entender mejor el alcance y la importancia de la inserción laboral de las mujeres es la constatación de que el trabajo femenino ya no es más «secundario», ni un mero «complemento» al presupuesto familiar, sujeto a los vaivenes cíclicos de la economía y al cual se recurre solamente en épocas de crisis.

Las estructuras de los hogares están cambiando rápidamente en la región. El porcentaje de hogares en que la aportación de las mujeres constituye el único ingreso alcanza proporciones importantes. Según las estadísticas oficiales —que seguramente subestiman la proporción real por problemas conceptuales y metodológicos de recogida e interpretación de la información—, entre una cuarta y una tercera parte de los hogares de América Latina dependen económicamente de un único ingreso femenino (Garcini, 2008). Además, en los hogares en los que más miembros trabajan, la aportación de la mujer al presupuesto familiar crece y es a menudo muy significativo y decisivo para sacar adelante a sus familias y superar la pobreza. Estudios cualitativos han mostrado que en muchos hogares la aportación de la mujer es igual o superior al del hombre. No obstante, debido a la definición de jefatura del hogar utilizada, estas realidades no son detectadas en los censos de población ni en las encuestas domiciliarias.

Parece, entonces, que las mujeres buscan trabajar porque lo quieren y/o porque lo necesitan, lo que —en gran medida— depende de las urgencias económicas que experimentan los hogares a los que pertenecen. De la misma forma en que se reconoce la importancia de la aportación de los ingresos laborales de las mujeres de más bajos ingresos para la superación de la pobreza de sus hogares, es igualmente sabido que sus tasas de participación laboral son significativamente inferiores a las observadas en los grupos de ingreso medio y alto.

Son las mujeres pobres las que encuentran mayores dificultades para insertarse en el trabajo remunerado, y ello, entre otros factores, está ligado a que encuentran mayores obstáculos para delegar las responsabilidades domésticas y particularmente el cuidado de sus hijos. No obstante, en la década de 1990, son justamente las mujeres pobres quienes han aumentado proporcionalmente más su participación en el mercado laboral, debido probablemente a la urgencia económica que viven en sus hogares (OIT, 1999).

En América Latina y el Caribe hay, según datos de la Comisión Económica para América Latina y el Caribe (CEPAL), 278 millones de mujeres frente a unos 273 millones de hombres. Sin embargo, aunque en número son más, la Organización Internacional del Trabajo (OIT) calcula que las mujeres en la región representan apenas un 40% de la población económicamente activa en las áreas urbanas.

La tasa de participación de las mujeres en el mercado laboral, según la OIT, creció del 39% en 1990 al 52,4% en 2006, aunque todavía continúa siendo muy baja respecto a los países de la Organización de Cooperación y Desarrollo Económico (OCDE) donde, por ejemplo, en Francia ronda el 63%. Este crecimiento se debe a que, en América Latina y el Caribe, un importante porcentaje de las mujeres pobres se ha incorporado en los últimos años al mercado de trabajo, fundamentalmente en el servicio doméstico y en el sector servicios.

Otros factores son la mejora en la escolaridad, la disminución en la tasa de fertilidad y los nuevos patrones culturales.

Según la CEPAL, dos grandes fuentes de empleo para las mujeres en la región son la microempresa y el autoempleo, sobre todo para las mujeres pobres. Entre el 30 y el 60% de las microempresas en América Latina y el Caribe pertenecen a mujeres, aunque todavía tenemos que reconocer, según dice la OIT, que las mujeres pobres tienen un largo camino que recorrer antes de considerarse completamente integradas en el mercado laboral.

Cabe también destacar que hay proporcionalmente más hogares en situación de indigencia o pobreza que dependen únicamente la aportación económica de una mujer.

EL DIFÍCIL EQUILIBRIO ENTRE LA FAMILIA Y EL TRABAJO

Diversos estudios indican que uno de los principales factores que actúan como barrera para la entrada de las mujeres en el mercado laboral, su permanencia en él y las posibilidades de desarrollar una trayectoria laboral con capacitación, ascensos, proyecciones laborales y retribuciones adecuadas, sigue siendo su responsabilidad —impuesta socialmente como responsabilidad «natural» e «individual»—

en el cuidado de los niños y otras personas con necesidades de atención y cuidado (enfermos, ancianos, entre otros dependientes).

Cabe mencionar los resultados de un estudio llevado a cabo en Holanda, que indica que solamente el 20% de las mujeres con cónyuge e hijos menores de 12 años es económicamente independiente. Para las mujeres con cónyuge pero sin hijos el porcentaje es considerablemente más alto: del 60% (Garcini, 2008). Al mismo tiempo, la cultura laboral y empresarial se ha construido alrededor del «hombre proveedor económico sin responsabilidades familiares y sociales» (partiendo del estereotipo que tenga una mujer «madre-esposa» y «ama de casa» que preste gratuitamente estos servicios de atención y cuidado).

La exigencia de una disponibilidad de tiempo casi ilimitado —que se expresa en largas jornadas laborales, reuniones formales e informales en horario «extra», viajes, trabajo en fines de semana, cursos de capacitación fuera del horario de trabajo— resulta difícilmente compatible para la mayoría de las mujeres con su rol de madres y esposas. Al mismo tiempo, en la cultura empresarial se parte de la idea de que las mujeres están menos interesadas en una carrera a largo plazo, más proclives a ausentarse de la empresa por razones familiares, y por lo tanto, menos fiables para una inversión en capital humano por parte de la empresa.

En realidad, muchas mujeres justamente tratan de recompensar su *handicap* de ser mujer con un mayor rendimiento en sus estudios y una tendencia hacia el perfeccionismo en su dedicación y empeño profesional, situación que las empresas aprovechan pero normalmente no gratifican con salarios adecuados ni promociones de ascenso. Otras han creado sus propias empresas con el fin de ser «sus propias jefas» y así poder escapar del sistema y de relaciones de trabajo que limitan sus posibilidades de desarrollo. No obstante, es sabido que aun así tropiezan con mecanismos de exclusión y discriminación que también operan a un nivel macro y limitan, por ejemplo, su acceso a recursos financieros, redes de información y comercialización, tecnología avanzada, sectores «punta» en el mercado, etc., ubicando sus empresas en una posición más vulnerable.

El tema de cómo conciliar mejor el trabajo y la vida familiar no tendría que ser exclusivamente una preocupación femenina. Toda la sociedad puede ganar con una mayor revalorización de la atención y el tiempo dedicado al cuidado y el crecimiento de las personas.

Todos los actores sociales, el estado, las empresas, los medios de comunicación, etc., tendrían que facilitar que mujeres y hombres puedan desarrollarse plenamente tanto en su capacidad de trabajadores y emprendedores como en su capacidad de padres, madres, hijos, hermanas, vecinos, amigas, etc. Una adecuada revalorización de lo social y lo humano aparte de lo económico, del «ser» aparte del «hacer» y «tener», del crecimiento humano aparte del crecimiento de la producción y del comercio, seguramente llevaría a una mejor calidad de vida para todas y para todos. Desde una visión que aboga por el pleno desarrollo como seres humanos, es preciso impulsar cambios tendentes a ampliar las opciones de las mujeres como empresarias y de los hombres como padres y esposos.

LAS MUJERES GANAN MENOS

Según la CEPAL, en 2002 los sueldos que percibían las mujeres en el mercado laboral eran equivalentes al 68% de los ingresos masculinos. Es decir, si un hombre ganaba 100 dólares mensuales, las mujeres sólo recibían 68. El ingreso promedio por hora trabajada de las mujeres representa el 80% del mismo ingreso masculino, aun cuando las mujeres tengan más años de escolaridad que los varones. A la hora de buscar trabajo, las mujeres encuentran más dificultades que los hombres.

Casi el 50% de las mujeres mayores de 15 años no tiene ingresos propios, mientras que la cifra para los hombres asciende sólo al 20%. El porcentaje de mujeres en hogares pobres que no tienen ingresos varía del 45% en Perú al 78% en Costa Rica, mientras que en los hogares no pobres oscila entre el 32% en Uruguay y el 54% en México.

ALGO QUE AFECTA A TODAS

Pero esto no sucede simplemente con las mujeres que pertenecen a los estratos económicos más bajos de la sociedad latinoamericana. Por el contrario, para las mujeres educadas la brecha es aún mayor: con 13 o más años de estudio, las mujeres ganan el equivalente al 72% del ingreso de los varones.

En promedio, el ingreso per cápita de los hogares con mujeres jefes de familia equivalía en 2002, según la CEPAL, al 94% del ingreso de los hogares urbanos con jefatura masculina.

Otro de los problemas, según la OIT, es que la mayoría de las mujeres mayores de 65 años en Latinoamérica no recibe jubilación ni ningún otro tipo de pensión debido a que han pasado toda la vida trabajando en el sector informal o no remunerado (servicio doméstico o del hogar).

CUANDO SÓLO QUEDA EMIGRAR

La falta de oportunidades de empleo en el país de origen afecta mucho más a las mujeres que a los hombres y es una de las causas de la fuerte migración, afirma la OIT. La demanda de trabajadoras inmigrantes se concentra fundamentalmente en el servicio doméstico, el cuidado de niños, adultos mayores y enfermos, así como también en los servicios de limpieza y la hostelería. Muchas veces estas mujeres emigrantes, la mayoría sin documentos legales, ocupan puestos de trabajo para las que están sobrecualificadas.

Y son, sin duda, el soporte económico de sus familias en sus países de origen, al contribuir en buena parte con los más de 60 millones de dólares de remesas que llegan anualmente a la región.

Estas cifras no hacen más que mostrar que las mujeres en América Latina y el Caribe cumplen una tarea ardua todos los días: la de madres, educadoras, profesionales, amas de casas, esposas y pilares de la economía local y regional. Tareas para las que no existe licencia ni horas de descanso.

RESUMEN

La institución familiar en América Latina está viviendo un rápido proceso de transformación, compartiendo tendencias similares en su evolución, tales como la reducción de su tamaño, el descenso y retraso de la nupcialidad, el aumento de la maternidad precoz, las uniones consensuales, las rupturas conyugales, los hogares monoparentales y unipersonales y las familias reconstruidas, entre otras.

Existe una gran diversidad étnica y heterogeneidad cultural, así como una amplia gama de estructuras y dinámicas familiares en la región.

En la mayoría de los países de América Latina y el Caribe la dinámica de población ha generado una alta proporción de familias en etapa expansiva de su ciclo de vida, incidiendo en una mayor demanda de servicios de apoyo a sus funciones de socialización y de crianza.

La incorporación masiva de las mujeres al mercado de trabajo y los cambios en las relaciones de género constituyen uno de los ejes de transformación de la vida familiar.

Diversos factores, como el aumento de la pobreza, el uso indebido de alcohol y drogas, las enfermedades como el virus de la inmunodeficiencia humana (VIH)/sida, la violencia intrafamiliar y la violencia en los medios de comunicación, entre otros, están afectando a las familias en su constitución, estructura y funcionamiento.

La mayoría de las políticas y programas económicos y sociales no tienen en cuenta los asuntos de las familias en forma integral ni el impacto de sus acciones sobre la estructura, el funcionamiento y la calidad de vida de la familia.

La migración como alternativa para mejorar las condiciones económicas de los pueblos afecta notoriamente a las estructuras familiares incidiendo en la salud mental de sus miembros, afectando no sólo a la estabilidad emocional de quienes emigran, sino de quienes permanecen en el país de origen, siendo probablemente los más afectados los hijos en edades tempranas del desarrollo. Surge entonces la siguiente pregunta: ¿hasta qué punto es beneficioso este intercambio del bienestar económico por el bienestar emocional y la estabilidad de las familias?

Ante este panorama es preciso preguntarnos por qué es importante el género en el contexto migratorio. El género, como categoría de análisis, se refiere a la construcción social más que a la biológica. Es decir, a los roles, responsabilidades y oportunidades vinculados al hecho de ser hombre o mujer y, por ende, a las relaciones socioculturales que se establecen entre hombres y mujeres.

Aplicado al contexto migratorio, la perspectiva de género nos permite:

- Examinar las relaciones de poder y jerarquías de género previas y durante los procesos migratorios y así identificar cómo se facilita o dificulta la migración para hombres y mujeres y cuál es el impacto diferenciado de ésta.
- Entender cómo la subordinación y/o dependencia de las mujeres forman parte de los aspectos que determinan los flujos y las composiciones migratorias.
- Entender que, aparte de las causalidades económicas o sociales que fomentan la migración, las mujeres experimentan inequidades de género, como la falta de oportunidades o la violencia intrafamiliar y doméstica, que incentivan o desalientan la migración. Visualizar situaciones durante el proceso migratorio que hacen a las mujeres especialmente vulnerables al abuso y la explotación.

Necesitamos estudios que evalúen el impacto psicosocial de las migraciones, destinar recursos a la mejora de las condiciones de vida de quienes emigran y evaluar y proteger las poblaciones que quedan en los países de origen, en especial los jóvenes y niños, quienes constituyen un grupo bastante vulnerable.

BIBLIOGRAFÍA

Arriagada I, Aranda V. Cambio de las familias en el marco de las transformaciones globales: necesidad de políticas públicas eficaces. (Serie Seminarios y Conferencias). Santiago de Chile: CEPAL; 2004.

Arriagada I. Chile de 1992 a 2002: los cambios en las familias [consultado 26/01/2008]. Disponible en: http://www.eclac.org/cgi-bin/getprod.asp?xml=/dds/noticias/columnas/4/12014/P12014.xml&base=/dds/tpl/top-bottom.xsl

Banco Interamericano de Desarrollo (BID), Comisión Económica para la América Latina y el Caribe (CEPAL), Programa de las Naciones Unidas para el Desarrollo (PNUD). Informe sobre la situación social de América Latina. Santiago de Chile: CEPAL; 1995.

Dieren L. Mujeres empresarias en América Latina: el difícil equilibrio entre dos mundos de trabajo. Desafíos para el futuro [consultado 15/02/2008]. Disponible en: www.economia.gob.mx /pics/p/p2760/cipi_1AEmpresarias_AL.pdf

Garcini G. Empresarias: desmontando el techo de cristal [consultado 25/01/2008]. Disponible en: www.todamujer.com/articulosimprimir/10100.html

Giddens A. The third way and its critics. Londres: Polity Press; 2000.

Gutiérrez de Pineda V. Familia y cultura en Colombia: tipologías, funciones y dinámicas de la familia. Manifestaciones múltiples a través del mosaico cultural y sus estructuras sociales. 3.ª ed. Medellín: Editorial Universidad de Antioquia; 1994.

Infante R, Sunkel G. Chile: Trabajo decente y calidad de vida familiar. Santiago, 1990 2000 [consultado 20/01/2008]. Disponible en: www.oit.cl/ index.html

Inglehart R, Basañez M, Diez-Medrano J, Halman L, Luijkx R, editors. Human beliefs and values. A cross cultural sourcebook based on the 1999-2002 values surveys. México: Siglo XXI; 2004.

Jelin E. Pan y afectos: la transformación de las familias (Colección Popular No. 554). México: Fondo de Cultura Económica; 1998.

Kaztman R. ¿Por qué los hombres son tan irresponsables? Rev CEPAL. 1992;46:87-95.

Kaztman R. Marginalidad e integración social en Uruguay. Rev CEPAL. 1997;62:91-116.

Kliksberg B. La situación social de América Latina y sus impactos sobre la familia y la educación: interrogantes y búsquedas. Buenos Aires: Gobernación. Dirección General de Políticas Sociales; 2000. (Colección Documentos No. 24). Disponible en: http://buenosaires.gov.ar/areas/des_social/documentos/documentos/24.pdf

Lamus D. Representaciones sociales de maternidad y paternidad en cinco ciudades colombianas. Reflexión Politica. 1999;1(2) [consultado 10/02/2008]. Disponible en: oai.redalyc.uaemex.mx/redalyc/src/inicio/ArtPdfRed.jsp?iCve=11010211&iCveNum=340

Lechner R. El debate sobre Estado y mercado. Rev Nueva Sociedad. 1992;121:80-9.

Organización Internacional del Trabajo. Informe 1999. Ginebra: OIT; 2000 [consultado 11/02/2008]. Disponible en: http://white.oit.org.pe/spanish/260ameri/publ/panorama /1999/index.html

Quintero AM. La perspectiva de género y las nuevas organizaciones familiares. Paraná: Universidad de Entre Rios. Facultad de Trabajo Social (Cuadernillos Temáticos 21). [consultado 19/01/2008]. Disponible en: www.fts.uner.edu.ar/publicaciones/fondo/num21/cuad_tem_21.htm

Sunkel G. El papel de la familia en la protección social en América Latina [consultado 18/02/2008]. Disponible en: 147.83.75.104/Doc/cols_new/contenidos/downloads/obtener?id=132

SALUD, EQUIDAD Y GÉNERO EN LATINOAMÉRICA: ALGUNAS CONSIDERACIONES

Silvia Lucía Gaviria

INTRODUCCIÓN

Los indicadores de la situación de las mujeres y los hombres en las distintas esferas de la sociedad constituyen una herramienta indispensable para la promoción de la igualdad entre las mujeres y los hombres.

Por razones de disponibilidad de información sectorial con representatividad poblacional, el análisis de la salud ha tendido a concentrarse en las estadísticas de mortalidad y natalidad, las cuales, aunque cruciales, representan sólo los polos extremos del continuo de la vida y no dan cuenta del transcurso de la misma.

Recientemente, sin embargo, la atención ha comenzado a dirigirse a otras fuentes de información externas al sector salud —encuestas periódicas de condiciones de vida— las cuales constituyen un recurso singular para el seguimiento de los avances hacia la igualdad de género en la salud y sus determinantes.

La temática de la equidad de género, con un énfasis especial en las mujeres, ha ido cobrando cada vez mayor importancia en la agenda internacional. Especialmente se presenta de manera explícita la necesidad de lograr mayor equidad de género a partir de los compromisos adquiridos por los estados miembros de la Convención sobre la Eliminación de Todas las Formas de Discriminación contra las Mujeres (1979), la Conferencia Internacional sobre Población y Desarrollo (1994), la Cumbre Mundial sobre Desarrollo Social (1995) y la Cuarta Conferencia Mundial sobre las Mujeres (1995).

En el ámbito de la salud, las mencionadas conferencias aluden no sólo a la situación en que se halla la salud de las mujeres, sino también el papel protagónico de éstas como proveedoras de atención formal dentro del sistema y de cuidado informal de la salud dentro de la familia y la comunidad. Desde el ángulo de la utilización de servicios, se ha prestado especial atención a la consideración integral de las necesidades específicas en las diferentes etapas del ciclo vital, la calidad del servicio, la provisión efectiva de servicios de salud sexual y reproductiva y nutrición, y la atención de grupos especiales de la población (migrantes, desplazados, refugiados, indígenas).

Se ha urgido a los estados miembros a tomar acciones que hagan más equitativa la integración de las mujeres en el sistema de salud mediante las siguientes recomendaciones: involucrarlas en la planificación, la toma de decisiones y el manejo, la ejecución y la evaluación de los servicios; eliminar la discriminación salarial por sexo y promoverlas en los diferentes niveles de los servicios de salud, teniendo en cuenta el tiempo que ellas dedican a la promoción de la salud y a la atención de la enfermedad de manera remunerada y no remunerada, y promoviendo una mayor participación de los hombres en el cuidado de la salud familiar. Las recomendaciones llaman la atención sobre las necesidades de las jefas de hogar y de aquéllas que se han incorporado al mercado laboral. Destacan la importancia de incorporar la perspectiva de la equidad de género en la investigación sobre la salud, la formulación de políticas públicas saludables, incluidas las económicas y los procesos de desarrollo de la salud (Gómez, 2002; OPS, 1998).

CONCEPTOS GENERALES

La equidad

Equidad no es lo mismo que igualdad. Paralelamente, no toda desigualdad se considera inequidad. La noción de inequidad adoptada por la Organización Mundial de la Salud (OMS) y la Organización Panamericana de la Salud (OPS) se reserva para las desigualdades que son «innecesarias, evitables e injustas» (Whitehead, 1990). Así, mientras que la igualdad es un concepto empírico, la equidad constituye un imperativo de carácter ético asociado con principios de justicia social y de derechos humanos.

Desde el punto de vista operativo, la equidad en salud comprendería eliminar las disparidades evitables en la salud y sus determinantes entre grupos humanos con diferentes grados de privilegio social (Braveman, 1998). Es preciso subrayar que el problema no es que existan desigualdades, sino que las desigualdades pongan sistemáticamente en desventaja a un grupo.

El género

Género no es sinónimo de *sexo*. Sexo alude a las diferencias biológicas entre el hombre y la mujer, mientras que *género* se refiere al significado social construido alrededor de esa diferencia, basado fundamentalmente en la división, según el sexo, de los roles y el poder.

Género tampoco equivale a mujer. El concepto de género no se aplica a la mujer en sí misma ni tampoco al hombre, sino a las relaciones de desigualdad entre mujeres y hombres (o entre los ámbitos masculinos y femeninos) en torno a la distribución de los recursos, las responsabilidades y el poder.

Más allá de su importancia en la formación de la identidad subjetiva, la categoría del género constituye uno de los ejes primarios alrededor de los cuales se organiza la vida social. El género ocupa un lugar central junto con la clase social y la raza en el nivel macroeconómico de asignación y distribución de recursos dentro de una sociedad jerárquica. Su relevancia en ese nivel estriba en su función de articular dos dimensiones complementarias de la economía: por un lado, logra la existencia de una esfera no remunerada donde la fuerza de trabajo se reproduce y entra en circulación (trabajo *reproductivo*) y, por el otro, condiciona las alternativas en el mercado de trabajo remunerado (trabajo *productivo*) (OPS, 2004).

Participación ciudadana

La participación social desempeña un papel crucial en el logro efectivo y sostenible de los objetivos amplios de equidad y, en particular, de la equidad de género. Esta participación se concibe como el ejercicio del derecho de las personas a influir en los procesos que afectan a la salud, tanto la individual como la colectiva, y no simplemente para desarrollar acciones prescritas por otros, o servir como instrumento para abaratar los costos de la provisión de servicios.

El énfasis en las mujeres, particularmente en las mujeres pobres, responde a la urgencia de lograr una mayor equidad en la distribución de las responsabilidades y el poder en la producción de la salud, con objeto de eliminar el enfoque instrumentalista de la participación femenina que ha impregnado hasta ahora el sistema de salud.

La equidad de género en el ámbito de la salud debe entenderse, entonces, como la eliminación de aquellas disparidades innecesarias, evitables e injustas entre mujeres y hombres que se asocian con desventajas sistemáticas en el contexto socioeconómico.

- En *el estado de salud*, la equidad de género encauza el logro, por parte de mujeres y hombres, de niveles comparables de bienestar físico, psicológico y social.
- En *la atención de la salud*, que es uno de los muchos factores determinantes del estado de salud, la equidad de género implica que: a) los recursos se asignen de acuerdo con las necesidades específicas de hombres y mujeres; b) los servicios se reciban según las necesidades particulares de cada sexo; y c) el financiamiento y pago de los servicios se ajusten a la capacidad económica y no a los riesgos propios de cada sexo o a sus necesidades.
- En *la participación para la producción de la salud*, la equidad de género exige que se distribuyan con equilibrio y justicia entre los sexos las responsabilidades de trabajo, los beneficios del desarrollo y el poder de decisión (Gómez, 2002).

Dimensiones de la inequidad de género en el ámbito de la salud

Adoptar la perspectiva de género en el campo de la salud implica vincular la división por sexos del trabajo y el poder con los perfiles epidemiológicos de una población y con las características de accesibilidad, financiamiento y gestión del sistema de salud. La OPS se interesa en abordar las cuatro dimensiones de la inequidad de género que se mencionan a continuación.

El estado de salud

Al hablar de equidad de género en el estado de salud, con frecuencia se pone en tela de juicio el énfasis en las mujeres, considerando que los hombres viven menos años y experimentan mayor mortalidad que ellas en todas las edades. Ciertamente, las mujeres sobreviven a los hombres y la mortalidad masculina tiende a superar a la femenina a cualquier edad, incluso *in utero*, y la diferencia es especialmente pronunciada durante la etapa perinatal. La ventaja de la supervivencia femenina se asocia parcialmente con factores genéticos, sobre todo durante las primeras etapas de la vida. Es importante subrayar, sin embargo, que la equidad de género en la situación de salud no significa tasas iguales de mortalidad o morbilidad para ambos sexos. Se refiere más bien a la eliminación de diferencias evitables entre hombres y mujeres en cuanto a sus oportunidades de obtener y mantener la salud, y a las probabilidades de enfermar, sufrir discapacidad o morir prematuramente por causas prevenibles. En este contexto, es importante resaltar tres factores:

1. La ventaja de supervivencia no equivale necesariamente a una mejor salud. Por el contrario, las observaciones empíricas indican que las mujeres tienden a experimentar mayor morbilidad que los hombres a lo largo del ciclo vital. Ésta se expresa en incidencias más altas de trastornos agudos, una mayor prevalencia de enfermedades crónicas no mortales y niveles más altos de discapacidad a corto y largo plazo (Verbrugge, 1990).
2. Las causas evitables de enfermedad y muerte son diferentes en mujeres y hombres. Un ejemplo crítico de un daño evitable que afecta exclusivamente a las mujeres es el de las complicaciones del embarazo y el parto, las cuales continúan figurando en América Latina entre las primeras causas de mortalidad de las mujeres en edad reproductiva.

   Las causas de mayor mortalidad masculina, particularmente en la población adulta joven, se relacionan con accidentes, actos de violencia, suicidios y conflictos armados. En estas categorías, las tasas de mortalidad de los varones llegan a ser de 5 a 20 veces más altas que las de las mujeres. Son causas, evitables también, que reflejan comportamientos de riesgo abiertamente asociados con la división social de roles según sexo y las correspondientes expectativas culturales de «hombría». En la misma línea de mortalidad masculina ligada a comportamientos de riesgo tolerados y estimulados mayormente entre los hombres, aparecen causas tales como el cáncer de pulmón, la cirrosis hepática y el sida.
3. La pobreza afecta desproporcionadamente a la salud y supervivencia de las mujeres. En efecto, la mayor esperanza de vida de la mujer, característica de los países industrializados, no ha sido ni es hoy siempre la regla en los países pobres y en los grupos de menores ingresos. Las condiciones sociales pueden disminuir e incluso anular la ventaja de la mayor supervivencia femenina. Así, por ejemplo, según cifras recientes para 13 países de América Latina y el Caribe (fig. 1), el riesgo de muerte prematura de los hombres es claramente más alto que el de

Figura 1. Probabilidad (por mil) de morir entre las edades de 15 y 59 años en 13 países[a] de América Latina y el Caribe según situación de pobreza y sexo.

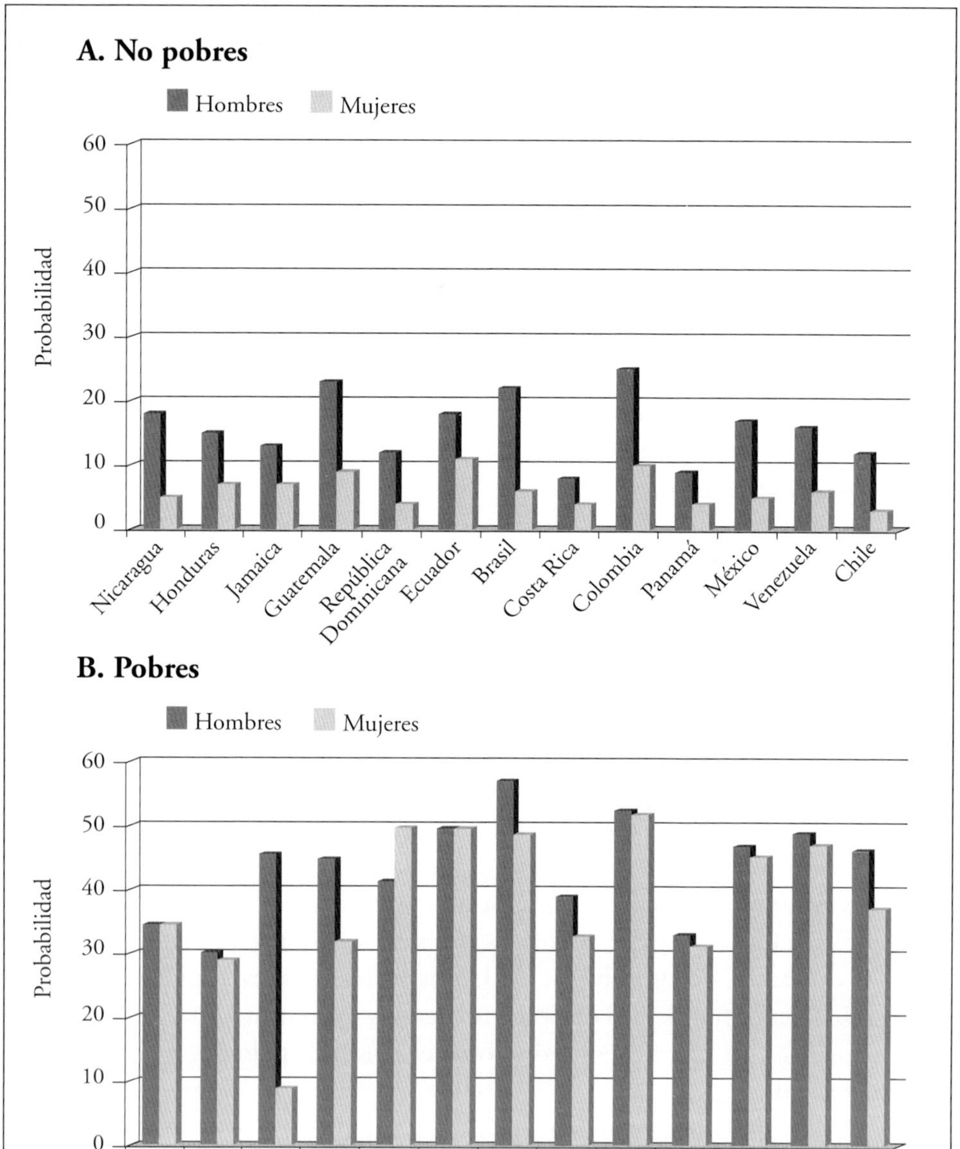

[a]Los países están en orden ascendente de izquierda a derecha según su producto nacional bruto, ajustado por la capacidad adquisitiva de la moneda nacional.

las mujeres en los grupos de mayores ingresos. Dentro de los grupos pobres, esa diferencia por sexo se reduce considerablemente y llega incluso a desaparecer.

Las razones de las tasas de mortalidad de la población pobre a las de la población que no es pobre, según sexo, revela que la pobreza conlleva un riesgo de muerte prematura que es de dos a cinco veces mayor entre los varones y de cuatro a 12 veces mayor entre las mujeres (fig. 2).

Figura 2. Razón de pobres a no pobres en la probabilidad (por mil) de morir entre las edades de 15 y 59 años en 13 países[a] de América Latina y el Caribe, según sexo.

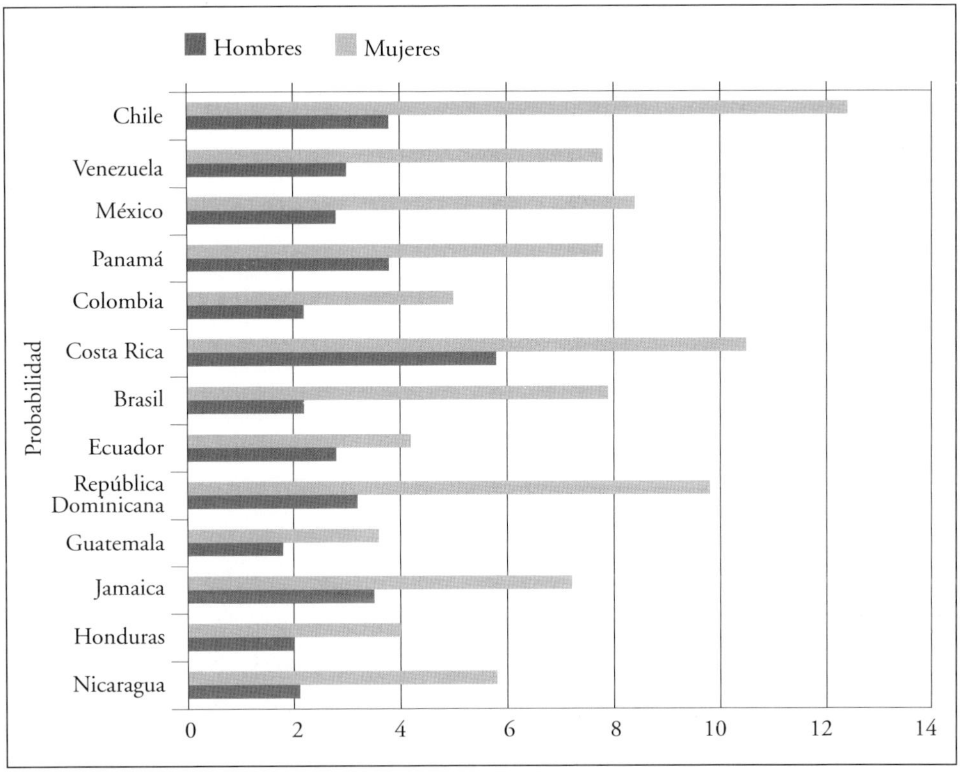

[a]Los países están en orden ascendente de arriba a abajo según su producto nacional bruto, ajustado por la capacidad adquisitiva de la moneda nacional.

Acceso a la atención de salud

Frecuentemente se arguye también que, en materia de equidad en el acceso a los servicios, las mujeres están en mejor posición que los hombres, ya que son ellas quienes utilizan los servicios con mayor frecuencia. Es verdad que, en promedio, las mujeres tienden a utilizar los servicios de salud más frecuentemente que los hombres, pero esa tendencia no implica necesariamente una ventaja. La equidad de género en la atención de la salud no significa que hombres y mujeres reciban cuotas iguales de recursos y servicios. Significa, más bien, que los recursos se asignen y se reciban de forma diferente de acuerdo con las necesidades de cada sexo y el contexto socioeconómico individual (fig. 3).

Figura 3. Porcentaje de hombres y mujeres que buscaron atención de salud en seis países de América Latina, según quintiles de consumo familiar y tipo de servicio buscado.

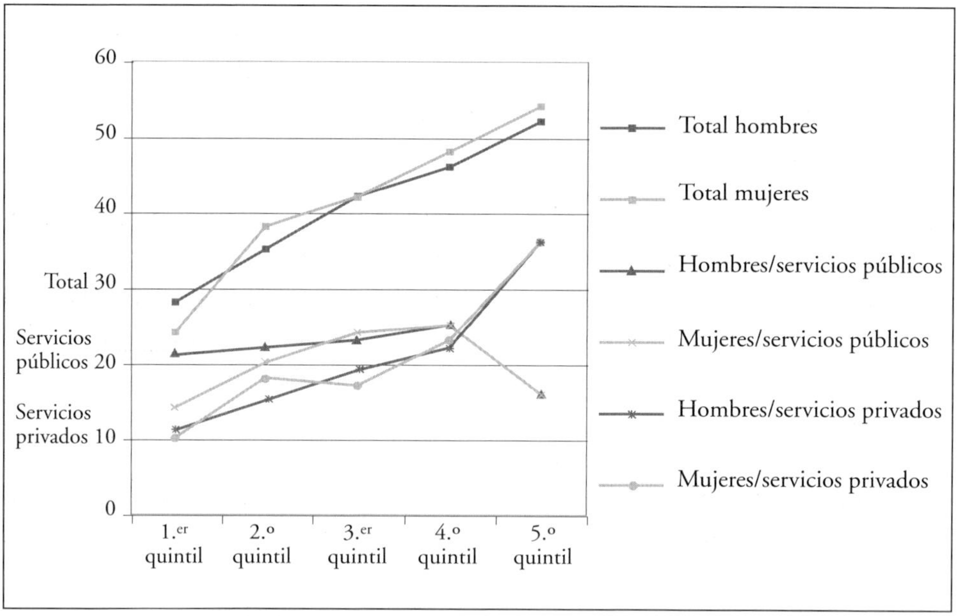

Fuente: Encuestas de Medición de Condiciones de vida en Bolivia, Colombia, Ecuador, Nicaragua y Venezuela, 1994-1996.

La noción de *necesidad* que fundamenta el concepto de equidad distributiva conduce hacia la asignación dispar de recursos de acuerdo con los requerimientos particulares de grupos e individuos. A este respecto, es importante llamar la atención a los siguientes hechos:

- Las mujeres tienen una mayor necesidad de servicios de salud que los hombres, debido principalmente a su rol biológico en la reproducción, pero también a su más alta morbilidad y mayor longevidad.

- La pobreza restringe desproporcionadamente el acceso de las mujeres a los servicios de salud. Si se ajusta por necesidad, la utilización de servicios públicos o privados en los sectores de bajos ingresos no es mayor entre las mujeres que entre los hombres.

El financiamiento de la atención

El principio de equidad financiera por el cual los servicios se pagan según la capacidad económica de las personas se viola con doble frecuencia en lo que respecta a las mujeres. En sistemas de financiamiento no solidario, debido a las necesidades impuestas por su función reproductiva y mayor morbilidad, las mujeres pagan más que los hombres por mantener su salud. Esta desigualdad absoluta se agudiza proporcionalmente, teniendo en cuenta la menor capacidad económica de las mujeres, como grupo, en todos los países. Los siguientes ejemplos ilustran esa doble inequidad.

La capacidad de pago: por su predominio entre los trabajadores sin remuneración y su inserción desventajosa en el mercado de trabajo remunerado, las mujeres tienen menor acceso a los recursos que requieren para pagar directamente los servicios de salud o planes de seguro médico. El patrón de trabajo de las mujeres se distingue por los siguientes rasgos: a) menor participación en la fuerza de trabajo remunerada (UNDP, 2000); b) mayor desempleo (UNDP, 2000); c) concentración en ocupaciones de baja remuneración: el ingreso por remuneración de las mujeres representa el 70% del ingreso masculino en la región (OIT, 2004); d) sobrerrepresentación en ocupaciones no cubiertas por la seguridad social, como los empleos de tiempo parcial y las ocupaciones del sector informal (UNDP, 2000), y e) discontinuidad de la historia de trabajo, ocasionada por la gestación y la crianza de los hijos, que limita el acceso a beneficios de seguridad de la salud en el largo plazo.

Un corolario central de la equidad de género en el financiamiento de la atención de salud es que el costo de la reproducción no debe recaer exclusivamente sobre las mujeres, sino distribuirse solidariamente en la sociedad. Además, dada la forma como se dividen por sexo el trabajo y la remuneración en la sociedad, está claro que mientras la seguridad social y los planes de seguro médico dependan de la situación de empleo, las mujeres seguirán en desventaja con respecto al acceso directo a la atención de salud.

Distribución de las responsabilidades y el poder en la producción de la salud

La participación en la producción social de la salud tiene una doble dimensión: la distribución de la carga de trabajo, por un lado, y la distribución de los beneficios, el reconocimiento y el poder, por el otro.

En función de la distribución de las responsabilidades y el trabajo, las mujeres representan una porción mayoritaria de la fuerza laboral en el área de salud y en el voluntariado comunitario. Y lo que es tal vez más importante y menos valorado es que las mujeres son las principales gestoras y proveedoras de atención dentro de la familia y la comunidad. En efecto, la mayor parte de la atención de salud para fines de detección y tratamiento temprano de las enfermedades se presta fuera de los servicios y la proveen gratuitamente las mujeres en el hogar y la comunidad. Cabe resaltar, adicionalmente, la importancia del papel de las mujeres en el cuidado de los ancianos, los niños, las personas con enfermedades crónicas y las personas sanas.

Sin embargo, a la hora de distribuir los beneficios, las mujeres se encuentran en una posición de desventaja sistemática dentro del sistema de salud. Son la mayoría en los niveles más bajos de remuneración y prestigio dentro del sector formal de la salud. Están infrarrepresentadas en las estructuras de poder locales y nacionales que definen las prioridades y asignan recursos para la salud. Además, desempeñan sin remuneración los trabajos informales de promoción y atención de la salud en la familia y la comunidad.

El que no se reconozca la contribución económica que representa el trabajo no remunerado que realizan predominantemente las mujeres en el cuidado de la salud constituye una forma encubierta de discriminación. Así, las formulaciones de políticas aparentemente neutrales como la «reducción de costos», «reducción del aparato del estado» y «descentralización» con frecuencia esconden profundos sesgos de género porque implican transferencias de costos de la economía remunerada a la economía que se asienta en el trabajo no pagado de las mujeres.

La premisa que sustenta algunas medidas de ajuste y de reforma es que el gobierno puede reducir gastos recortando los servicios, por ejemplo, reduciendo las estancias hospitalarias, el cuidado institucional de los ancianos y la atención de los enfermos mentales porque las familias pueden proveer esos servicios. Tales medidas se basan en el supuesto de la elasticidad infinita y gratuidad del tiempo de las mujeres y en la expectativa de que ellas estén siempre disponibles, dispuestas y moralmente obligadas a proveer su asistencia en el hogar a los dependientes, los enfermos, los ancianos y los discapacitados.

En esas políticas no se suele considerar el impacto que las expectativas de disponibilidad, obligación y gratuidad de su tiempo ejercen sobre la situación de empleo y remuneración, y sobre el desgaste físico y emocional de las mujeres. Tampoco se suele considerar ninguna estructura de apoyo que pueda facilitar la provisión de atención en el hogar. Más aún, falta considerar seriamente la eficiencia y la sostenibilidad de ese tipo de arreglos a largo plazo.

Por ende, la equidad de género en la gestión de la salud va más allá de garantizar igual salario por igual trabajo en el sector formal de la salud. Requiere el reconocimiento y la contabilización del aporte económico que representa el trabajo no remunerado de la mujer en el cuidado de la salud (OPS, 2004).

Equidad, género y salud

El género es una categoría que estratifica y ocupa un lugar central, junto con la clase social y la raza, en la asignación y distribución de los recursos que hacen posible el logro y mantenimiento de la salud. La intersección entre la esfera del trabajo reproductivo y la esfera del trabajo remunerado sitúa a las mujeres en una posición de subordinación y desventaja frente al acceso y el control de ciertos recursos (materiales y no materiales) necesarios para encontrar un nivel alto de bienestar. Dentro de tales recursos se destacan: la vivienda, el acceso a la propiedad de la tierra y el capital productivo, educación, información, ingreso alimentos, crédito, protección prestacional, uso discrecional del tiempo y participación en el poder político (UNDP, 2000).

Entendemos, pues, que la salud de las mujeres latinoamericanas se ve afectada por el bajo nivel de recursos disponibles entre un sector grande de la población y los aspectos que condicionan el acceso de ellas a los servicios de salud. Para dar algunos ejemplos, transcribo las palabras de la Dra. Mirta Roses Periago, directora de la OPS, pronunciadas con motivo del Día de la Mujer, el 10 de marzo de 2008: «Es inadmisible que en la región de las Américas, un tercio y más de las mujeres sigue sufriendo violencia por parte de sus parejas; más de 22.000 mujeres mueren innecesariamente cada año en el parto; y las mujeres y las niñas constituyen una creciente proporción de las nuevas infecciones de VIH, el virus causante del sida».

CONCLUSIONES

La división por sexo del trabajo y el poder en la sociedad se refleja en desigualdades injustas e innecesarias entre hombres y mujeres que repercuten en el estado de salud y sus determinantes, el acceso a la atención apropiada y la participación en la producción de la salud.

La base de la relación entre el género y el desarrollo de la salud es la visión de una sociedad más equitativa, con una distribución por sexo más justa de los recursos y beneficios de ese desarrollo, y con una mayor participación de las mujeres, especialmente las de los sectores menos privilegiados en las decisiones que afectan al bienestar común.

En consecuencia, los retos que plantea el logro de la equidad de género en el ámbito de la salud son, esencialmente, los siguientes:

- Eliminar las diferencias evitables entre hombres y mujeres en el estado de salud y sus factores determinantes.
- Asignar recursos para la atención de salud y utilizarlos de acuerdo con las necesidades particulares de mujeres y hombres, no según su capacidad económica.
- Establecer el pago de la atención de salud según la capacidad económica, no según la necesidad, y distribuir de forma solidaria el costo financiero de la reproducción.
- Reconocer las contribuciones remuneradas o no que aportan mujeres y hombres a la producción de la salud.
- Equilibrar de forma justa la distribución del trabajo y el poder de decisión, no sólo entre mujeres y hombres, sino también entre el estado, la comunidad, la familia y el mercado.

BIBLIOGRAFÍA

Braveman P. Monitoring equity in health: a policy-oriented approach in low and middle-income countries. Geneva: World Health Organization; 1998. (Documento WHO/CSH/HSS/ 98.12).

Gómez E. Género, equidad y acceso a los servicios de salud: una aproximación empírica. Revista Panamericana de la salud. 2002;11(5-6):327-34.

Gómez E. Equidad género y salud: retos para la acción. Revista Panamericana de la Salud Pública. 2002;11(5-6):454-61.

Organización Panamericana de la Salud. Orientaciones estratégicas y programáticas para la Oficina Sanitaria Panamericana, 1999-2000, 25.ª Conferencia Sanitaria Panamericana. Washington, septiembre 1998,CSP25/8; p. 29.

Organización Internacional del Trabajo. Tendencias mundiales del empleo. 2004. Disponible en: http://lila.ilo.org/ GET2004/DOWNLOAD/tredssp.pdf

Organización Panamericana de la Salud. Unidad género, etnia y salud. Indicadores básicos para el análisis de la equidad en género y salud. Washington: OPS/Paltex; 2004.

United Nations Development Program. Human development report, 1999. Nueva York: Oxford University Press; 2000.

Verbrugge LM. Pathways in health and death. En: Apple R, editor. Women, health and medicine in America. Nueva York: Garland Publishing; 1990.

Whitehead M. The concepts and principles of equity and health. Copenhagen: World Health Organization; 1990. (DocumentoEUR/ICP/RPD/414).

LOS PACIENTES DE AMÉRICA ANDINA: ASPECTOS CLÍNICOS

EL PACIENTE ANDINO Y LA MIGRACIÓN: CARACTERÍSTICAS SOCIOCULTURALES Y PSICOLÓGICAS

Renato D. Alarcón

INTRODUCCIÓN

Las migraciones son, sin duda, uno de los fenómenos más impresionantes del mundo de hoy en día. Alimentan de forma continua, en ocasiones como moda dramática, otra realidad del planeta en el siglo XXI: la globalización. Se estima que aproximadamente un 3% de la población mundial es inmigrante. En 1990 hubo alrededor de 155 millones de inmigrantes en distintas partes del mundo, y 15 años más tarde (en 2005), el fenómeno había aumentado hasta 191 millones. Europa es el continente que recibe la mayoría de los inmigrantes, alrededor de un tercio del total, seguido de Asia, con un 28% y Norteamérica con un 23%. De estos números, un 7,1% son refugiados, es decir, personas desplazadas por problemas políticos, persecuciones sociales o religiosas, y situaciones similares (Office of the OHCHR, 2006). Esto abre el debate sobre los diferentes tipos de inmigrantes con necesidades, problemas y perspectivas totalmente distintas; especialmente en el ámbito emocional y mental.

El número de inmigrantes que recibe cada país de acogida también difiere. El país que actualmente recibe un mayor número de inmigrantes es Estados Unidos, y el que recibe menos es Italia. En medio hay países como Canadá, Australia, los países escandinavos y los de la Europa Occidental. Las razones por las que se aceptan inmigrantes varían: en países como Noruega o Suecia hay muchos refugiados (los últimos siguen una política específica basada en la reagrupación de familias disueltas), mientras que en países como Australia o Eslovaquia buscan con impaciencia gente para incorporarse al creciente mercado de trabajo (UNSD, 2006). Sea como fuere, la inmigración encabeza las agendas políticas y sociales de muchos países. Identificada como tal por las encuestas y los sondeos, debatida extensamente por políticos y burócratas, genera reacciones a favor o en contra de los inmigrantes, especialmente en relación con aquéllos que se trasladan de países subdesarrollados a países industrializados, y a los que pertenecen a minorías étnicas. La implicación de la lengua, las prácticas religiosas, ideologías políticas, el impacto económico y las oportunidades de trabajo son algunos de los diferentes aspectos de estos debates. Generalmente se acepta que en el año 2005, por primera vez en la historia, la población urbana superó a la de las áreas rurales del planeta, lo que significó un problema añadido al llamado problema de las migraciones internas (National Centre for Migration Studies, 2008).

Los países desarrollados, especialmente los de Norteamérica y Europa Occidental, reciben una gran variedad de inmigrantes. Estados Unidos ha recibido tanto inmigrantes legales como ilegales, procediendo más del 60% de México. Los grupos restantes se dividirían entre Cuba, países de la América Central y del Sur; y otras regiones del planeta; siendo Asia hoy en día una fuente en crecimiento. La Europa Occidental recibe inmigrantes de la Europa del Este y más recientemente un número significativo de inmigrantes de Oriente Medio, Asia y África, ya sean inmigrantes o refugiados. España presenta una situación particular caracterizada por un gran número de inmigrantes norteafricanos, de los países del Golfo Pérsico y de la Península Arábiga, y por último, pero no menos importante, de Latinoamérica. Algunas estadísticas en España muestran que la mayor parte de los inmigrantes proceden de países como Ecuador, Bolivia, Perú y Colombia (El País, 2007).

El debate conceptual básico sobre los inmigrantes y su integración (o falta de ella) en la cultura del país de acogida implica a un potente fenómeno llamado aculturación. En tal debate, conceptos como cultura, etnia y raza son importantes; pero parece no haber acuerdo en si se pueden consolidar en otro concepto llamado identidad. La identidad incluye no únicamente la percepción realista de la imagen corporal, si no, fundamentalmente, un sentido mantenido de uno mismo, certeza y consistencia en las actitudes y conductas, continuidad de las experiencias en el tiempo, autenticidad, claridad en las relaciones grupales de género y edad, solidaridad subjetiva y objetiva con la historia y cultura del grupo; y una sólida conciencia internalizada (Akhtar, 1999). De acuerdo con lo anteriormente descrito, esta noción de identidad implica una serie de las llamadas variables culturales (más allá de la del país de origen, etnia y raza), como serían lengua, género, edad, estado civil, orientación sexual, creencias religiosas y espirituales, estatus socioeconómico, educación, historia migratoria y nivel de afiliación en y con los parámetros de la cultura de acogida (GAP, 2002). Por ello, variables relacionadas con la migración, globalización y cultura conducen finalmente a la identidad como características definitorias de cualquier individuo o grupo de individuos.

¿QUÉ ES AMÉRICA ANDINA?

La América Andina puede ser descrita y entendida desde perspectivas geográficas, históricas y culturales. Geográficamente es un segmento del territorio de la porción sureña del continente americano que está conectada (se podría decir separada) por la cordillera de los Andes. Esta área se extiende desde lo que actualmente son territorios que pertenecen a Colombia, Ecuador, Perú, Bolivia, Chile y la parte oeste de Argentina, hasta bien entrado a los pies de los Andes. En un punto del sur de Perú los Andes se bifurcan en ramas o subcadenas llamadas occidental y oriental, rodeando así otro segmento de territorio que se extiende hasta lo que es actualmente Bolivia, y quizás, hasta una parte de Paraguay. Para algunos, el llamar a Argentina un país andino puede parecerles forzado; sin embargo, hasta los más críticos coincidirían en que desde un punto de vista geográfico, la parte más occidental del extenso territorio argentino tiene características físicas, climáticas y otras muy similares y que recuerdan a las más típicas de América Andina.

Desde la perspectiva histórica, la región andina fue el lugar donde muchas civilizaciones se organizaron y florecieron desde tiempos tan tempranos como los años 600 o 800 a.C. El origen primario de los habitantes andinos es un punto de acalorada controversia, siendo una oleada de navegantes asiáticos, quizá, la referencia histórica más aceptada (Mann, 2005). Durante siglos, y hasta la llegada de los primeros habitantes, un gran número de culturas (agrupadas bajo la clasificación de preincaicas) emergieron en distintas partes de este territorio. Civilizaciones actualmente conocidas como las Chavin, Mochica, Chimu, Wari, Wanca, Tiahuanacu y otras se desarrollaron en la parte costera de la cordillera de los Andes o en los llamados valles andinos; y en algunos casos, en las zonas junto a la jungla más allá de la parte oriental de las montañas (Garcilaso de la Vega, 1966).

Alrededor del año 1200 d.C. el Imperio Inca, fundado por Manco Capac, emergió en la parte occidental del lago Titicaca (el lago más alto de la Tierra) y estableció Cuzco (grafía oficial Cusco) como su capital. La palabra *Cusco*, de la lengua quechua, significa «ombligo del mundo». La civilización inca fue una de las más avanzadas de esa parte desconocida del mundo occidental, comparable en su tiempo sólo con la de los mayas (quienes desaparecieron poco tiempo antes y se localizaron básicamente en el golfo de México) y con la de los aztecas (una civilización que creció, más o menos, en paralelo con el Imperio Inca, aunque los contactos entre ellas pudieron ser esporádicos) (Flores, 1987).

Tras tres siglos de expansión, dominación y elevado nivel de desarrollo, especialmente en el campo de la agricultura, la base de su economía, la civilización inca empezó a tener dificultades políticas alrededor del año 1500. Estas dificultades fueron ocasionadas por la división territorial resultante de su crecimiento tan significativo. Dos hijos del inca Huayna Capac, llamados Huascar y Atahualpa, condujeron sendas facciones que terminaron en una guerra civil, con Cuzco y Quito como respectivas ciudades capitales o centros políticos. Durante ese conflicto los *conquistadores* españoles, liderados por Francisco Pizarro, llegaron al continente Sudamericano, alrededor del año 1532; habiendo partido desde Panamá, donde habían mantenido asentamientos militares durante décadas tras el descubrimiento de América por Cristóbal Colón en el año 1492.

La conquista y colonización del debilitado Imperio Inca no fue necesariamente un acontecimiento sangriento dada la superioridad de los españoles en términos de armamento y estrategias de guerra. El ejército inca era primitivo comparativamente: las armas de fuego no se conocían, el caballo fue una impresionante aportación europea y, por supuesto, toda la parafernalia militar acabó por desmoralizar al ejército inca. Atahualpa, que gobernó la parte norte del territorio, por entonces dividido (aunque había ordenado ejecutar a su hermano Huascar), no pudo estabilizar el imperio y fue finalmente ejecutado por los conquistadores. Este proceso finalizó con la creación de virreinatos en el continente sudamericano (a excepción de Brasil, que era colonia portuguesa). El virreinato de Perú, con Lima como su capital, fue durante muchas décadas el más poderoso. Más tarde se crearon los virreinatos de Nueva Granada y Buenos Aires, así como las capitanías generales de Quito y Chile.

Tras casi tres siglos de dominación española, la independencia se inició a principios del siglo XIX. Desde el sur y sureste del continente suramericano, José de

San Martín lideró los ejércitos liberadores que avanzaron desde el antiguo virreinato de Buenos Aires hasta Chile, cruzando los Andes y llegando hasta Perú, que era, de lejos, la base más fuerte del poder colonial español. Por las mismas fechas, aproximadamente (en las décadas del 1810 y 1820), y viniendo desde el norte, Simón Bolívar liberó lo que actualmente son Venezuela, Colombia y Ecuador. Entre los dos comandantes tuvo lugar un encuentro histórico, en la ciudad de Guayaquil (Ecuador), que dio como resultado la resignación de San Martín y el establecimiento de Bolívar como líder militar y político indiscutible de las naciones emergentes (Herrera, 1970). Bolívar marcó una visión política progresista, quería crear los Estados Unidos del Sur y Centroamérica para contrarrestar, lo que ya se veía en el norte, el poder emergente del gigante Estados Unidos. Desafortunadamente, los objetivos de Bolívar no se materializaron debido a múltiples factores políticos y de otro tipo. En consecuencia, los antiguos virreinatos y las antiguas capitanías generales se fragmentaron en nuevas repúblicas (Iwasaki, 1988).

¿QUÉ ES LA CULTURA ANDINA?

Si bien algunos autores postulan que la cultura andina radica esencialmente en el cuerpo de conocimiento de los autóctonos o indígenas en sus prácticas y creencias, la mayoría de los investigadores y científicos sociales están de acuerdo en que, como resultado del proceso histórico descrito en líneas anteriores, la cultura andina posee, de hecho, contribuciones tanto indígenas como españolas que pueden variar de un lugar a otro pero que le confieren una naturaleza característica (Alarcón, 1998). Las contribuciones de los grupos humanos originarios de la región implican una base religiosa formidable (la adoración al Sol, la Luna, las montañas o los fenómenos naturales de la Tierra) que, a pesar de ser considerada «pagana» por la mentalidad occidental, se puede comprender mejor basándose en una conexión telúrica entre el hombre y la naturaleza (Graham, 2003). Los nativos concebían la existencia del mundo como el resultado de fuerzas poderosas luchando a través de conexiones míticas y que les aportaban una fuerte unión a la tierra, a sus criaturas y a sus productos. La base agrícola de la economía en la cultura andina ha subsistido incluso hasta nuestros días, y continúa siendo el núcleo central de todas las actividades laborales y además perpetúa la base religiosa (la «Madre Tierra» o *Mama Pacha* en quechua) descrita anteriormente y los modelos relacionales y transnacionales entre humanos (Leatherman y Gordon, 1994).

La cultura andina aún concibe una aproximación jerárquica de las estructuras de poder. La familia es un núcleo sólido y fuerte, y el cabeza de familia (padre) y los ancianos son los líderes indiscutibles. Desde una perspectiva psicológica, se dice que la cultura andina se basa en la «melancolía» y en un sentido de la soledad, la nostalgia y la tranquilidad; imponiendo un estilo meditabundo así como el cultivo y la práctica de la paciencia y los votos de obediencia, respeto y lealtad (Alarcón, 2001b). Mientras que el paisaje y las variaciones climáticas podrían aportar cierta comprensión, esta aparente actitud pasiva también se ha explicado como consecuencia del sufrimiento y las depravaciones de la antigua conquista, en un ambiente de mecanismos de supervivencia frente a desastres y otras adversidades: la resignación, la habilidad de «esperar tiempos mejores», la consolidación de la creencia en los dioses. Esto podría explicar también el elevado nivel de reserva, defensa y autoprotección que no significan necesariamente hostilidad o falta de deseo de compartir, sino una forma de mostrarse a los demás a lo largo de los tiempos; una forma cauta de conexión, que algunos, dentro de una vena más clínica, podrían denominar desconfianza inicial (Eyzaguirre, 1986).

La contribución española a la cultura contemporánea andina es también significativa. La lengua española, que hoy en día hablan más de 400 millones de personas alrededor del mundo, es sin duda la más importante. Los grupos indígenas mantienen claramente sus propias lenguas (quechua y aymara son las más frecuentemente habladas en países como Bolivia, Perú, Ecuador y Colombia), y muchos dialectos. Con aún un elevado grado de analfabetismo en gran parte de los segmentos de la población andina, estas lenguas originales retienen el poder local; sin embargo, se asume que la mayoría de los inmigrantes son razonablemente bilingües.

La religión católica es otra de las contribuciones españolas más importante. Con sus rituales bien establecidos, la Biblia como instrumento ideológico poderoso, las imágenes sagradas recordando la fe tanto en lo divino como en la naturaleza humana de su doctrina, la Iglesia católica fue un factor dominante de la conquista y durante los tiempos coloniales. Sin embargo, es válido apuntar dos fenómenos acontecidos en décadas relativamente recientes. Uno es el proceso de sincretismo por el cual las celebraciones y fiestas que son actualmente de la Iglesia católica se asentaron en festividades basadas en antiguos rituales indígenas (Marzal, 1985). El otro es la actual presencia, creciente y vigorosa, de las iglesias protestantes, especialmente de Norteamérica, que están contribuyendo a crear una percepción diferente de la Iglesia católica en las comunidades andinas, y finalmente la adopción de estas iglesias o grupos religiosos que, de modo interesante, favorecen conductas como viajar o emigrar.

España también introdujo otros aspectos de la cultura occidental en áreas tales como las estructuras sociales, las costumbres políticas y las interacciones comerciales y económicas. La cultura andina ha absorbido, una vez más en diferente medida, muchos, si no todos, los aspectos de estas contribuciones. Hay un sentido cosmopolita en la forma en la que las influencias españolas, europeas (y más recientemente norteamericanas) han cambiado la cultura andina básica. Todo el proceso se llama *mestizaje*, un componente crítico de la cultura andina, una mezcla de hábitos, costumbres, creencias, tradiciones y apariencias de entornos que supone, en muchos casos, una percepción única del mundo, la vida, la salud y la enfermedad (Marías, 1986). Existen razones para creer que la mayoría de los inmigrantes de los países andinos son *mestizos*, tanto en su apariencia física como en sus actitudes, comportamiento y conducta general.

Un tercer factor del actual contexto de la cultura andina es el de la migración interna. Diversos factores, económicos, sociales y políticos, motivan el desplazamiento de gran cantidad de personas de pueblo a pueblo, o de pequeñas poblaciones en los Andes a grandes ciudades en la costa (donde puede que creen enclaves étnicos, como forma única de *guetos*). Las migraciones internas son tanto un proceso masivo de movilización de hábitos culturales como una prueba de los mecanismos de supervivencia de aquéllos implicados. Los desastres naturales, la pobreza total o las agitaciones políticas pueden fomentar estas migraciones, que resultan en fragmentaciones familiares, aislamiento y, en algunos casos, pérdida total del contacto. La literatura latinoamericana ha representado de forma vívida estas situaciones (Alarcón, 2007). Para finalizar, las migraciones internas pueden también ser el resultado de las fuerzas globalizadoras, un preludio de las migraciones externas; el fenómeno del emigrante andino que deja su entorno original para aventurarse en «otros mundos» como Centroamérica, Norteamérica, Europa (especialmente España), Australia o Nueva Zelanda.

Resumiendo, la cultura Andina representa una combinación fluida, y en muchas ocasiones vibrante, de muchas fuentes distintas. Puede que no sea una exageración el decir que se encuentra activamente inmersa en un proceso de cambio continuo, en gran parte debido al incremento de las comunicaciones, del progreso tecnológico y de la diversidad económica. Esto ha hecho que algunos autores señalen que la cultura andina y sus representantes emigrantes sean en esencia inestables, variables y volubles. De hecho, ha pasado por distintas fases de ajuste y adaptación. Sería justo decir que mantiene características nucleares, aportadas por los sucesos históricos y las circunstancias sociales, pero al mismo tiempo sufre un persistente proceso de cambio. Esto tendrá implicaciones en el examen de las características culturales y sociales del paciente andino.

¿QUIÉN ES EL PACIENTE ANDINO?

El paciente andino es un sujeto individual que, ante la presencia de aflicciones relacionadas con la salud, trae con él un bagaje cultural con características que deberían conocer los clínicos en cualquier lugar del mundo donde se encuentren para así poder manejar la situación de forma adecuada. Desde una perspectiva general, el paciente andino trae el concepto y la práctica de la *familiaridad*: el principio que implica que las necesidades de la familia prevalecen sobre los deseos, planes o proyectos individuales (Miles y Leatherman, 2003). Esto se basa en el respeto y la coherencia predicados por el convincente sistema jerárquico descrito anteriormente. Estos valores reflejan la fuerte naturaleza sociocéntrica de la familia andina. Sin embargo, queda claro que el proceso migratorio interno y externo puede causar la fragmentación de este sistema potencial de apoyo. En otras palabras, las posibilidades de interdependencia, conexiones interpersonales y de coparticipación pueden deteriorarse por el impacto de la desintegración familiar, de la distancia física y de la incapacidad de sistemas de comunicación.

Es más, el uso que hace el paciente andino de los sistemas «naturales» de apoyo, básicamente miembros de la familia, vecinos, amigos o figuras de autoridad (menos frecuente), produce un sentido fuerte de la privacidad personal, de la autoprotección y de la tendencia al aislamiento social, de gran relevancia en el proceso de búsqueda de ayuda profesional y de comunicación con el sistema de salud (Price, 2003). Por otro lado, el paciente andino tiende a atribuir con facilidad la causalidad de los acontecimientos vitales (y los síntomas son acontecimientos vitales) a factores externos, bien sea la religión, el demonio, el destino, la divina voluntad u otros agentes. Comprensiblemente, esto también representa una forma de autoprotección, especialmente en el campo de la salud mental, dado el refuerzo de la ansiedad o provocación de la ansiedad que representan la naturaleza de los síntomas emocionales.

La rigidez y la aparente inequidad en las relaciones de género representan una de las más frecuentes, y controvertidas, características socioculturales de los pacientes andinos. Los miembros varones de la población andina presentan el *machismo* como uno de los ingredientes importantes de su concepto de autoridad, jerarquía y relaciones intrafamiliares. La figura masculina posee tanto la autoridad física como la social dentro del grupo familiar; provee los bienes para el mantenimiento del sistema doméstico, y por ello espera una subordinación significativa por parte de los otros miembros del grupo familiar (Crandon, 2003). Las mujeres pueden responder con una mezcla de resistencia y reafirmación que en ocasiones puede producir resentimiento o actitudes pasivo-agresivas. Basándose en el rol histórico de la Virgen María en la Biblia, las mujeres de origen andino muestran de muchas formas su rol decisivo en la dirección de los asuntos familiares, en la crianza de los hijos, cocinando, manteniendo el hogar limpio u otras cosas similares. En las peleas, a veces el hombre *macho* se muestra dominante, por ejemplo alzando la voz, aunque las decisiones finales pueden ser tomadas de forma silenciosa por el miembro femenino de la pareja. Autores procedentes de otras áreas de Latinoamérica, especialmente de México y América Central, llaman a este fenómeno *marianismo* (López y Katz, 2001).

Conectando con la melancolía, la soledad y la alerta mencionadas anteriormente, se podría decir que características como el fatalismo, la dependencia y la hipersugestionabilidad pueden ser predominantes. La tendencia a anticipar las peores situaciones, incluso de forma psicodramática, representa un rol defensivo o preventivo. Esto puede alimentarse aún más por la tendencia a la dependencia (especialmente en las mujeres y a raíz de la estructura familiar jerárquica) y ser, por ello, fácilmente persuadido.

El paciente andino cree en la fuerza de los factores externos que se encuentran más allá de su control y que determinan los resultados y el destino. Esto se refleja en temas de salud y enfermedad, en la fuerte creencia en el poder patogénico de factores culturales como base de muchas enfermedades (convencionales y folk); o los mejor conocidos «síndromes ligados a la cultura» en el campo de la salud mental (Hayes-Bautista, 1987). Los «modelos explicativos» (Kleinman, 1988) utilizados por los pacientes andinos siguen tres líneas que refuerzan la rica variedad de trastornos y síntomas culturalmente relacionados. Las manifestaciones físicas predominan sobre los estados afectivos (dolor, falta de aire, tics, alteraciones en la piel, variaciones en la temperatura corporal, síntomas del sistema nervioso autónomo) dando lugar al proceso llamado somatización (Alarcón, 2001a). Se ha dicho que los pacientes andinos que sufren trastornos emocionales presentan un significativo componente somático o físico; cabe destacar que esto se ha vuelto mucho más controvertido en los últimos años.

Existe una distancia corta entre la creencia en el poder de agentes externos y la aceptación de factores o roles mágicos o sobrenaturales. El paciente andino ha sido expuesto desde una edad temprana a nociones como la brujería, el espiritismo y a otros conceptos relacionados con el bien y el mal (en el caso de las brujas), o a la consecución de curaciones o de soluciones (en el caso de los espíritus) (Glass-Coffin, 2003). Existen otros agentes en esta línea de pensamiento y práctica de la cultura andina. Por ejemplo, los *curanderos* tratan síntomas tanto con mediaciones occidentales como con rituales tradicionales. Los *yerberos* usan únicamente hierbas y plantas medicinales. Todos estos practicantes pueden realizar las llamadas *limpias*, rituales complejos de limpieza del alma y el cuerpo, dentro de un contexto bien especificado en cuanto a los roles del paciente y del dispensador de tratamiento. Está claro que los profesionales formados en el modelo occidental deberían, como mínimo, tener unas nociones básicas de estos y otros procedimientos de la cultura andina de la curación y la enfermedad.

Los hábitos dietéticos y los patrones nutricionales siguen una composición predominante en carbohidratos, creando así unos perfiles farmacocinéticos que influyen en la prescripción y administración de las medicaciones. Los hábitos y prácticas sexuales son de importante consideración, especialmente las creencias de madres e hijas relacionadas con las conexiones de la menstruación, su impacto en la salud y su sentido existencial. La imagen del cuerpo ideal en los pacientes andinos es ciertamente diferente a la silueta clásica occidental, por ello los clínicos deben ser cuidadosos con los objetivos y abordajes en esta área. A pesar de que el consumo de alcohol, tabaco y drogas en general es significativamente menor en los pacientes andinos (el uso de las hojas de coca no debe confundirse con un abuso de cocaína), no son invulnerables. Existen datos crecientes relacionados con el aumento del consumo con la consecuente atribución causal de riesgos y efectos de las conductas adictivas.

Los mecanismos de afrontamiento de los pacientes andinos dependen de una variedad de factores que pueden incluir, entre otros, el nivel educativo, la causa o modalidad de la emigración, pasando por la intensidad y duración del proceso de aculturación. Estos mecanismos incluyen vínculos familiares y comunitarios fuertes, resiliencia, creencias religiosas y la asistencia obligatoria a las misas católicas u otras ceremonias religiosas. Se ha comentado anteriormente que el paciente andino afronta la adversidad, al menos al inicio, con calma, estoicismo, fatalismo y, a veces, hasta humor. El apoyo significativo de amigos, vecinos y compañeros de trabajo es también importante de cara al diagnóstico y manejo del caso.

La probabilidad de que el paciente andino inmigrante busque ayuda profesional es baja en las fases iniciales de su estancia en el nuevo y no familiar ambiente. Esto tiene relación con el aislamiento social de los inmigrantes recién llegados, el limitado proceso aculturativo que ha tenido lugar, la falta de conexiones familiares en el país de acogida y con la actitud defensiva natural hacia agentes de distintas fuentes, incluyendo a los trabajadores de la salud. La modalidad de búsqueda de ayuda dependerá también del estadio de la enfermedad o de los achaques físicos. Normalmente el paciente andino esperará hasta que los síntomas sean tan intensos que ni él ni sus allegados puedan manejar la situación de forma adecuada. Si la participación de amigos o familiares es simplemente provisional en los estadios iniciales sintomáticos en el caso de las enfermedades físicas, puede que sea nulo en el caso de la enfermedad mental debido a miedos, ignorancia o negación (Rogler y Cortes, 1993). Si la accesibilidad a los servicios de salud mental está también limitada, la situación se vuelve, sin duda, peor.

FACTORES DE RIESGO Y PROTECTORES

Las jornadas del proceso migratorio, largas, extenuantes y peligrosas, sitúan al paciente andino y otros inmigrantes en una posición bastante difícil. A nivel emocional la separación de la familia y un futuro económico y laboral incierto en el país de acogida contribuyen a agravar este proceso, aparentemente confuso y provocador de ansiedad. La situación puede ser aún peor por el estatus legal y la recepción en el país de acogida, complicados en ocasiones por un proceso adaptativo y aculturativo doloroso. Existen limitaciones en el proceso inicial de socialización debidas a reservas naturales y a la prudencia. Los conflictos intergeneracionales empiezan probablemente muy temprano en el proceso migratorio, ya que los miembros más jóvenes de la familia puede que exploren el nuevo ambiente de forma más valiente que los adultos más mayores; y que, como resultado, demanden más libertad en vez de las obvias limitaciones. Los factores de riesgo también se miden en términos de parámetros de vulnerabilidad en el contexto de procesos sociales como la creación de bandas, la conducta criminal, los actos delictivos o el abuso de alcohol y drogas (Oths, 1999).

Es bien sabido que los pacientes andinos pueden presentar diversos problemas de salud crónicos que incrementan su vulnerabilidad a los problemas de salud mental (Oths, 2003). Algunos podrían aducir que esto, en realidad, es un proceso de alimentación mutuo entre la enfermedad o una salud física deficiente que induciría la enfermedad mental, y la enfermedad mental que agrava los problemas físicos. Por ejemplo, en la población andina son bastante prevalentes patologías como la hipertensión y las enfermedades cardiovasculares, la diabetes mellitus, las enfermedades del tejido conectivo y artritis, así como el cáncer y los problemas ginecológicos y obstétricos. La tuberculosis y otras infecciones, así como sus secuelas, son también frecuentes. La incidencia del virus de la inmunodeficiencia humana y de otras enfermedades de transmisión sexual puede estar incrementándose en los últimos años y en las generaciones más jóvenes de las familias andinas. Sus consecuencias nutricionales, metabólicas y emocionales (depresión, ansiedad y abuso de sustancias) son fácilmente predecibles.

También existen factores protectores significativos en esta comunidad, como serían la *familiaridad*, el respeto por las figuras de autoridad (especialmente los ancianos), un sentido fuerte de comunidad, la espiritualidad y la religiosidad, factores que incrementan las posibilidades de afrontar de forma exitosa las adversidades iniciales. La experiencia migratoria puede generar una convicción aumentada respecto a las habilidades sociales. El afirmar que el principal propósito de la migración era mejorar la calidad de vida es un factor protector. El desarrollo de redes sociales y la asistencia a instituciones religiosas y sociales pueden ser de un valor inestimable.

El centrarse en las necesidades y el bienestar de los hijos son también estímulos importantes de cara a realizar esfuerzos adaptativos y de búsqueda de trabajo más rápidos y mejores. Existe un énfasis en mejorar y avanzar, especialmente en las generaciones más jóvenes. La identificación con el legado étnico es un factor protector al añadir fuerza, reafirmación de objetivos y esperanza de reencuentros. Los pacientes andinos pueden resistir mejor que otros conductas no deseables y arriesgadas como son el uso sin restricciones de alcohol y drogas, o recurrir al suicidio como opción. Las fuertes creencias religiosas, la idea de pecado y castigo, y la noción de «traición» a los miembros de la familia que quedarán pueden ser factores eficaces en la prevención del suicidio.

CONCLUSIÓN

La migración es un factor clave dentro del fenómeno de la globalización y genera una plétora de nuevos retos a las sociedades de acogida en general, y a sus sistemas de salud en particular. El principal motor de las actuales tendencias migratorias es la escasez económica que lleva a la búsqueda de mejores oportunidades. Existen, sin embargo, otros factores que hacen la condición de inmigrante tan diversa como lo son sus orígenes, la identidad étnica u otras características culturales. La Europa occidental, y España en concreto, han recibido en los últimos años un gran número de oleadas migratorias procedentes principalmente de los países del continente latinoamericano hispanohablante, y de los países ligados a la cordillera andina. El paciente andino trae con él un legado cultural multifactorial y multidimensional, resultado de múltiples factores geográficos, históricos y sociodemográficos. Es crucial para los profesionales de la salud y de la salud mental de las sociedades de acogida que estén familiarizados con los principales principios de esta cultura para poder abordar al paciente andino con la objetividad y el respeto que requieren estas condiciones particulares. La evaluación de los factores de riesgo y protectores, sumados a los esfuerzos puramente clínicos, aportarán una base adecuada para el manejo exitoso del proceso clínico.

BIBLIOGRAFÍA

Akhtar S. Immigration and identity turmoil. Treatment and transformation. Northvale, NJ: Jason Aronson; 1999.

Alarcón D. Lost city radio. Nueva York: Harper Collins; 2007.

Alarcón RD. Identidad de la psiquiatría latinoamericana. Voces y exploraciones en torno a una ciencia solidaria. México DF: Siglo XXI Editores; 1998.

Alarcón RD. Peruvians. En: Lopez AG, Carrillo E, editores. The latino psychiatric patient. Assessment and treatment. Washington, DC: American Psychiatric Publishing; 2001b. p. 129-40.

Alarcón RD. La entidad mestiza de la psiquiatría latinoamericana en la agonía de José María Arguedas. Rev Latinoamericana de Psiquiatría. 2001a;1:20-9.

Alto Comisionado de las Naciones Unidas para los Refugiados. 2006 Global refugee trends. Ginebra: ACNUR; 2007.

Crandon L. Changing times and changing symptoms: The effect of modernization on Mestizo medicine in rural Bolivia (the case of two Mestizo sisters). En: Koss-Chioino JD, Leatherman T, Greenway C, editors. Medical Pluralism in the Andes. Londres: Routledge; 2003. p. 27-41.

El País. Madrid, España, 5 de mayo de 2007. http://www.elpais.com/archivo/hemeroteca.html?cals=0&day=5&month=5&year=2007

Eyzaguirre J. Hispanoamerica del dolor. Santiago de Chile: Editorial Universitaria; 1986.

Flores Galindo A. Buscando un Inca: Identidad y utopia en los Andes. Lima, Perú: Instituto de Apoyo Agrario; 1987.

Garcilaso de la Vega. Royal commentaries of the Incas and general history of Perú. (H. Livermore, traductor). Austin: University of Texas Press; 1996.

Glass-Coffin B. Anthropology and shamanism: Bottom line considerations in image and practice. En: Koss-Chioino JD, Leatherman T, Greenway C, editores. Medical Pluralism in the Andes. Londres: Routledge; 2003. p. 234-50.

Graham MA. Food, health, and identity in a rural Andean community. En: Koss-Chioino JD, Leatherman T, Greenway C, editors. Medical Pluralism in the Andes. Londres: Routledge; 2003. p. 148-65.

Group for the Advancement of Psychiatry, Committee on Cultural Psychiatry: Cultural variables. En: Cultural Assessment in Clinical Psychiatry. Washington: American Psychiatric Publishing; 2002. p. 19-52.

Hayes-Bautista DE, Chapa J. Latino terminology: conceptual bases for standardized terminology. Am J Public Health. 1987;77:61-8.

Herrera Luque F. Los viajeros de Indias. Ensayo de interpretación de la sociología venezolana. Caracas: Monte Avila Editores; 1970.

Iwasaki F. Nación peruana: entelequia o utopía. Trayectoria de una falacia. Lima: CRESE; 1988.

Kleinman A. Rethinking psychiatry: From cultural category to personal experience. Nueva York: Free Press; 1988.

Leatherman TL, Gordon A. Agrarian transformations and health. Human Organization. 1994;53:371-80.

López AG, Katz I. An Introduction to Latinos in the United States. En: Lopez AG, Carrillo E, editores. The Latino psychiatric patient: Assessment and treatment. Washington: American Psychiatric Publishing, Inc.; 2001. p. 3-17.

Mann CC. 1491. New Revelations of the Americas before Columbus. Nueva York: Vintage Books; 2005.

Marías J. Hispanoamérica. Madrid: Alianza Editorial; 1986.

Marzal MM. El sincretismo iberoamericano. Lima: Fondo Editorial de la Pontificia Universidad católica; 1985.

Miles A, Leatherman T. Perspectives on medical anthropology in the Andes. En: Koss-Chioino JD, Leatherman T, Greenway C, editors. Medical Pluralism in the Andes. Londres: Routledge; 2003. p. 3-15.

Naciones Unidas. Statistical Yearbook: Trends in displacement, protection, and solutions. Nueva York: Naciones Unidas; 2006.

National Centre for Migration studies [Internet]. Types of migration. 2008. Disponible en: http://www.ini.smo.uhi.ac.uk/migrationtypes/internal_migration.htm

Oths KS. Setting it straight in the Andes: Musculoskeletal distress and the role of the componedor. En: Koss-Chioino JD, Leatherman T, Greenway C, editors. Medical pluralism in the Andes. Londres: Routledge; 2003. p. 63-91.

Oths KS. Debilidad: a biocultural assessment of an embodied Andean illness. Med Anthropology Quarterly. 1999;13:286-315.

Price LJ. Illness, management, social alliance, and the cultural identity in Quito, Ecuador. En: Koss-Chioino JD, Leatherman T, Greenway C, editors. Medical pluralism in the Andes. Londres: Routledge; 2003. p. 209-33.

Rogler LH, Cortes DE. Help-seeking pathways: a unifying concept in mental health care. Am J Psychiatry. 1993;150(4):554-61.

LA ENFERMEDAD EN EL PACIENTE ANDINO: CONCEPTUALIZACIONES, DIAGNÓSTICO Y ENFOQUES TERAPÉUTICOS

Renato D. Alarcón

INTRODUCCIÓN

Basándonos en la complejidad de las características socioculturales y psicológicas que presenta la población andina, y el paciente andino en particular, no es sorprendente que la experiencia de enfermedad en general, y la de enfermedad mental en concreto, se encuentren envueltas por fuertes componentes culturales en cuanto a etiología, patogénesis, diagnóstico, tratamiento y pronóstico. En los párrafos siguientes se revisarán de forma sucinta las perspectivas conceptuales de los distintos aspectos de la experiencia de enfermedad (Delgado, 1972) en los pacientes de los países andinos. Además, se presentarán enfoques específicos, tanto diagnósticos como de tratamiento, de los cuadros clínicos.

CONCEPTOS ETIOLÓGICOS

Las causas de la enfermedad, desde el punto de vista cultural andino, tienen múltiples atribuciones, que van desde nociones «científicas», simples y concretas, a la interrelación de factores emocionales, interpersonales, espirituales y sobrenaturales. Por tanto, no es extraño que el paciente y su familia hayan seguido una variedad de *modelos explicativos* para sus aflicciones (Kleinman, 1988). Cuando los síntomas mejoran con intervenciones que parecen reafirmar el modelo utilizado por el paciente, las atribuciones emocionales o interpersonales pueden ser, de hecho, las que predominen. Resumiendo, los trastornos psiquiátricos convencionales son entendidos mayoritariamente en términos subjetivos (lo cual no es inesperado) pero al mismo tiempo la subjetividad implica situaciones conflictivas, castigos divinos o intervención de las fuerzas poderosas del «destino».

Existen dos perspectivas etiológicas frecuentes en el paciente andino con un trastorno psiquiátrico o emocional, los principios llamados «emanaciones» y «cuerpo extraño» (León-Andrade y Chaskel, 1991). La primera implica la creencia en la existencia de agentes diseminados, etéreos y microscópicos o invisibles a simple vista, manejados por fuerzas desconocidas pero poderosas. La segunda se refiere a factores más obvios, fenómenos visibles (p. ej., lesiones, tumores, deformidades, etc.) y se aplica más frecuentemente a problemas físicos. Es cierto que el umbral de tolerancia al estrés varía ente individuos y hasta entre comunidades. En la población andina con casos de malestar emocional son frecuentes los síntomas que incluyen somatización, agitación, disociación, cuadros y manifestaciones conversivas, que son incluso extremadamente dramáticas, como sollozos, lamentos, gritos; y también pueden presentar privación social, aislamiento o una calma irritable.

Una combinación interesante se construye alrededor de los fenómenos de somatización (Kleinman, 1992). A pesar de que constantemente se encuentran hallazgos significativos sobre la naturaleza física, genética o neurobiológica de la somatización, no se pueden desestimar los factores culturales y subjetivos. La relación entre el individuo andino (especialmente los pacientes jóvenes) y las divinidades o entidades de tipo divino es a menudo dual, de manera que el paciente no sólo tiene un núcleo viable de sus aflicciones, sino que tiene una fuente potencialmente explicativa que no compromete su relación con los entes espirituales. Lo mismo ocurre con las manifestaciones clínicas de tipo disociativo y conversivo (ambas con un importante componente físico), que son a menudo nombradas en la literatura psicodinámica convencional como formas de negación dirigidas a aliviar el sentimiento excesivo de culpa/pérdida del paciente (Laria y Lewis-Fernandez, 2001).

Otro de los conceptos relacionados con la experiencia de estar (mentalmente) enfermo en la población andina es el de estigma y prejuicio (López, 1988). No existe contradicción entre el sociocentrismo mencionado anteriormente, el núcleo cerrado del grupo familiar o el respeto por las estructuras jerárquicas, y la idea de que alguien que presenta síntomas extraños, inusuales debería ser, si no condenado al ostracismo, por lo menos señalado como «pecador», como una «mala persona» que merece un castigo. En otras ocasiones, esta extrañeza puede ser vista por el resto de los miembros de la familia como una estrategia de protección destinada a darle al paciente la oportunidad de examinar sus pensamientos y emociones internas y la relación que tienen con sus síntomas.

El prejuicio parte de fuertes creencias religiosas, convicciones respecto al bien y el mal, distinciones claras entre estas categorías, y la noción global de protección del grupo. Asumir (y confirmar) explicaciones para algunos síntomas representa, por supuesto, un esfuerzo de racionalización de acontecimientos inusuales y preocupantes.

SÍNDROMES LIGADOS A LA CULTURA

La abundante literatura existente sobre los llamados «síndromes ligados a la cultura» refleja el hecho de que la conceptualización de la enfermedad adopta diferentes presentaciones, decisivamente determinadas por el entorno cultural que nos rodea (Guarnaccia y Rogler, 1999; Paniagua, 2000). En la región andina existen varios síndromes ligados a la cultura que han sido adecuadamente estudiados. Entre ellos destacamos el *ataque de nervios* y el *susto*. El *ataque*, problema que es compartido por otras culturas hispanohablantes fuera del territorio andino, refleja una combinación de facetas nativas y europeas. El componente nativo es que el *ataque* implica una ruptura de las normas y reglamentos dentro de una estructura microsocial relativamente rígida. El componente occidental o europeo se caracterizaría por el hecho de que los síntomas responden a un estrés específico, especialmente en relación con desavenencias o conflictos con otros miembros de la familia. La sintomatología se ha relacionado con la crisis de ansiedad o trastorno de angustia del DSM-IV, pero también incluye un comportamiento dramático (que podría asociarse al histrionismo occidental) y desmayos (Salman et al.,1998). Sin embargo, algunos psiquiatras culturales y antropólogos médicos han aventurado distinciones específicas (abogando por una entidad diagnóstica independiente para estas categorías) como la duración, respuesta a las intervenciones terapéuticas y otras. Actualmente existe un intenso debate sobre este tema.

El *susto*, que ocurre con mayor frecuencia en niños y adolescentes, así como en mujeres de mediana edad, se caracteriza por reacciones de susto, agitación psicomotriz significativa, convulsiones de llanto y/o mutismo total. El *susto* también parece ser una respuesta a la «transgresión» de las reglas familiares o domésticas, o el resultado de la exposición a elementos naturales que incluyen la oscuridad nocturna, las fuertes tormentas, los terremotos u otros desastres, así como acontecimientos familiares significativos como la muerte de un ser querido y el «retorno» de su alma o fantasma.

Otro de los síndromes ligados a la cultura andina es el *mal de ojo*, en el que la causa se atribuye a las acciones maliciosas, perversas o malintencionadas de otras personas, especialmente las que no son miembros de la familia. Las víctimas parecen ser los miembros más débiles del grupo familiar, especialmente niños o adolescentes de ambos sexos. Existen síntomas físicos «inexplicables» unidos a hipersensibilidad a estímulos externos, aislamiento social, negativismo y en ocasiones síntomas de tipo psicótico.

El *empacho* es un síndrome caracterizado básicamente por síntomas físicos, especialmente del tracto gastrointestinal. Considerado inicialmente como resultado de una «comida mala», su persistencia puede ser explicada por una base psicológica, espiritual o sobrenatural.

La complejidad de la conceptualización de la enfermedad mental en los pacientes andinos es incuestionable. Ello se debe a su contacto de naturaleza multidimensional con la salud y la enfermedad, las personas y la naturaleza, así como a la fuerza de factores culturales como la religión, la vida familiar, las relaciones, el «mundo social» de los pacientes y sus familias; y el fuerte rol de la subjetividad en su percepción del universo (López y Guarnaccia, 2000). Esto, a su vez, se relaciona estrechamente con las áreas de atención, diagnóstico y tratamiento de los problemas emocionales en los pacientes andinos.

ENFOQUE DIAGNÓSTICO Y COMPETENCIA CULTURAL

Una de las diferencias sustanciales entre la medicina occidental, moderna o científica y la llamada medicina aborigen, tradicional, nativa o folk es la relevancia (o intensidad) de la presentación de los síntomas en la primera, y la importancia asignada al sentido de las aflicciones en la segunda (Kleinman, 1980). En el encuentro clínico entre el paciente andino y los profesionales de la salud mental es crucial prestar atención a todos los conceptos presentados anteriormente; pero es igualmente relevante estar atento al nivel de competencia cultural del profesional, asunto bastante complejo y ampliamente discutido dentro del campo de la salud mental (Tseng y Streltzer, 2004a).

La competencia cultural es, de hecho, el concepto que abarca una variedad de factores y problemas que, en opinión de muchos, marcará el éxito o el fracaso del encuentro clínico, su diagnóstico y las implicaciones en el tratamiento y el pronóstico final. La adquisición y el uso de la competencia cultural en los problemas de salud mental de los pacientes andinos tiene unas características únicas. El espectro de la competencia cultural va desde la ignorancia básica (incompetencia) hasta un despliegue y uso, altamente profesionalizado, de las fuentes e instrumentos basados en la cultura junto a una sólida comprensión subjetiva del encuentro y sus implicaciones (Herrera y Collazo, 1999). Los componentes de la competencia cultural incluyen curiosidad (interés en conocer y aprender sobre el origen étnico o cultural del paciente que se va a visitar), respeto a las diferencias, manejo adecuado de los casi inevitables sesgos internos, habilidades en la comunicación interpersonal; y factores ambientales que incluyen el aspecto de la consulta, la conducta del profesional y sus esfuerzos por hacer que el paciente se sienta bienvenido, cómodo y colaborador.

La comprensión de las diferencias entre el paciente y el profesional, y de la dinámica de sus interacciones, la conciencia del profesional de sus valores culturales, un proceso continuo de aprendizaje, la expansión del conocimiento respecto a la población que se atiende, y la capacidad de adaptar la práctica clínica al contexto cultural del paciente son ingredientes importantes en un proceso diagnóstico culturalmente competente. Los profesionales deberían mantener un proceso de enriquecimiento en competencia cultural cuya adquisición deberían proporcionar o facilitar las agencias de salud. El entorno debe valorar la diversidad, realizar actividades de forma regular destinadas a una continua mejora de la autoevaluación, institucionalizar el conocimiento cultural, la aceptación de las diferencias, el respeto y la adaptabilidad, y un adecuado manejo de las dinámicas de empatía, alerta, aperturismo o desconfianza que pueden aparecer.

Por lo dicho anteriormente, la práctica diagnóstica deberá superar barreras al inicio de la relación entre el paciente andino y el profesional de salud mental. El profesional deberá ser consciente de la existencia, presente o remanente, de expresiones de racismo, sexismo, homofobia, discriminación por razones de edad u otras. Estas barreras vienen determinadas por sesgos internos, prejuicios y reacciones negativas, abiertas o encubiertas, hacia las distintas razas, etnias u orígenes culturales. Si le sumamos los prejuicios que existen en relación con algunos diagnósticos o problemas clínicos, entonces la fuente potencial de inequidad ganará fuerza.

Otro concepto, bastante cercano al de competencia cultural, es el de fluidez cultural (Tseng y Streltzer, 2004b). Es también el ápex de un *continuum* que va desde la rigidez cultural pasando por la ingenuidad cultural, la neutralidad y la flexibilidad hasta alcanzar la verdadera fluidez, la cual se define como un conjunto de aptitudes y habilidades. Tanto un sujeto concreto, como una agencia u organización requerirán (para ser culturalmente fluentes) una combinación de respeto y curiosidad, capacidad para manejar sesgos conceptuales, y una habilidad para la comunicación e interacción efectiva con ellos mismos y con otras personas. La fluidez cultural puede ser enseñada con la aceptación de que las definiciones de enfermedad y trastorno varían de cultura a cultura. Existen sistemas de creencias bien establecidos relacionados con la salud, el bienestar y la curación que son tan diversos como las variedades culturales existentes en una comunidad dada. Por otro lado, es bien sabido que la diversidad en la población nunca puede ser equiparada con la diversidad en las profesiones médicas o sanitarias. Por lo tanto, el aprendizaje en competencia cultural o fluidez cultural deviene en un elemento obligatorio para los sistemas de salud y las organizaciones. Si esto no ocurre en la forma descrita, no sólo habrá falta de acceso a los servicios (complicado con problemas de disponibilidad y asequibilidad), sino el éxodo de gran número de pacientes a los servicios de sistemas complementarios o alternativos.

Existen diferentes estudios que valoran la influencia de la raza, la etnia y el género del proveedor de salud mental en el cara a cara con el paciente. Una asociación verdadera es el objetivo principal de esta relación, que varía cuando el proveedor pertenece al mismo grupo racial o étnico que el paciente. Aquéllos que han interactuado con profesionales del mismo origen describen su estilo de toma de decisiones como «más participativo» que otros. Igualmente, se ha demostrado que las comunicaciones con una mejor base cultural entre el clínico y el paciente, así como el acceso de los pacientes a diversos grupos de profesionales, pueden mejorar la «adherencia», el cumplimiento, la satisfacción y los resultados positivos del tratamiento (Pumariega et al., 2005; Stavans, 1999).

Aspectos que se pueden considerar meramente administrativos, como los horarios de visitas, el entorno y la posibilidad de participación familiar son cruciales en el trato con el paciente andino. El sociocentrismo mencionado anteriormente hace de este nivel de participación un componente crítico de todo el proceso. Durante la fase diagnóstica la alianza inicial será también decisiva si se reconocen dinámicas distintas relacionadas con las diferencias culturales. El proveedor debe explorar la motivación para el diagnóstico y el tratamiento y debe ser capaz de captar los *idioms of distress* (expresiones de malestar) y los umbrales de tolerancia a síntomas como la ansiedad, la agitación, el dolor y la confusión, así como esforzarse por comprender el significado cultural de los síntomas y los modelos explicativos usados por el paciente y su familia (Kleinman, 1988; Alarcón et al., 1999). De forma similar, la evaluación del contexto cultural del ambiente familiar (idioma, religión, espiritualidad, normas, experiencias) es tan importante como el contexto cultural del grupo, la capacidad de adaptación y los modelos de afrontamiento. Por último, pero no menos importante, el tema de la aculturación puede llevar, en opinión de muchos clínicos, a causar la entidad clínica conocida por «estrés aculturativo» (Alarcón, 2003), considerado como una variante del trastorno por estrés postraumático con algunas características únicas. El estrés aculturativo en pacientes andinos debería ser tributario de una sección especial.

La evaluación de las características culturales puede realizarse siguiendo una batería de preguntas estructuradas. Se debería preguntar al paciente andino (o cualquier paciente inmigrante en una sociedad de acogida) por la edad de llegada al país de acogida, el número de generaciones (si el paciente no es recién llegado), el nivel de contacto con su país de origen después de la emigración, la cercanía o proximidad a compatriotas o individuos «coétnicos», composición del hogar, familia y comunidad, lugar de residencia en el país de origen (urbana o rural), nivel educativo, analfabetismo frente a fluidez idiomática; y por experiencias previas con agencias o sistemas de salud o científicos.

La evaluación del contexto debería incluir los puntos fuertes del paciente así como las debilidades y expectativas. Un instrumento con un poderoso impacto en esta área es el uso de las etnografías-narrativas, la historia del paciente con «sus propias palabras» (Weiss, 2001). El nombre técnico y las características de esta herramienta no deberían inhibir a los clínicos para que capturen el estilo, uso de términos, énfasis en algunos síntomas, descripciones sindrómicas, o las propias descripciones y declaraciones del paciente respecto a su sufrimiento. El alivio que muchos pacientes experimentan y verbalizan a través del uso de las etnografías es bastante significativo.

ASPECTOS CULTURALES DEL TRATAMIENTO PSIQUIÁTRICO

La competencia cultural se expande obviamente al área de tratamiento. Tiene relación con una planificación cuidadosa de las intervenciones terapéuticas una vez ha terminado la fase de evaluación y diagnóstico. La información así obtenida debería incluir el proceso aculturativo, temas de privacidad o autoprotección, posibles actitudes defensivas, mecanismos de afrontamiento y otras circunstancias sociales y económicas relevantes para los posteriores pasos del tratamiento. Este proceso debería incluir, en el caso de los pacientes andinos, la participación activa de los miembros de la familia durante la fase diagnóstica.

El apoyo de los trabajadores sociales y las agencias es indispensable y debería formar parte de un enfoque pragmático de la solución de problemas, bien sean síntomas, malestar ambiental, miedos o incertidumbres, o el sentimiento de pérdida que puede acompañar a diferentes síndromes psicopatológicos. Los puentes culturales resultantes del esfuerzo por una educación activa por parte de los proveedores deberían prestar atención a la integración de las creencias y prácticas tradicionales. En el caso concreto de los CBS *(culture bound syndromes)*, intervenciones dramáticas fuertes, individuales o grupales (cercanas a los «exorcismos» tradicionales) deben tener lugar en un momento u otro, especialmente si los síntomas persisten, empeoran o empiezan a afectar a otros miembros del grupo familiar.

TRATAMIENTOS FARMACOLÓGICOS

El paciente andino no es, definitivamente, tan entusiasta o receptivo al uso de fármacos como la mayoría de pacientes de la cultura occidental convencional. Esto puede ser el resultado no sólo de la falta de información respecto a los agentes psicofarmacológicos, sino de la estructura cultural de sus creencias en el contacto directo con el proveedor de salud. Recoger la explicación de los síntomas y su significado en la vida del paciente y la familia es tan importante (o quizá más importante) como el recetar fármacos. Sin embargo, como parte del proceso aculturativo, el consentimiento por parte del paciente andino puede y debería basarse en una explicación culturalmente adecuada y en una comprensión de los objetivos. En este contexto el proveedor debería desmitificar el uso de medicaciones con explicaciones adecuadas destinadas a reducir los miedos, incertidumbres, dificultades, falta de familiaridad o simple ignorancia.

De la misma manera, la planificación del tratamiento farmacológico en el paciente andino debería tener en cuenta aspectos raciales, étnicos y, en concreto, factores genéticos que interrelacionan de forma cercana con las situaciones ambientales. Esto último incluye aspectos como la dieta, estado nutricional, problemas físicos concomitantes, edad, género, horarios de comidas y otros por el estilo. Es bien sabido que la preferencia de los pacientes andinos por los carbohidratos en su dieta genera situaciones farmacocinéticas así como diferencias en la expresión de los genes que tienen relación con los procesos metabólicos (Smith, 2006). En este sentido, los nuevos descubrimientos en farmacogenómica y tipos de metabolizadores en las distintas poblaciones, comunidades y regiones del mundo tienen gran importancia (Alarcón y Mrazek, 2007). No existen estudios realizados con grupos grandes de población andina respecto a las características del gen-enzima P450, por ejemplo. No obstante, estudios a pequeña escala muestran que entre los pacientes andinos puede haber mayor número de los llamados metabolizadores lentos o pobres que en otros grupos étnicos (Mendoza, 2003).

En la terapia farmacológica con el paciente andino la naturaleza colaboradora del encuentro clínico y del proceso de tratamiento tiene que basarse en reforzar la capacidad de toma de decisiones por parte del paciente. El paciente andino debería considerarse, como cualquier otro, un miembro del equipo de tratamiento, y sus opciones deberían ser debidamente discutidas y aceptadas, centrándose una vez más en el alivio de los síntomas mientras se muestra respeto por los aspectos culturales de la presentación clínica.

Psicoterapia

Muchos de los conceptos que se han introducido respecto a la evaluación cultural diagnóstica de los pacientes andinos pueden aplicarse, como mínimo, en las fases iniciales de la psicoterapia. Si el clínico concluye que la psicoterapia está indicada, de forma coadyuvante o en lugar de la medicación, el reto es aún mayor. La psicoterapia es más personal, directa y tiene una aproximación al tratamiento más basada en el contacto que la farmacoterapia, la cual es relativamente más impersonal, anónima y distante (Frank, 1961). Por ello, podemos esperar un rechazo inicial significativo, que refleja los niveles o estilos de racionalización que son a su vez nucleares en los mecanismos de afrontamiento de los pacientes andinos. Esto tiene una implicación a la hora de escoger y aceptar al terapeuta, más aún si éste no comparte el mismo grupo étnico o cultural de origen del paciente. Las diferencias de género son importantes también, ya que las pacientes andinas parecen tener una clara preferencia por las terapeutas mujeres (Comas-Diaz y Green, 1994).

Los temas en la psicoterapia con pacientes andinos tienen que ver con sus particulares *idioms of distress*, que se centran en muchos casos en las áreas somáticas; pero también en temas como el «orgullo», la «vergüenza» o la «culpa». Los modelos explicativos de los pacientes andinos ya se han descrito y cuentan con la participación de los miembros de la familia y de los componentes religiosos y espirituales de su vida cultural. El terapeuta debe tratar estos temas de manera franca pero trayéndolos a la entrevista discretamente, ya que el paciente puede expresarlos, con mucha frecuencia, de forma indirecta o no verbal.

La psicoterapia también conlleva el uso de técnicas que respeten el contexto cultural. Las terapias grupales y la participación familiar pueden ser modalidades de elección en contraposición a la psicoterapia individual o de tipo psicodinámico (Kohn, 2007). Esta última, a pesar de algunas similitudes externas con aproximaciones ritualísticas, basadas en la religión y en el «lavado de cerebro» (Frank, 1961), conlleva el uso de elementos que pueden crear barreras o resistencias. Temas como la «lectura del pensamiento» y la tendencia a la sugestión son importantes en esta comunidad de pacientes. Por esa razón, técnicas como la narración de historias o el uso de figuras históricas, metáforas religiosas o basadas en la naturaleza y en las influencias curativas de la «Madre Tierra» pueden resultar muy válidas.

En la psicoterapia del paciente andino debe tratarse el tema del poder, aunque debe usarse de una forma más relativa que con los pacientes occidentales. Son ingredientes decisivos temas como la flexibilidad, los posibles conflictos intergeneracionales, el respeto, la compasión y la personalización; y se debe hacer continuamente hincapié en la privacidad y la confidencialidad. Tal y como se ha mencionado, puede ayudar la participación de los miembros de congregaciones católicas o religiosas, no sólo de otros parroquianos sino curas, pastores o monjas. Los miembros ancianos de la familia pueden también ejercer una influencia positiva. En este contexto no se puede infravalorar el posible valor de una aproximación cognitivo-conductual. De hecho, será más beneficiosa para los pacientes andinos por el uso de una terapia basada en un nivel de igualdad de «poder» entre el paciente y el terapeuta, facilitada por la naturaleza didáctica de la interacción, la presentación de las situaciones en «igualdad de oportunidades» y la consideración de una aproximación multidimensional y multifactorial al manejo de un problema dado (Beck, 1976; Friedman et al., 2003).

La transferencia y contratransferencia son conceptos que han superado sus orígenes psicodinámicos/psicoanalíticos para envolver los distintos aspectos de la relación terapéutica entre el paciente y el terapeuta (Ticho, 1971). Fuera de interpretaciones no probadas, la transferencia refleja esencialmente la forma en la que el paciente percibe al proveedor o terapeuta, una percepción que tiene una enorme carga de ingredientes culturales, incluido el concepto de autoridad que tiene el paciente y sus representaciones. Por otro lado, la contratransferencia refleja la forma en la que el proveedor percibe al paciente desde la perspectiva de sus propios orígenes, creencias y prácticas culturales. Por lo tanto, el estudio y la comprensión de estos dos factores será extremadamente importante en el tratamiento del paciente andino.

Las interacciones paciente-terapeuta, cuando los participantes tienen distintos orígenes étnicos, requieren por parte del paciente esfuerzos agotadores para establecer una transferencia sólida, productiva y compatible. Estos esfuerzos pueden, por supuesto, ser enfermizos y producir los llamados efectos o consecuencias interétnicos (Ticho, 1971). La tabla 1 muestra algunas de las secuencias de la interacción entre esfuerzos y efectos. Se puede ver cómo la «sobreadherencia» puede provocar una percepción de total omnipotencia u omnisciencia por parte del terapeuta. La hostilidad hacia el terapeuta, a pesar de estar encubierta por «las normas del juego» establecidas por el entorno clínico o del sistema de salud donde tienen lugar las interacciones, puede ocasionar una ambivalencia creciente e incómoda.

Tabla 1. Influencias culturales sobre transferencia y contratransferencia

	Esfuerzos interétnicos	Efectos interétnicos
Transferencia	Sobreadherencia Negación de factores etnoculturales Desconfianza Hostilidad Ambivalencia	Terapeuta omnisciente-omnipotente El «traidor» Autorracismo Ambivalencia
Contratransferencia	Negación de factores etnoculturales «Síndrome del antropólogo clínico» Culpa o compasión Agresión Ambivalencia	Sobreidentificación Distanciamiento Miopía cultural Ambivalencia Enojo, rabia Culpabilidad del superviviente

En el área de la contratransferencia vemos que la negación de los factores etnoculturales por parte del terapeuta puede llevarle a una sobreidentificación con el paciente, cambiando así la perspectiva de manera que el terapeuta puede verse incapacitado para la observación objetiva de la gravedad, complejidad, variedad y complicación de los síntomas presentados. Si por otra parte, el terapeuta adopta el rol de «antropólogo clínico», el resultado en la relación será de distancia, reserva y falso sentido de objetividad.

CONCLUSIÓN

En torno a su fuerte legado cultural, los pacientes de la América Andina presentan unas características socioculturales únicas que influyen en la conceptualización de la enfermedad y la salud, del entorno social, ambiental y humano; y en las actitudes hacia el diagnóstico y tratamiento. La competencia y fluidez culturales son cruciales en el manejo y diagnóstico (farmacoterapéutico y psicoterapéutico) de los pacientes andinos. En el actual contexto de globalización, donde las migraciones devienen una de sus mayores representaciones, muchos de los recién llegados a diferentes sociedades y culturas (especialmente a las llamadas del mundo desarrollado o de valores culturales occidentales) generan tanto conflictos potenciales como una excelente oportunidad para poner en práctica aproximaciones basadas en la cultura que sean avanzadas, sólidas y compasivas y que realcen las posibilidades de una mejor integración, productividad y bienestar en calidad de vida tanto de los recién llegados como de los miembros de la sociedad de acogida. La inmigración de pacientes latinoamericanos andinos a España ofrece la posibilidad de un «laboratorio natural» real donde estas interacciones, problemas y soluciones pueden ser examinados de forma adecuada.

BIBLIOGRAFÍA

Alarcón RD, Mrazek DA. Farmacogenómica psiquiátrica: actualización y perspectivas. En: Silva H, editor. Genética y farmacogenómica en psiquiatría. Santiago de Chile: Ediciones SONEPSYN; 2007. p. 59-79.

Alarcón RD, Westermeyer J, Foulks FF, Ruiz P. Clinical relevance of contemporary cultural psychiatry. J Nerv Ment Dis. 1999;187:465-71.

Alarcón RD. Estrés de aculturación como probable categoría nosológica. El caso hispánico. En: Alarcón RD, editor. Los mosaicos de la esperanza: reflexiones acerca de la psiquiatría latinoamericana. Caracas, Venezuela: APAL Ediciones; 2003. p. 215-36.

Beck A. Cognitive therapy and the emotional disorders. Nueva York: International University Press; 1976.

Comas-Diaz L, Greene B, editors. Women of Color. Nueva York: Guilford; 1994.

Delgado H. El médico, la medicina y el alma. Barcelona: Editorial Científico-Médica; 1972.

Frank J. Persuasion and healing. A comparative study of psychotherapy. Baltimore: The Johns Hopkins University Press; 1961.

Friedman E, Thase M, Wright J. Cognitive and behavioral therapies. En: Tasman A, Kay J, Lieberman J, editors. Psychiatry. 2.ª ed. cap. 86. Chichester: John Wiley & Sons; 2003. p. 1753-77.

Guarnaccia P, Rogler L. Research on culture-bound syndromes: new directions. Am J Psychiatry. 1999;156:1321-7.

Herrera J, Collazo Y. The effectiveness of a culturally sensitive milieu on hospitalized Hispanic patients. En: Herrera J, Lawson W, Sramek J, editors. Cross Cultural Psychiatry. Nueva York: Wiley; 1999. p. 295-302.

Kleinman A. Pain and resistance: The delegitimation and relegitimation of local worlds. En: Delvecchio G, Broadwing P, Good D, Kleinman A, editors. Pain as a human experience: an anthropological perspective. Berkeley, CA: University of California Press; 1992. p. 169-97.

Kleinman A. Rethinking psychiatry: from cultural category to personal experience. Nueva York: Free Press; 1988.

Kleinman AM. Patients and healers in the context of culture. Berkeley: University of California Press; 1980.

Kohn R. Mental health issues of the indigenous people of Latin America: insights from epidemiological fieldwork. WCPR Review. 2007;2:27-31.

Laria A, Lewis-Fernandez R. The professional fragmentation of experience in the study of dissociation, somatization, and culture. J Trauma Dissociation. 2001;2:17-47.

León-Andrade C, Chaskel R. Folkloric roots of Latin American psychiatry: The concept of illness and healing. Presented at the Annual Meeting of the American Psychiatric Association, Symposium on Cultural Psychiatry. Washington; 1991.

Lopez S. The empirical basis of ethnocultural and linguistic bias in mental health evaluations of Hispanics. Am Psychol. 1988;43:1095-7.

López SR, Guarnaccia PJ. Cultural psychopathology: uncovering the social world of mental illness. Annu Rev Psychol. 2000;51:571-98.

Mendoza R. Consideration of CYP 2D6 variability across Hispanic samples. En: Course on psychiatric genomics: applications for clinical practice. Mayo School of Continuing Medical Education, Rochester, MN; 2003.

Paniagua F. Culture Bound Syndromes, cultural variations, and psychopathology. En: Cuellar I, Paniagua F, editors. Handbook of multicultural mental health. San Diego, CA: Academic Press; 2000. p. 151-62.

Pumariega AJ, Rothe E, Pumariega JB. Mental health of immigrants and refugees. Community Ment Health J. 2005;41:581-97.

Salman E, Liebowitz MR, Guarnaccia PJ, Jusino CM, Garfinkel R, Street L, et al. Subtypes of ataque de nervios: the influence of coexisting psychiatric diagnosis. Cult Med Psychiatry. 1998;22:231-44.

Smith M. Ethnopsychopharmacology. En: Lim R, editor. Cultural psychiatry for clinicians: a handbook for working with diverse patients. Washington: American Psychiatric Press; 2006. p. 271-98.

Stavans I. The Hispanic condition. Berkeley: University of California Press; 1999.

Ticho GR. Cultural aspects of transference and countertransference. Bull Menninger Clin. 1971;35:313-34.

Tseng W, Streltzer J, editors. Cultural competence in clinical psychiatry. Washington: American Psychiatric Publishing; 2004a. p. 202.

Tseng W, Streltzer J. Introduction: Culture and psychiatry. En: Tseng W, Streltzer J, editores. Cultural Competence in Clinical Psychiatry. Washington: American Psychiatric Publishing; 2004b. p. 1-20.

Weiss MG. Cultural Epidemiology: An introduction and overview. Anthropology and Medicine. 2001;8:5-30.

ABORDAJES Y ESPECIFICIDADES DE LOS PACIENTES LATINOAMERICANOS

SALUD MENTAL EN EL PACIENTE DE AMÉRICA ANDINA: LA COMPETENCIA CULTURAL EN PSIQUIATRÍA

Manuel Trujillo

INTRODUCCIÓN

Si la emigración ha sido una constante de la evolución de los seres humanos a lo largo de la historia, no cabe la menor duda de que el fenómeno mundial de la globalización económica ha acelerado considerablemente los fenómenos migratorios a finales del siglo XX y principios del XXI. Tal es así, no sólo en países tradicionalmente receptores de flujos migratorios, como puede ser Estados Unidos de Norteamérica, sino en poblaciones como la española, que durante siglos ha resuelto sus tensiones demográficas a través de la emigración. Así, España, para asombro de muchos demógrafos, se ha convertido en pocos años en el mayor país receptor de inmigrantes de la Comunidad Europea. De hecho, desde el año 2000, España ha presentado una de las mayores tasas de inmigración del mundo; de tres a cuatro veces mayor que la tasa de inmigración de Estados Unidos, llegando los inmigrantes a constituir más del 10% de la población. A diferencia de otras zonas receptoras de inmigración, España recibe inmigrantes de procedencia muy variada. Casi el 37% de nuestros inmigrantes procede de Iberoamérica, y más de la mitad de éstos procede de la región andina. Siguen a éstos los procedentes de los 27 países de la Unión Europea y del Norte de África, seguidos —ya con cifras notablemente inferiores— de inmigrantes procedentes de la Europa no comunitaria, África subsahariana, América del Norte, Asia y Oceanía.

Es posible que el porcentaje de inmigrantes procedentes de Iberoamérica sea todavía mayor en función de varios factores, entre ellos la facilidad y rapidez en la obtención de la nacionalidad española, que hace que estas personas no consten, a partir de su nacionalización, en el censo de inmigrantes.

Puesto que la mayoría de los inmigrantes emigran por razones económicas, suelen concentrarse en las zonas de nuestro país de mayor crecimiento y más necesitados de mano de obra. Tal es el caso de la Comunidad de Madrid, Cataluña y la Comunidad Valenciana, que acogen tasas de inmigrantes que alcanzan hasta el 18% de la población.

La emigración es un fenómeno plagado de consecuencias de todo tipo, tanto para el inmigrante como para la población de acogida. Además de las consecuencias económicas, las consecuencias socioculturales son fundamentales, representando un reto significativo para la sociedad de acogida que ha de integrar y convivir con diversas prácticas religiosas, diferentes concepciones del mundo y de la vida, actitudes a veces muy contrapuestas, ante las diferencias de género y la estructura de la familia, y visiones alternativas de la salud, de la enfermedad y de la relación con los médicos, con otros profesionales y con el sistema sanitario.

No cabe duda, por tanto, de que los psiquiatras españoles que practiquen su disciplina en el siglo XXI afrontarán la tarea de evaluar y proporcionar tratamiento a muchos pacientes, a través de la barrera lingüística y/o de la barrera cultural. Afortunadamente, la psiquiatría transcultural, o simplemente cultural, ha codificado notables conocimientos científicos que han de permitir al profesional que acceda a ellos superar tales barreras y proporcionar a sus pacientes una asistencia psiquiátrica de calidad, compatible con los baremos de eficacia y efectividad que recibe la población general (Trujillo, 2000, 2001).

Este capítulo tratará de presentar los hallazgos fundamentales del corpus científico de la psiquiatría cultural, y —basándose en nuestra experiencia con poblaciones iberoamericanas, inmigrantes en Estados Unidos de Norteamérica— propondrá las políticas asistenciales, habilidades clínicas y actitudes profesionales que pueden llevar, tanto a los clínicos como a los servicios asistenciales, a desarrollar niveles adecuados de competencia cultural.

PSIQUIATRÍA CULTURAL

Se entiende por psiquiatría cultural aquella disciplina de la psiquiatría que estudia y define las numerosas interrelaciones que se establecen entre cultura y psiquiatría. Así, la psiquiatría cultural se propone dilucidar las variaciones interétnicas en la incidencia, prevalencia, curso, pronóstico y resultados terapéuticos que caracterizan a los trastornos psiquiátricos más comunes. Tales conocimientos permiten obtener diagnósticos más precisos, afinar el pronóstico de las enfermedades mentales, desarrollar intervenciones terapéuticas culturalmente sintónicas y desarrollar una relación terapéutica óptima con nuestros pacientes. La Asociación Americana de Psiquiatría (APA) reconoció el valor de la psiquiatría cultural en la cuarta edición de su *Manual diagnóstico y estadístico* (DSM-IV) publicado en 1994 (APA, 1994). Por primera vez en la historia de la psiquiatría, este manual requiere del clínico que entrevista a un paciente inmerso en una tradición cultural diferente de la suya, la consideración de las variantes culturales que presentan los distintos síndromes psiquiátricos a la hora de efectuar un diagnóstico diferencial. Este manual también alerta al psiquiatra de la posibilidad de que su paciente sufra un síndrome cultural específico *(culture-bound syndrome)* y le propone orientaciones precisas para la realización de la formulación clínica cultural que ha de sintetizar el pensamiento del clínico respecto a la relevancia etiológica de los rasgos culturales del paciente, y acerca de su capacidad para explicar la situación clínica del mismo. Es precisamente ésta, la dilucidación de síndromes culturales, otra de las funciones estelares de la psiquiatría cultural.

La tercera función de la misma consiste en la descripción de los mecanismos biofisiológicos que transforman situaciones culturales estresantes (p. ej., el proceso de aculturación) en síntomas, síndromes y/o comportamientos inadaptados. Es ésta una de las áreas más necesitadas de investigación, si hemos de entender hechos clínicos fundamentales como las grandes variaciones en incidencia, prevalencia y patoplastia que presentan los distintos síndromes psiquiátricos, en función del origen étnico, nivel socioeconómico y estatus migratorio de los pacientes que los sufren.

CULTURA, ETNIA Y RAZA

El uso cotidiano de estos términos, a veces de forma intercambiable, genera más confusión que claridad. El concepto de *raza,* ya poco utilizado por la antropología y biología modernas, suele denotar la descripción de individuos a través de rasgos fenotípicos que, por muy marcadamente distintivos que sean, tienen una significación biológica mucho menor de la que habitualmente se les atribuye. Tal es el caso de rasgos como el color de la piel, la textura del cabello, la morfología de los ojos u otros rasgos faciales. Ciertos investigadores quieren conservar el valor de la clasificación racial para aplicarla a casos especiales como la distribución de ciertas anemias endémicas («anemia de células falciformes»). Pero incluso para este caso, la correlación entre rasgo y raza dista mucho de ser consistente, en tanto que estas anemias no sólo se distribuyen entre poblaciones negras africanas, sino que se encuentra también en poblaciones del Medio Oriente y otras zonas mediterráneas.

El concepto de *etnia,* mucho más valorado por sociólogos y antropólogos, tiene también más utilidad en psiquiatría en tanto que incide en el desarrollo de la identidad personal y en cuanto que denota pertenencia a comunidades que comparten cosmovisiones, sentimientos y creencias, y una historia común. Así, se puede definir el concepto de etnia como la identidad personal definida por la persona y resultante de la incorporación selectiva de algunos valores, sentimientos, mitos fundacionales y costumbres prevalentes en la ecología humana en la que el sujeto se desarrolla.

Tales identidades culturales son excepcionalmente importantes para las personas y han de constituirse en parámetro central a la hora de elaborar una formulación cultural que enriquezca el proceso clínico.

Finalmente, el término *cultura* es tan importante para la psicología y psiquiatría como difícil de definir. Una definición inicial, la del antropólogo británico Sir Edward Tylor, en 1871, se mantiene todavía vigente (Tylor, 1871).

Para Tylor, la cultura es «[...] una totalidad compleja que incluye saber y conocimientos, creencias y actitudes morales y otras capacidades y hábitos adquiridos por el hombre como miembro de la sociedad».

Han de resaltarse en esta definición dos rasgos fundamentales: la cultura como totalidad por una parte, y su dependencia de los procesos de socialización y aprendizaje por otra.

La definición más valiosa para los clínicos puede ser la proporcionada por el Grupo de Cultura y Diagnóstico del Instituto Nacional de Salud Mental de Estados Unidos: «La cultura denota significados, valores y normas de comportamiento, aprendidos y transmitidos en la sociedad dominante y entre sus grupos sociales. La cultura influye poderosamente en las ideas, sentimientos y concepto de sí *(self)* y afecta al proceso diagnóstico y a las decisiones terapéuticas».

Para la actividad clínica, la cultura ha de conceptualizarse como una totalidad compleja, organizada por la capacidad simbólica de los seres humanos y que posee dimensiones subjetivas (valores, sentimientos ideales y aspiraciones) y dimensiones objetivas (creencias, tradiciones y normas obligadas de comportamiento codificadas en leyes). Es precisamente esta capacidad de la cultura para vincular el mundo de la intimidad subjetiva de las personas con el mundo objetivo de lo social, la que le presta un papel central para expresar y moderar procesos psicológicos y promover bienestar emocional o trastorno psicológico.

A través de mecanismos todavía poco conocidos, la cultura afecta e influye en las ideas, los sentimientos, los conflictos emocionales y las funciones neurobiológicas que modulan y controlan el comportamiento y los estados de ánimo de las personas. También la cultura establece un marco normativo que define lo normal y lo anormal promoviendo así ciertos comportamientos y proscribiendo otros; procesos que pueden facilitar la aparición de estrés y de conflictos intrapsíquicos.

Los clínicos e investigadores que trabajan con poblaciones multiculturales reconocen que las culturas, lejos de ser constructos estáticos y homogéneos, definibles de una vez para siempre con cualesquiera que sean los parámetros de descripción, se comportan, por el contrario, como organismos vivos en continua evolución y en una relación dinámica constante con su entorno. Así, los rasgos culturales definibles en inmigrantes de primera generación sufren en las siguientes transformaciones considerables. También ha de considerarse que, por aparentemente homogéneas que parezcan ser ciertas culturas, todo grupo cultural acoge en su seno una enorme diversidad de fenotipos étnicos y raciales, sistemas de creencias, situaciones socioeconómicas y patrones establecidos de comportamiento. Por tanto, es aconsejable que el clínico que trata a un paciente a través de la barrera cultural acepte la definición cultural inicial sólo como un primer paso hacia la comprensión del ser único e individual que constituye su enfermo.

LA CULTURA Y LA PSIQUIATRÍA CLÍNICA

La relación entre cultura y psiquiatría clínica puede abordarse a través de los siguientes puntos de vista: a) la cultura como mediadora en la presencia de disparidades de salud; b) la forma en que la cultura puede distorsionar el encuentro clínico, y c) la presencia de síndromes culturales.

Disparidades de salud

Se conocen como disparidades de salud *(health disparities)* (Mental Health, 1999) aquellas diferencias en la salud de las poblaciones adjudicables a diferencias étnicas o culturales, ya sean relativas a la incidencia de enfermedades mentales, al acceso a tratamiento o a los resultados clínicos del mismo.

En Estados Unidos, donde las disparidades de salud han sido objeto de la atención de los investigadores desde hace varios años, tales disparidades se han definido en los principales grupos minoritarios, tales como afroamericano, hispano, indios nativos y ciudadanos de origen asiático. Así, los pacientes de origen afroamericano presentan tasas más altas que la población general de trastornos depresivos, fobias y trastornos de somatización, mientras que las tasas de suicidio son más bajas que en el resto de la población. En el caso de poblaciones de origen asiático, el limitado número de estudios epidemiológicos de que se dispone arroja cifras de depresión similares a las de la población general pero con tasas de suicidio considerablemente más bajas, con una excepción: las mujeres asiáticas de tercera edad tienen tasas de suicidio muy por encima de la media de su población. He aquí una posibilidad de intervención preventiva a medida que se dilucida la trama cultural que potencia el suicidio de estas mujeres.

La presencia de disparidades de salud mental entre las poblaciones de origen hispano en Estados Unidos son algo mejor conocidas. Constituyendo casi el 15% de la población de Estados Unidos y con altas tasas de crecimiento, la salud mental de los hispanos arroja cifras de prevalencia similares a las de la población general, excepto para los jóvenes, entre cuyos miembros se registran tasas de ansiedad, depresión y toxicomanías por encima de la media de la población general. Las tasas de suicidio constituyen sólo el 50% de la media de la población, aunque se detectan incrementos preocupantes entre las jóvenes de origen hispano.

Ha de tenerse en cuenta que no todas las disparidades de salud que se detectan en poblaciones étnicamente diferentes son de carácter negativo. Así, ciertas investigaciones han demostrado que inmigrantes mexicanos de primera generación arrojan cifras de prevalencia de trastornos mentales significativamente inferiores a las presentadas por miembros del mismo grupo étnico nacidos en Estados Unidos, datos que hacen pensar en el papel protector del entorno social, familiar y religioso y cultural del que disfrutaba el inmigrante en su país de origen. De ser replicados estos hallazgos, en las poblaciones hispanas que emigran a España, plantean igualmente posibles intervenciones preventivas.

La entrevista clínica y sus distorsiones

La entrevista clínica psiquiátrica, sea su objetivo diagnóstico o terapéutico, es la actividad estrella en el *armamentarium* de todo psiquiatra. En función de su dependencia de procesos de comunicación (verbal y no verbal), la entrevista clínica está sujeta a múltiples distorsiones cuando se realiza a través de las barreras lingüísticas y/o culturales.

En este sentido, la situación de una paciente hispana a la que tuve la oportunidad de evaluar hace varios años es paradigmática. La paciente objeto de la consulta era una mujer viuda de origen hispano que habitaba en el barrio neoyorquino del Bronx, tras su inmigración desde un pueblecito de Puerto Rico. La enferma fue transportada al servicio de urgencias del hospital local por varios vecinos preocupados por su «aislamiento» y «retraimiento» y porque había realizado algunas alusiones indirectas a haber perdido motivos para seguir viviendo. En la sala de urgencias la paciente fue entrevistada por un psiquiatra angloamericano que hablaba exclusivamente inglés. Dado el mínimo dominio de este idioma por parte de la paciente, en la historia clínica escrita por el psiquiatra tras este encuentro inicial, priman los datos comunicados al psiquiatra por los vecinos y por el conductor de la ambulancia que la lleva al hospital. Así, el resumen clínico elabora la historia de «aislamiento y retraimiento», alude a «alucinaciones», «pobreza afectiva» e interpreta la angustia de la enferma, tras la espera de varias horas en la sala de emergencia, como signo de «agitación» para el que prescribe dosis altas de haloperidol. A la mañana siguiente, cierto «aplanamiento afectivo», probablemente secundario a la utilización del neuroléptico, dirige la orientación diagnóstica hacia la esquizofrenia. Es entonces cuando se me requiere como consultor cultural con el doble motivo de educar a los jóvenes residentes, y con el fin de ayudar al equipo clínico a tomar la decisión de derivar a la paciente a un centro hospitalario para enfermos esquizofrénicos crónicos o, alternativamente, a un centro comunitario si, como consultor, yo estimo su pronóstico como algo más favorable que el propuesto por el equipo que la trata. Los resultados de este proceso de consulta son ilustrativos de las dificultades que presenta la evaluación psiquiátrica realizada a través de la barrera cultural y/o lingüística. La paciente procedía de una zona rural de Puerto Rico e inmigró al barrio del Bronx tras su matrimonio. Tras la muerte de su marido continuó viviendo allí en compañía de su único hijo, quien era al mismo tiempo su intermediario cultural. Por ser bilingüe, el hijo compensaba las deficiencias lingüísticas y adaptativas de la madre facilitando cierto grado de integración. La muerte violenta e inesperada del hijo (aproximadamente un año antes de que la paciente acudiera a la sala de urgencias) precipitó un intenso proceso de duelo, todavía no resuelto a la hora de la entrevista, durante el cual con cierta frecuencia «veía» la imagen de su hijo llamándola desde el más allá y entablaba conversaciones (para sus vecinos de carácter alucinatorio) con él. Tras su muerte, la falta de compensación de sus deficiencias adaptativas —y una moderada agorafobia— fueron interpretadas por sus vecinas como aislamiento psicológico, y por el personal de urgencia como retraimiento de carácter psicótico.

También se adjudicó carácter psicótico a las alucinaciones (más bien ilusiones) visuales y auditivas, que son tan frecuentes en casos de duelo intenso en poblaciones de origen rural y nivel educativo bajo, y que —en tales contextos— no han de ser necesariamente interpretadas como indicio de psicosis esquizofrénica.

La evaluación del estado mental

La valoración del estado mental del paciente, acto clave en el proceso diagnóstico, puede estar sujeta a distorsiones, más o menos sistemáticas, cuando se realiza a través de la barrera cultural. Puesto que el proceso diagnóstico requiere la observación e interpretación de aspectos tales como la apariencia externa del paciente, su comportamiento ante el clínico, el contenido de su pensamiento, la capacidad de vivencia y expresión afectiva , y muchos otros parámetros, ha de tenerse en cuenta que todos ellos son susceptibles de variaciones culturales que hacen difícil su valoración objetiva. A la hora de describir la apariencia del paciente, muchos clínicos, por ejemplo, utilizan expresiones como «de apariencia normal», «atractiva», «apropiada» y otras muchas que han de contrastarse en relación con el marco normativo cultural de nuestro paciente y no sólo del que sirve de referencia al clínico. Al evaluar la relación que el paciente establece con el entrevistador, será útil considerar si parámetros habituales de esta evaluación, como el mantenimiento de la mirada, la distancia interpersonal adoptada, la actitud sumisa o desafiante, expresan conflicto o psicopatología o simplemente representan rituales culturales arraigados.

Igualmente cuidadoso ha de mostrase el clínico a la hora de evaluar procesos de pensamiento y estados afectivos. Tanto las muestras espontáneas de emociones como las reacciones afectivas evocadas en respuesta a la interacción clínica han de valorarse con la conciencia de que la percepción y expresión de afectos está abundantemente informada por patrones culturales. La impasividad emocional atribuida a ciertas culturas asiáticas no ha de confundirse con pobreza afectiva, ni la intensa, fácil y espontánea expresión de afectos de las culturas mediterráneas o las persistentes, y llamativas, expresiones de duelo en las culturas del medio oriente han de considerarse *a priori* como «excesivas».

La formulación cultural

La incorporación de la cultura al DSM de la APA constituye un verdadero hito, científico y político, para la historia de la psiquiatría. Para el psiquiatra clínico, quizás el aspecto más valioso de toda la oferta cultural del DSM esté representado por la sugerencia de que se realice una formulación cultural de todo caso clínico, seguida de recomendaciones específicas respecto a su realización. Tales recomendaciones incluyen tres aspectos fundamentales: la exploración de la identidad cultural del paciente, la indagación en la trama causal a la que el paciente (y su medio cultural) atribuyen sus problemas psicológicos y los factores culturales que afectan a la relación terapéutica. Pautas más detalladas para la realización de la formulación cultural se recogen en la tabla 1.

Tabla 1. Elementos de la formulación cultural
1. Evaluación de la identidad cultural de la persona:
– Grupo cultural de referencia
– Idioma(s)
Factores culturales de incidencia durante el desarrollo
– Integración en la cultura de origen
– Integración en la cultura
– Religión y espiritualidad
2. Explicación cultural de la enfermedad de la persona:
– *Idioms of distress* o categorías locales de enfermedad
– Significado de los síntomas en relación con las normas culturales
– Atribución causal
– Patrones culturales de solicitud de ayuda
3. Factores culturales relacionados con el medio psicosocial y nivel de funcionamiento:
– Factores sociales estresantes
– Factores de apoyo social
– Nivel funcional y de discapacidad
4. Elementos culturales en la relación entre médico y enfermo
5. Evaluación cultural global a efectos diagnósticos y terapéuticos

Modificada de Trujillo M. Primary psychiatry. Vol. 15, N.º 4. 2008.

El objetivo final de la formulación cultural debe ser la presentación de una explicación causal, culturalmente informada, de los síntomas y disfunciones presentados por el paciente. Al anclar su formulación cultural en datos clínicos del presente, el clínico se asegura de su relevancia para la situación clínica del paciente y/o para su tratamiento, separando los aspectos culturales clínicamente influyentes, de los muchos datos interesantes pero anecdóticos que las narrativas culturales habitualmente incluyen.

SALUD MENTAL DE LOS HISPANOS RESIDENTES EN ESTADOS UNIDOS

Con algo más de 40 millones de habitantes (casi el 15% de la población de Estados Unidos), la comunidad hispana se caracteriza por su diversidad y por su alto ritmo de crecimiento demográfico, tanto por las altas tasas de fertilidad como por la continuidad del fenómeno inmigratorio (Ruiz, 1998a, 1998b).

El grupo mayoritario está representado por mexicanos, seguidos de puertorriqueños, cubanos, dominicanos y otros (tabla 2 y fig. 1). Además de su diversidad de origen, estas poblaciones se caracterizan por su diversidad socioeconómica, aunque globalmente, la población presenta índices de pobreza por encima de la media y logros educativos menores que los de la población general (tablas 3 a 5 y fig. 2).

Tabla 2. Población hispana en Estados Unidos (2004)

Origen	Población	% de hispanos
Hispano o latino	40.459.196	100,0
Mexicanos	25.894.763	64,0
Puertorriqueños	3.874.322	9,6
Cubanos	1.437.826	3,6
Dominicanos	1.051.032	2,6
Españoles	358.570	0,9
América Central	2.901.679	7,2
Costa Rica	120.316	0,3
Guatemala	698.745	1,7
Honduras	407.994	1,0
Nicaragua	248.725	0,6
Panamá	113.053	0,3
El Salvador	1.201.002	3,0
Otros	111.844	0,3
América del Sur	2.215.503	5,5
Argentinos	189.190	0,5
Bolivianos	90.401	0,2
Chilenos	106.458	0,3
Colombianos	686.185	1,7
Ecuatorianos	453.360	1,1
Paraguayos	14.123	–
Peruanos	399.240	1,0
Uruguayos	41.577	0,1
Venezolanos	164.699	0,4
Otros	2.925.760	6,7

Fuente: U.S. Census Bureau; 2004.

Figura 1. Distribución de la población hispana (2004).

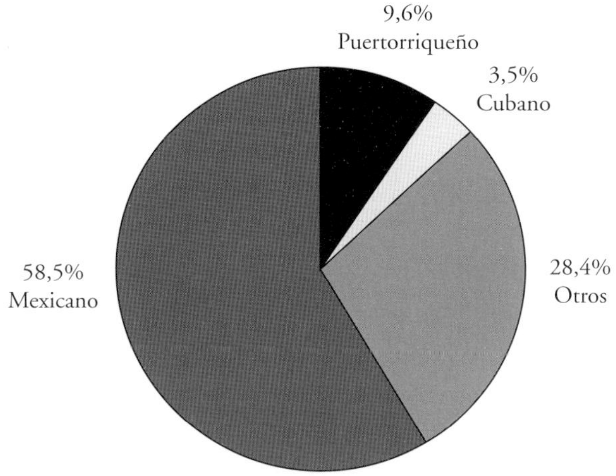

Tabla 3. Nivel educacional		
Subgrupo	**Bachiller superior**	**Universidad**
Cubanos	70%	25%*
Puertorriqueños	64%	11%
Mexicanos	50%	7%

*La misma tasa que americanos.
Fuente: U.S. Census Bureau; 2000d.

Tabla 4. Nivel socioeconómico	
Subgrupo	**Ingresos familiares medios (dólares)**
Cubanos	39.530
Puertorriqueños	28.953
Mexicanos	27.833

Fuente: U.S. Census Bureau; 2000d.

Tabla 5. Nivel socioeconómico	
Subgrupo	**% Bajo línea de pobreza**
Cubanos	14%
Puertorriqueños	31%
Mexicanos	27%

Fuente: U.S. Census Bureau; 2000d.

Figura 2. Porcentaje bajo umbral de la pobreza.

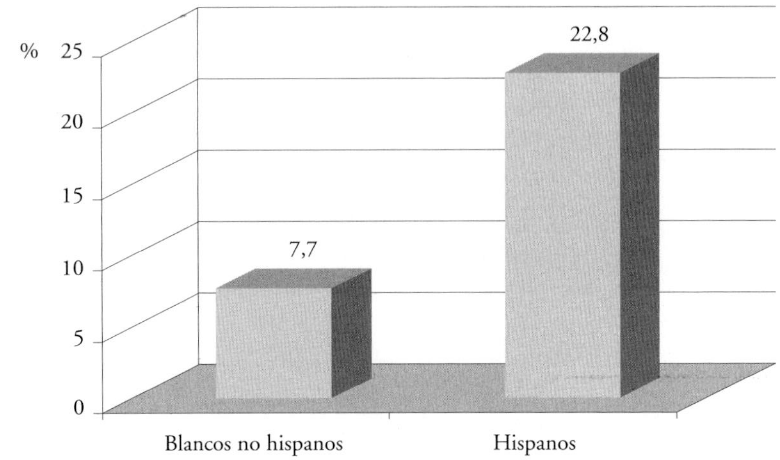

Fuente: U.S. Census Bureau. The Hispanic population in the United States. Population Characteristics. March, 2001.

Los índices de salud de la población hispana presentan cifras de prevalencia superiores a las de la población general para enfermedades como la diabetes, el síndrome de la inmunoinsuficiencia adquirida y para la depresión, y disfrutan de una apreciablemente menor cobertura por seguros médicos (figs. 3 a 6); a pesar de ello, la población hispana disfruta de mayor longevidad y de menor mortalidad cardiovascular que la población general.

Un hecho notable a la hora de interpretar esta aparente paradoja en las llamadas disparidades positivas es el hecho de que ciertos inmigrantes de primera generación pueden presentar índices de salud más favorables que los arrojados por los hijos de inmigrantes nacidos en la nación receptora.

En el contexto norteamericano, los inmigrantes procedentes de México presentan tasas de trastornos de ansiedad y depresivos significativamente inferiores a los presentados por la generación nacida en Estados Unidos (Vega et al., 1998) (fig. 7 y tablas 6 y 7).

Aunque el origen de estas disparidades positivas es muy discutido, muchos investigadores apuntan al papel protector de la familia, a la cohesión social de las comunidades nativas y a muchos otros factores psicosociales (religión, «resiliencia» etc.).

Figura 3. Seguro de salud por raza o grupo étnico.

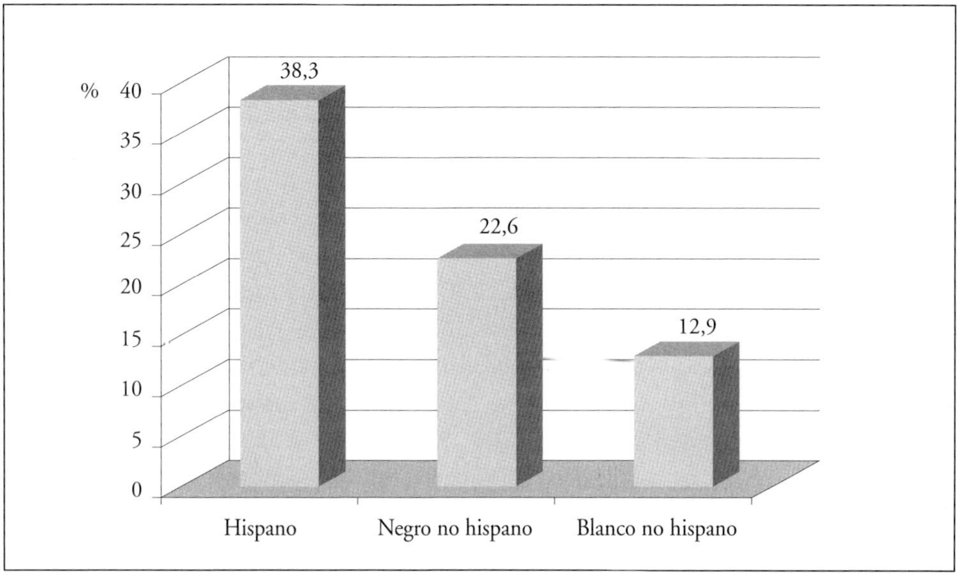

Fuente: Analysis of combined 2000-2002 Current Population Survey.
Nota: Estos datos no incluyen Puerto Rico.
Datos referidos a personas menores de 65 años.

Figura 4. Porcentaje de población de 45 a 74 de edad con diabetes por raza/etnia y origen hispano.

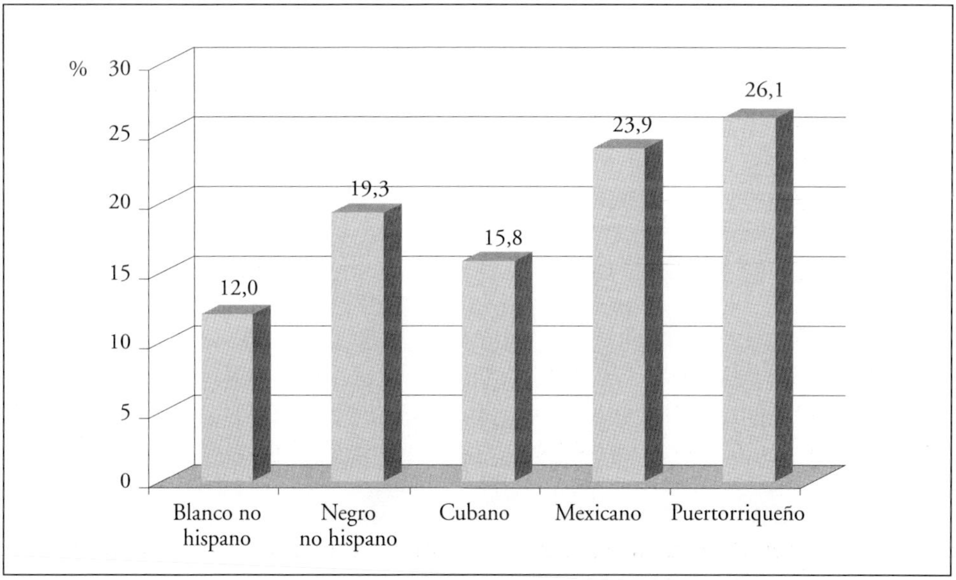

Fuente: National Institute of Diabetes and Digestive and Didney Diseases.
Diabetes in Hispanic Americans: NIH Publication N.º 98-6598. June 1998.

Figura 5. Sida/raza/etnia.

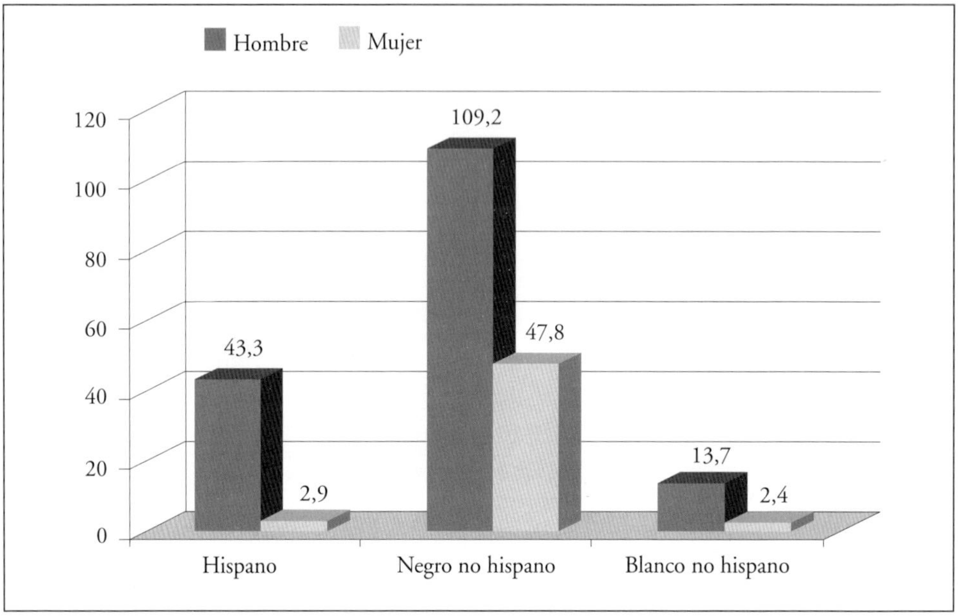

Fuente: Centers for Disease Control and Prevention (CDC).

Figura 6. Depresión/raza/etnia.

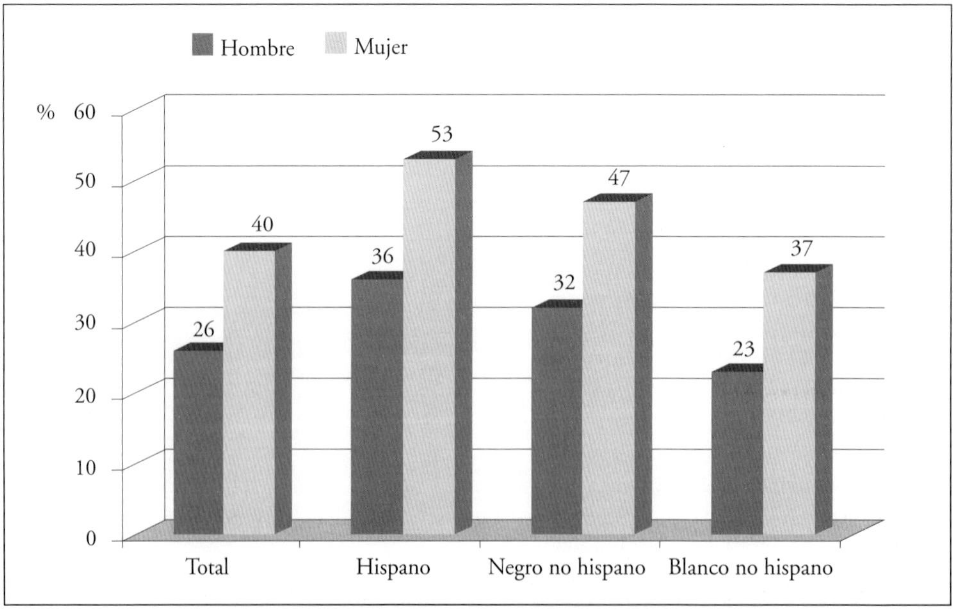

Fuente: The Commonwealth Fund. U.S. Minority Health: a chart book. May 1999.

Figura 7. Prevalencia de trastornos psiquiátricos. Estudio nacional de comorbilidad.

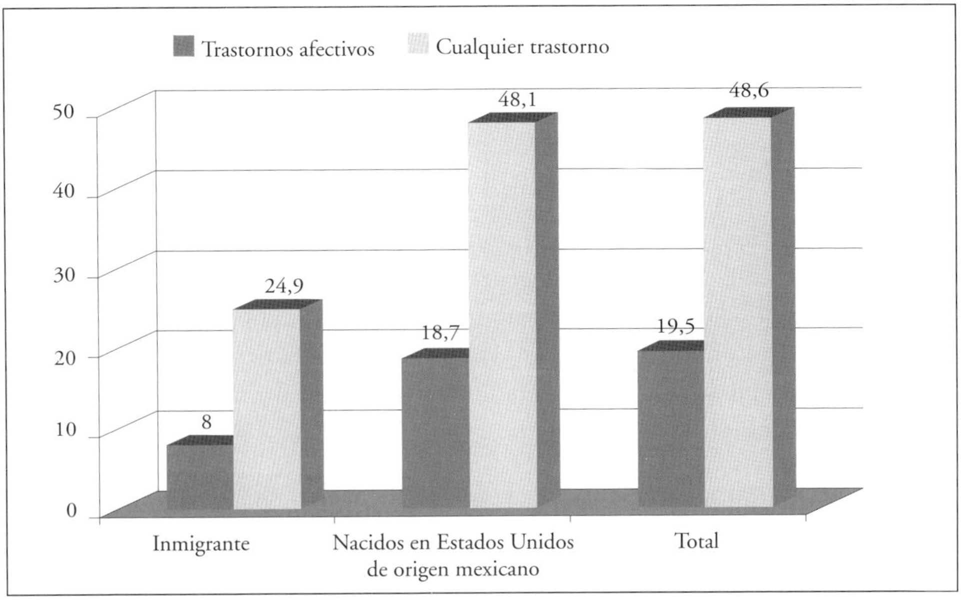

Fuente: Vega et al. (1998).

Tabla 6. Prevalencia de trastornos psiquiátricos según el origen (n = 3.012)

	Inmigrantes	Nacidos en Estados Unidos	Total
Depresión mayor	5,2 (0,8)	14,8 (1,7)	9,0 (0,8)
Episodio maniaco	1,1 (0,5)	2,8 (0,6)	1,7 (0,3)
Trastorno afectivo	8,0 (1,0)	18,7 (1,8)	12,1 (0,9)
Fobia social	5,3 (0,7)	10,9 (1,2)	7,4 (0,6)

Tabla 7. Prevalencia de trastornos psiquiátricos según el origen

	Inmigrantes	Nacidos en Estados Unidos	Total
Trastorno de ansiedad	13,0 (1,2)	23,2 (1,8)	16,8 (1,0)
Abuso de alcohol	1,7 (0,4)	5,6 (0,9)	3,3 (0,4)
Toxicomanías	10,5 (1,4)	27,7 (1,8)	17,1 (0,9)
Cualquier trastorno	24,9 (1,5)	48,1 (2,1)	33,8 (1,3)

El paciente iberoamericano: Estados Unidos y España

La investigación acumulada en las últimas décadas respecto a las características distintivas de problemas de salud mental en poblaciones de origen hispano ha acumulado amplias series de hallazgos, tanto de origen epidemiológico como clínico. Tales hallazgos pueden servir de orientación a aquéllos que planifican intervenciones de salud mental con poblaciones hispanas en España. El siguiente apartado constituye un breve resumen de tales hallazgos.

Epidemiología

Numerosos estudios han establecido que la prevalencia de los trastornos mentales se aproxima a la media de la población general para muchos trastornos y la supera en algunos casos como la depresión y algunas toxicomanías. También se ha establecido que el estrés migratorio (la pérdida del estatus de origen, la pérdida de apoyo social y el proceso de aculturación) representa una carga adicional para la economía emocional del inmigrante.

Al diseñar una política asistencial que aborde las vulnerabilidades descritas, las autoridades sanitarias han de considerar intervenciones (abundantemente probadas en nuestro contexto) como la detección precoz de casos en la asistencia primaria, escuelas, servicios sociales, etc. Los servicios sociales especiales para los inmigrantes son un lugar privilegiado de intervención. Anecdóticamente, de nuestra propia experiencia se abona esta afirmación. Tras los acontecimientos del 11 de septiembre de 2001, la atención psiquiátrica prestada por nuestro servicio del Hospital Bellevue a inmigrantes afectados de trastorno por estrés postraumático fue mucho mejor aceptada cuando se producía en los mismos locales donde tales inmigrantes se congregaban con el fin de obtener otros servicios sociales.

Algunos investigadores han diseñado también terapias especiales para facilitar el proceso de aculturación.

Acceso al tratamiento

El proceso que transcurre desde que se inicia un problema de salud mental hasta que se consulta por el mismo a un centro especializado está también sujeto a variaciones culturales. En muchos casos los inmigrantes procedentes de zonas empobrecidas, con escaso contacto con servicios médicos y psiquiátricos, pueden compartir con su entorno de origen el rechazo, la desconfianza o al menos la falta de familiaridad con la psiquiatría. En nuestro contexto está abundantemente documentada la infrautilización de recursos de salud mental ambulatorios y la sobreutilización de servicios hospitalarios y de urgencia. Estos datos hacen pensar que, tras la aparición de los síntomas iniciales, la primera consulta se retrasa en los pacientes hispanos en mayor medida que en otras poblaciones. La investigación atribuye esta situación a factores que pueden agruparse en dos grandes categorías: a) la utilización de recursos alternativos, tales como la familia y los curanderos nativos *(folk healers)* y b) la presencia de barreras al tratamiento, tales como prejuicios de origen cultural, barreras institucionales, falta de cobertura sanitaria y otros.

La utilización de curanderos y de plantas medicinales están muy extendidas entre los pacientes hispanos, bien antes de la consulta inicial, bien paralelamente a la utilización de los servicios médicos convencionales. Es posible que tales prácticas estén igualmente extendidas entre los hispanos llegados a España procedentes de América Latina, sobre todo en los originarios de áreas rurales e influidos por concepciones ancestrales y por culturas de salud y enfermedad muy elaboradas. Ambos parámetros (la utilización de curanderos y el uso de plantas medicinales) deben ser objeto de indagación sistemática, con el fin de incorporarlos en el plan de tratamiento y de asegurarse que la «red paralela» representada por los curanderos, al menos no boicotea las recomendaciones del psiquiatra. El uso de plantas medicinales ha de registrarse con igual cuidado, dado que muchas de ellas poseen efectos psicotrópicos importantes (estimulante, anticolinérgico, depresivo del sistema nervioso), bien directamente, bien indirectamente a través de la estimulación o inhibición del sistema metabólico P 450 (Ruiz, 2000).

El abordaje óptimo a los problemas de acceso descritos aquí incluye la detección precoz, preferentemente a nivel primario, y el diseño y establecimiento de servicios ambulatorios próximos a la comunidad, integrados con otros servicios sociales prestados a inmigrantes y que cuenten con personal culturalmente sintónico entre los miembros de su equipo.

La evaluación psiquiátrica del paciente hispano

Las últimas décadas han producido información abundante de las distorsiones que se producen al evaluar enfermos a través de las barreras lingüísticas o culturales. Es bien conocido el sesgo mediante el cual se producen errores diagnósticos con mayor frecuencia cuando el evaluador y el paciente pertenecen a culturas distintas. Tales errores son más abundantes cuando, además de la barrera cultural, existe discrepancia lingüística entre ambos interlocutores. Así, en estudios seminales realizados en la década de 1980, Marcos et al. (1973) demostraron que, a pacientes hispanos con diagnóstico de esquizofrenia, se les adjudicaba mayor patología cuando eran entrevistados en el idioma inglés que cuando las entrevistas se realizaban en su idioma nativo, el español. Posteriormente, Marcos y Trujillo (1981) presentaron recomendaciones para corregir tales distorsiones. También se ha demostrado que enfermos que son diagnosticados de trastorno bipolar cuando son evaluados en su propia lengua, reciben con mayor frecuencia diagnósticos de esquizofrenia o trastorno esquizoafectivo cuando son entrevistados en inglés, señalando así la dificultad que el idioma y la cultura imponen al hacer juicios finos respecto a la presencia de trastornos del pensamiento sutiles, o de la adecuación de ciertas reacciones afectivas a la situación existencial del paciente.

También son bien conocidas las distorsiones que sufren los resultados de tests psicológicos (sean neuropsicológicos o proyectivos) cuando se aplican a poblaciones distintas de aquéllas en que se han estandardizado (APA, 1993). Para estas situaciones es recomendable el uso de instrumentos estandardizados en las poblaciones en las que se aplican o, en su defecto, que se trate de compensar las limitaciones impuestas por estas barreras a través de la utilización de pruebas complementarias redundantes. El gasto de tiempo y otros recursos impuestos por tales redundancias son más que compensados por las notables ganancias en validez diagnóstica. La fidelidad de los resultados de estas evaluaciones puede acrecentarse aún más a través de la evaluación simultánea de la capacidad lingüística de estos pacientes. A veces, déficits educativos o de comprensión de la información verbal son malinterpretados como evidencia de psicopatología. También compete a los sistemas de salud que aspiran a operar con cierta competencia cultural el desarrollo de la «inteligencia institucional», mediante la cual, todos los clínicos adscritos al sistema sean conscientes de las limitaciones de la evaluación de enfermos procedentes de otras culturas y estén familiarizados con mecanismos mínimos de compensación. Finalmente, el uso sistemático de las recomendaciones culturales recogidas en el DSM-IV es muy eficaz para el logro de tales compensaciones.

Son especialmente útiles la realización sistemática de un diagnóstico diferencial con síndromes culturales específicos y el uso, también sistemático, de la formulación cultural.

Intervenciones terapéuticas

La investigación en el uso de servicios psiquiátricos por parte de poblaciones minoritarias ha establecido de manera concluyente, al menos en el contexto de Estados Unidos, que el abandono terapéutico de estas poblaciones es significativamente mayor que el registrado por la población general. También se ha establecido en aquellas poblaciones hispanas que reciben tratamiento que, para un mismo diagnóstico, el uso de intervenciones somáticas es mayor en los enfermos de origen hispano, mientras que la utilización de terapias verbales es menor.

Se han aducido muchas hipótesis para explicar estos datos, desde la propia preferencia de los enfermos (basadas en expectativas mediatizadas culturalmente) hasta el escepticismo de los clínicos respecto al potencial de estos enfermos para entender y responder a terapias psicodinámicas. Cualquiera que sea la causa, varias investigaciones interesantes han demostrado también que estos sesgos originales se pueden corregir mediante el uso de mecanismos de familiarización del paciente con las terapias verbales. Así, algunos estudios han demostrado que unas sesiones de «preparación» para la psicoterapia, consistentes en la presentación al paciente de sesiones «típicas» que escenifican lo que se espera de ellos en este proceso, son suficientes para lograr que los pacientes hispanos logren la misma aceptación de la psicoterapia indicada y obtengan los mismos rendimientos que alcanzan los enfermos no hispanos.

El siguiente paso en competencia cultural, a la hora de recomendar intervenciones terapéuticas para pacientes hispanos, consiste en el diseño de terapias culturalmente sintónicas. La literatura científica ofrece numerosos ejemplos de la incorporación de elementos específicos procedentes de la cultura originaria del paciente, al núcleo de las intervenciones terapéuticas clásicas. En este sentido, la descripción realizada por J.J. Kreisman (1975) del tratamiento de dos mujeres esquizofrénicas de origen mexicano es paradigmática y ejemplifica la incorporación de rituales populares *(folk rituals)* y plantas medicinales autóctonas muy valoradas por los pacientes. Basado en esta experiencia, Kreisman propone la introducción sistemática de las concepciones culturales de la enfermedad de nuestros pacientes minoritarios en los tratamientos más convencionales.

También muy valiosos resultan los modelos propuestos por José Szpocknick para el tratamiento de jóvenes adolescentes de origen cubano que presentan síndromes adictivos (Ruiz, 1995). Szapocnick desarrolla su modelo incorporando los valores culturales extraídos empíricamente de la población con la que trabaja, y ha demostrado la eficacia y efectividad de tales intervenciones en estudios controlados. Su terapia afirma y utiliza valores como la afiliación familiar, la preferencia por estructuras familiares jerarquizadas y otros valores obtenidos empíricamente. Si se demuestra experimentalmente la similitud de estos valores en poblaciones originarias de la América Andina, el modelo de Szapocknick puede ser adaptado fácilmente para el tratamiento de los problemas adictivos y trastornos de comportamiento tan prevalente entre los hijos adolescentes de inmigrantes.

Otro ejemplo, singularmente creativo, de adaptación de tradiciones culturales a procesos terapéuticos, está representado por el trabajo del equipo de Giuseppe Constantino (Constantino et al., 1986), que demostró la superioridad de la terapia narrativa *(cuen-*

to therapy) sobre otras terapias de grupo, cuando se utilizaron para reducir los índices de ansiedad padecidos por más de 200 adolescentes de origen puertorriqueño seleccionados por la presencia de trastornos de la conducta. La exposición repetida de estos jóvenes a cuentos clásicos de la literatura puertorriqueña les facilitaba el desarrollo de modelos de identificación y la internalización de capacidades adaptativas e imágenes positivas de sí mismos.

La reintegración comunitaria

Las dificultades que normalmente encuentra cualquier paciente psiquiátrico a la hora de su reintegración en la comunidad tras el alta hospitalaria se ven notablemente agravadas en pacientes inmigrantes, quienes afrontan dificultades aún mayores para asumir sus roles laborales, familiares y comunitarios. La natural escasez de su red de apoyo social y la situación sociolaboral precaria de muchos de sus familiares hacen difícil para estos allegados la dedicación de recursos a la reintegración de su familiar enfermo y al apoyo a la continuidad de tratamientos tan necesaria para obtener una remisión óptima, cuando ésta es alcanzable.

De ahí los hallazgos de un estudio reciente (Sanz et al., 2007), realizado en la Comunidad de Madrid, donde se demuestra que los pacientes procedentes de grupos inmigrantes de Centroamérica y Sudamérica muestran una menor adhesión al tratamiento ambulatorio que los enfermos no inmigrantes. Los autores de este estudio indican que no es posible explicar esta situación apelando a factores aislados como el dominio del idioma, el lugar de inmigración, el tiempo de establecimiento en la Comunidad de Madrid, la edad o el diagnóstico clínico, por lo que les parece imprescindible un abordaje complejo y multicausal del fenómeno, insistiendo en la fase de acogida y los primeros contactos del paciente con los dispositivos asistenciales.

La literatura científica respecto al proceso de integración comunitaria tras la hospitalización psiquiátrica proporciona numerosas sugerencias que pueden mejorar la experiencia de los pacientes hispanos. Entre ellas, la movilización de la red de apoyo del paciente, el uso extensivo de la psicoeducación, con el fin de superar la extendida idea errónea de mantener el tratamiento sólo durante la fase aguda de la enfermedad. La movilización de la red de apoyo del paciente debe incluir, además de a la familia, a aquellos organismos sociales que normalmente apoyan el proceso inmigratorio, las redes informales de curanderos, personal religioso y otras autoridades morales, y los organismos no gubernamentales que frecuentemente inciden en la vida de los inmigrantes.

El paciente de América Andina

Como se refleja en las tablas 8 y 9, más del 90% del millón y medio de inmigrantes originarios de Iberoamérica proceden de América Andina: Ecuador, Colombia, Bolivia, Perú, Venezuela y Chile, países que ocupan la franja costera occidental de Sudamérica, al oeste de la cordillera de los Andes. Entre todos, los países andinos ocupan 5,4 millones de kilómetros cuadrados y dan cobijo a unos 113 millones de habitantes mayoritariamente concentrados en el litoral, la altiplanicie y los valles andinos. La economía de los países andinos está caracterizada por las actividades extractivas (esmeraldas en Colombia, plata en Perú, estaño en Bolivia y petróleo en Ecuador y Venezuela) y la agricultura, incluyendo cultivos de café, cacao, azúcar, plátanos y algodón, en gran parte destinados a la exportación. Se dan también industrias ligeras relacionadas con bienes de consumo, tales como la alimentación y los productos textiles. Las explotaciones agropecuarias son importantes en zonas más limitadas como Perú. También se cultiva la hoja de coca en Colombia, Perú y Bolivia, dando paso al fenómeno del narcotráfico de consecuencias devastadoras para las sociedades de estos países y que, sin duda, afecta social y sanitariamente a algunos de los emigrantes que proceden de ellas.

Tabla 8. Orígenes geográfico-culturales de la población extranjera en España (2006)

Área de origen	Población	% total extranjeros
1. Iberoamérica	1.500.785	36,21%
2. Europa Occidental	872.694	21,06%
3. Europa del Este	735.506	17,75%
4. África del Norte	614.436	14,83%
5. África subsahariana	170.843	4,12%
6. Extremo Oriente	132.474	2,72%
7. Otros	136.735	2,82%

Tabla 9. Datos de crecimiento y desarrollo humano de la población iberoamericana en España (2001-2006)

País	2001	2006	% crecimiento 2001-2006	IDH
Ecuador	139.022	461.310	+232%	0,763
Colombia	87.209	265.141	+204%	0,790
Bolivia	6.619	139.802	+2.012%	0,692
Perú	34.975	95.903	+174%	0,762
Venezuela	16.549	51.261	+210%	0,784
Chile	11.674	39.704	+240%	0,859

IDH: índice de desarrollo humano.

Características sociodemográficas

Una vez en España, los inmigrantes de la América Andina se concentran en Madrid, Barcelona y Alicante y encuentran empleo mayoritariamente en la hostelería, otros servicios y el servicio doméstico.

Hay que destacar la gran diversidad étnica de las poblaciones andinas. Casi el 70% de la población está constituida por indios o mestizos de indio y español. Los indios proceden de muchas etnias, incluyendo los incas, se expresan en multitud de idiomas y cultivan muy diversas tradiciones culturales con gran variedad de creencias respecto al sentido de la vida y la salud.

Las poblaciones más rurales y pobres tienen escaso acceso a la medicina occidental, teniendo por tanto limitada experiencia con las pautas occidentales de acceso y utilización de servicios médicos en general y de salud mental en particular. Comparten, por tanto, diversas similitudes con las poblaciones hispanas procedentes de zonas rurales de menor desarrollo que se han descrito anteriormente. Entre los inmigrantes andinos, el porcentaje femenino es ligeramente superior al masculino y la media de edad es inferior a la de la población general en España.

De un porte existencial austero, y socializados para la «resiliencia» y la tolerancia al sufrimiento, muchos de estos emigrantes tienden a expresar el estrés y el dolor emocional a través del cuerpo (somatización) y a utilizar servicios de urgencia y de hospitalización aguda en tiempo de crisis, y a evitar las intervenciones preventivas y la continuidad de tratamiento ambulatorio. De hecho, en un estudio realizado en Barcelona en 2002 se constató que el principal motivo de consulta psiquiátrica fue la somatización (40,6% del total) (Mora y Lafora, 2008).

Existen pocos estudios epidemiológicos que analicen la incidencia y prevalencia de trastornos de salud mental en las poblaciones inmigrantes de origen andino. Dada la tendencia a asistir a servicios psiquiátricos en la modalidad de urgencia u hospitalización aguda, y a evitar la utilización continuada de servicios ambulatorios, podría pensarse en una baja incidencia de dichos trastornos, que es compatible con el hallazgo (en las poblaciones mexicanas que emigran a Estados Unidos) de las llamadas «disparidades positivas»: índices de salud más favorables que los disfrutados por inmigrantes de la misma etnia en generaciones posteriores, e incluso que la población general del país receptor (Escobar, 1998).

Dado que la familia, los representantes religiosos, los curanderos y el hecho de recurrir a plantas medicinales ancestrales constituyen con frecuencia el primer eslabón en la cadena asistencial, debería ser prescriptivo, para los servicios de salud mental que quieran o necesiten especializarse en la atención a estos pacientes, desarrollar políticas de acercamiento y colaboración con estos agentes culturales.

Una vez que el paciente andino acude a la consulta, el clínico debe tener en cuenta, a la hora de realizar un diagnóstico diferencial, la presencia de rasgos o síndromes culturales específicos (Trujillo, 2004; Guarnaccia y Rogler, 1999). Son prevalentes entre los pacientes latinos y andinos los siguientes:

- Ataque de nervios: ataques incontrolables de temblor, gritos, lloros, fenómenos disociativos, alteraciones sensoriales, como sensación de calor, en el pecho o la cabeza, seudoconvulsiones y otros síntomas que, frecuentemente, ocurren como resultado de estrés familiar, situaciones de conflicto intergeneracional o al recibir noticia de la muerte inesperada de algún familiar cercano.
- Bilis, cólera o muina: cursa con síntomas generales de tensión, cefaleas, dolor abdominal e incluso pérdida de conciencia relacionados con la vivencia subjetiva de rabia o ira intensa, sentimientos a los que muchas comunidades latinas atribuyen gran capacidad por influenciar el cuerpo, bien alterando el equilibrio entre lo frío y lo caliente, o entre lo material y espiritual.
- Nervios: bastante común en poblaciones hispanas, tanto en Estados Unidos como en América Latina, describe una situación de vulnerabilidad al estrés de una vida accidentada y precaria.
- Incluye síntomas somáticos variados: irritabilidad, dolor de cabeza, insomnio, nerviosismo, dificultades de concentración, cubriendo un amplio espectro de intensidad y discapacidad, desde cierta ansiedad no patológica hasta síndromes más graves e incluso psicóticos.
- Susto: se trata de un síndrome cultural específico extendido en México, América Central y Sudamérica. El desencadenante es una experiencia de miedo intenso, seguida en pocos días por sensación de intenso malestar, pérdida de apetito, insomnio, pesadillas perturbadoras, tristeza, intensos sentimientos de desvaloración y de culpabilidad y profunda desgana. En casos extremos puede desembocar en la muerte del enfermo. Popularmente se atribuye al hecho de que la experiencia de miedo intenso que precede al síndrome, provoca la separación del cuerpo y el alma o espíritu. El tratamiento a manos de curanderos *(folk healers)* requiere ciertos rituales cuya función es restaurar la unión cuerpo-espíritu.
- Síndrome de Ulises: aunque no está incluido entre los síndromes culturales específicos incluidos en el DSM de la APA, el llamado síndrome de Ulises (o sín-

drome del inmigrante con estrés múltiple crónico) hace referencia a las innumerables dificultades, peligros y tristezas que, lejos de su familia, hubo de afrontar el héroe de la tragedia griega. Entre sus características se cuentan: estrés crónico (meses o años de duración), factores estresantes múltiples (familiares, posición social precaria, situaciones de riesgo físico, vivencias de abandono y añoranza). Clínicamente, el síndrome puede cursar con sintomatología depresiva, ansiosa, somatoforme y disociativa. A veces puede acompañarse de formas de pensamiento anormal, como por ejemplo pensamiento mágico, temor paranoide, temor a ser hechizado, etc.

Pasos hacia la competencia cultural

Se entiende por competencia cultural el grupo de características que informan, bien a sistemas de salud, bien a los clínicos que practican en ellos, que les permiten facilitar a los enfermos a los que atienden una asistencia médica y psiquiátrica óptima, al superar las barreras que, en poblaciones multiculturales, imponen la diversidad lingüística y cultural (Trujillo, 1996; Cross, 1989; CMHS, 1997).

La competencia cultural se expresa a través de una tríada conceptual que incluye: a) una serie de actitudes o disposiciones profesionales, b) un conjunto de conocimientos y c) un grupo de capacidades y habilidades clínicas.

Actitudes culturalmente competentes

El profesional culturalmente competente entiende y acepta que el filtro cultural afecta profundamente a la incidencia de trastornos mentales, a la relación entre médico y enfermo, a la evaluación del paciente psiquiátrico y al tratamiento del mismo. Igualmente, se esfuerza por entender el comportamiento de su paciente en su contexto cultural y acepta las diferencias en la concepción del mundo, de la salud y de la vida familiar y social que conllevan las diferentes culturas.

Base de conocimientos culturalmente competentes

El profesional culturalmente competente se familiariza con la historia, las tradiciones, los valores, los sistemas familiares y las expresiones artísticas clave para los grupos culturales con los que trabaja. También se interesa por conocer las formas de expresión del estrés culturalmente sintónicas a estas poblaciones *(idioms of distress)* (Kleinman, 1988), las situaciones estresantes más prevalentes y los patrones comunes de solicitud de ayuda. Finalmente, el profesional que aspira a la competencia cultural se familiariza con los recursos (agencias, organizaciones, personas, redes de apoyo) que pueden ser utilizados para la recuperación de la salud de su paciente.

Capacidades y habilidades clínicas

Exploración clínica

El clínico que opera con poblaciones multiculturales ha de adquirir las siguientes capacidades:

- Evaluar sistemáticamente la competencia lingüística y el estatus de aculturación de su paciente.
- Realizar una exploración clínica y completar una evaluación del estado mental de su paciente a través de las barreras lingüística y cultural, contando con técnicas adecuadas a la superación de las distorsiones que tales barreras presentan a la exploración clínica.
- Cumplimentar una formulación cultural que sirva de resumen a la impresión diagnóstica y de base a las intervenciones terapéuticas.
- Capacidad para completar un diagnóstico diferencial que incluya la posible presencia de síndromes culturales específicos.
- Capacidad para evaluar la identidad cultural del paciente.

Capacidades terapéuticas

- Capacidad para indicar estrategias terapéuticas tomando en consideración el dominio del lenguaje y el estado de aculturación de su paciente.
- Familiaridad con las adaptaciones de terapias convencionales o clásicas, necesarias para facilitar la participación y efectividad de las mismas cuando se aplican a poblaciones culturalmente diversas.
- Capacidad para movilizar las ideas y creencias del paciente relativas a su enfermedad y a las vías culturalmente sancionadas de recuperación, con el fin de aumentar la motivación de sus pacientes y reducir las resistencias a las intervenciones terapéuticas.
- Capacidad para integrar intervenciones y rituales terapéuticos ancestrales *(folk therapy)* junto a las terapias convencionales.
- Capacidad para comunicarse con sus pacientes a través de la barrera cultural y para entablar diálogos constructivos sobre diferencias culturales.

CONCLUSIONES

La rápida y creciente presencia de inmigrantes en la población española plantea a nuestros sistemas de salud, y a los clínicos que trabajan en ellos, desafíos tan difíciles como fascinantes. Compete a los organizadores del sistema la responsabilidad de crear una conciencia de la necesidad de dotar a sus sistemas de una óptima sensibilidad a los problemas de salud de los inmigrantes y de articular las políticas y los medios que faciliten tanto a los recursos sanitarios como a los clínicos que trabajan en ellos, la necesaria competencia cultural.

Afortunadamente, los avances de la psiquiatría cultural permiten una visión optimista respecto a la factibilidad de esta tarea. Así, la aplicación de técnicas epidemiológicas modernas permitirá a los sistemas de salud contar con información precisa respecto a la incidencia de los trastornos psiquiátricos más comunes en las crecientes cohortes de inmigrantes, así como de los síntomas y síndromes culturales específicos. La obtención de datos respecto a la presencia de estigma, la carencia de información respecto a las enfermedades mentales y a su tratamiento, y los canales preferidos de solicitud de ayuda psicológica en momentos de crisis, permitirá también diseñar políticas de intervención a nivel comunitario que compensen la observada reticencia en estas poblaciones a acudir a las consultas psiquiátricas convencionales o a permanecer en tratamiento tras la superación de las fases agudas de enfermedad. Es también función de las autoridades sanitarias facilitar a los diversos escalones de asistencia (centros de salud, servicios de psiquiatría, hospitales, etc.) los recursos educativos que hagan posible a los clínicos que trabajan en ellos la adquisición de las actitudes, conocimientos y habilidades clínicas que constituyen las bases de la competencia cultural. No cabe la menor duda de que los clínicos así formados han de enriquecer su repertorio profesional para beneficio de todos sus pacientes, cualquiera que sea la cultura a la que se adscriben.

BIBLIOGRAFÍA

American Psychiatric Association. Diagnostic and Statistical Manual of Mental Disorders. 4.ª ed. Washington, DC: American Psychiatric Association; 1994.

American Psychological Association. American Psychological Association Guidelines for the provision of psychological services to ethnic, linguistic, culturally diverse populations. Am Psychol. 1993;48:45-8.

Constantino G, Malgady RG, Rogler LH. Cuento therapy: a culturally sensitive modality for Puerto Rican children. J Consult Clin Psychol. 1986;54:639.

Cross TL. Towards a culturally competent system of care. Washington: Technical Assistance Center, Georgetown University Child Development Center; 1989.

Center for Mental Health Services. Cultural competence standards in managed mental health care for four underserved/underrepresented/racial/ethnic groups. Rockville: Center for Mental Health Services; 1997.

Escobar JI. Immigration and mental health: Why are immigrants better off. Arch Gen Psychiatry. 1998;55:781.

Guarnaccia P, Rogler HL. Research on culture-bound syndromes: new directions. Am J Psychiatry. 1999;156:1322-7.

Kleinman A. Rethinking psychiatry: from cultural category to personal experience. Nueva York: Free Press; 1988.

Kreisman JJ. The curandero's apprentice: a therapeutic integration of folk and medicinal healing. Am J Psychiatry. 1975;132:81.

Marcos LR, Alpert M, Urcuyo L. The effect of interview language on the evaluation of psychopathology in Spanish American schizophrenic patients. Am J Psychiatry. 1973;1:30-549.

Marcos LR, Trujillo M. Culture, language and communicative behavior: the psychiatric examination of Spanish Americans. En: Duran RP, editor. Latino language and communicative behavior. Norwood: Ablex Publishing; 1981.

Mental Health: culture race and ethnicity. A supplement to mental health: a report of the surgeon general. Washington: Substance Abuse and Mental Health Administration; 1999.

Mora Minguez F, Lafora R. Psiquiatría e inmigración: una perspectiva transcultural. Salud Mental.info [revista en Internet] 2007;21. [acceso 6 de septiembre 2008]. Disponible en: http://www.saludmental.info/Secciones/psiquiatria/2007/psiquiatria-inmigración-perspectiva-transcultural-junio07.html

Ruiz P, editor. Ethnicity and psychopharmacology. Washington: American Psychiatric Press, Inc.; 2000.

Ruiz P, editor. Cross-cultural psychiatry. En: Oldham J, Riba M, editors. Annual Review of Psychiatry. vol. 14. Washington: American Psychiatric Press; 1995.

Ruiz P. New perspectives in cultural psychiatry. Journal of Practical Psychiatry and Behavioral Health. 1998a;4(3):150-6.

Ruiz P. The role of culture in psychiatric care. Am J Psychiatry. 1998b;155(2):1763-5.

Salud Mental.info [revista en Internet]. Disponible en: http://www.saludmental.info/Secciones/psiquiatria/2007/psiquiatria

Sanz LJ, Elustondo I, Valverde M, Montilla JF, Miralles M. Salud mental a inmigración: adhesión al tratamiento ambulatorio. Rev Asoc Esp Neuropsiq. 2007;27(2):9-19.

Trujillo M. Cultural psychiatry. En: Sadock BJ, Sadock VA, editors. Kaplan & Sadock's comprehensive textbook of psychiatry. Vol. I. 7.ª ed. Baltimore: Lippincott Williams & Wilkins; 2000. p. 492-3.

Trujillo M. Towards a culturally competent system of psychiatric care. Abstract presented at the 149th Annual Meeting of the American Psychiatric Association. Nueva York; May 4-9, 1996.

Trujillo M. Culture and the organization of psychiatric care. En: Mezzich J & Fabrega Jr. H, editors. The psychiatric clinics of North America: cultural Psychiatry: international perspectives. Filadelphia: WB Saunders Company; 2001. p. 539-52.

Trujillo M. Culture-bound syndromes. En: Sadock BJ, Sadock VA, editors. Kaplan and Sadock's comprehensive textbook of psychiatry. 8.ª ed. Vol. II. 8.ª ed. Baltimore: Williams & Wilkins Publishers; 2004.

Tylor E. Primitive culture. Londres: Murray Publishers; 1871.

Vega WA, Kolody B, Aguilar-Gaxiola S, Alderete E, Catalano R, Caraveo-Anduaga JL. Lifetime prevalence of DSM-III-R psychiatric disorders among urban and rural Mexican Americans in California. Arch Gen Psychiatry. 1998;55:781-2.

MANEJO CLÍNICO DE LOS PACIENTES DE AMÉRICA LATINA

Javier I. Escobar

INTRODUCCIÓN

El impacto negativo que la migración de un país a otro puede tener sobre la salud mental se ha discutido durante más de un siglo en Estados Unidos. La reciente ola de nuevos inmigrantes a España y otros países de Europa ha llevado esta discusión al viejo continente. Como el fenómeno es tan nuevo en España, se piensa que la experiencia norteamericana podría ayudar a la comprensión del fenómeno y al manejo clínico de grupos de inmigrantes tales como los originarios de América Latina. En este capítulo se revisa brevemente el tema de la inmigración a Estados Unidos con énfasis en inmigrantes de Latinoamérica, incluyendo un breve repaso de «la paradoja latina». Esto es seguido por un breve resumen de estudios llevados a cabo en América Latina y en Norteamérica que tratan sobre presentaciones clínicas de trastornos psiquiátricos y respuesta al tratamiento en pacientes de origen latinoamericano. Luego, se trazan paralelos y divergencias entre Estados Unidos y España en relación con el tipo de inmigrantes latinos y los diversos factores que afectan a estos grupos de inmigrantes en los dos países. Finalmente, se ofrecen recomendaciones para la evaluación y el manejo clínico de personas originarias de América Andina basados en la revisión de la literatura y la experiencia personal del autor.

INMIGRACIÓN Y PSICOPATOLOGÍA: LA EXPERIENCIA NORTEAMERICANA

Como ocurre ahora en Europa, la preocupación sobre el tema de la inmigración y la psicopatología en Estados Unidos tuvo su inicio al disiparse la homogeneidad racial anglosajona con la entrada al país de grupos de inmigrantes tales como italianos, europeos del Este y puertorriqueños, quienes encontraban difícil la adaptación al nuevo medio debido a factores lingüísticos y culturales. En aquellos tiempos, las costumbres «peculiares», la comunicación «defectuosa» y los problemas de ajuste de los nuevos inmigrantes contrastaban con la estabilidad y fortaleza de los nacidos en Estados Unidos. De acuerdo con los expertos de entonces, la solución sólo podría lograrse a través de la «americanización» o el fundirse totalmente en el crisol *(melting pot)* de la sociedad norteamericana. Conceptos críticos en psicología tales como el concepto de identidad de Erik Erickson se inspiraron en las experiencias de asimilación e integración («americanización») de personas de origen extranjero que migraron a Estados Unidos. Los estudios de la época, tales como el estudio del Manhattan Medio (Srole et al., 1962) demostraban el impacto negativo de la inmigración sobre la salud mental, particularmente en el caso de italianos y puertorriqueños (fig. 1) y se documentaban altas tasas de hospitalización en hospitales mentales para los nacidos en el extranjero (Malzberg, 1964) (fig. 2).

Figura 1. Salud mental y país de origen. Estudio del Manhattan Medio (Midtown Manhattan).

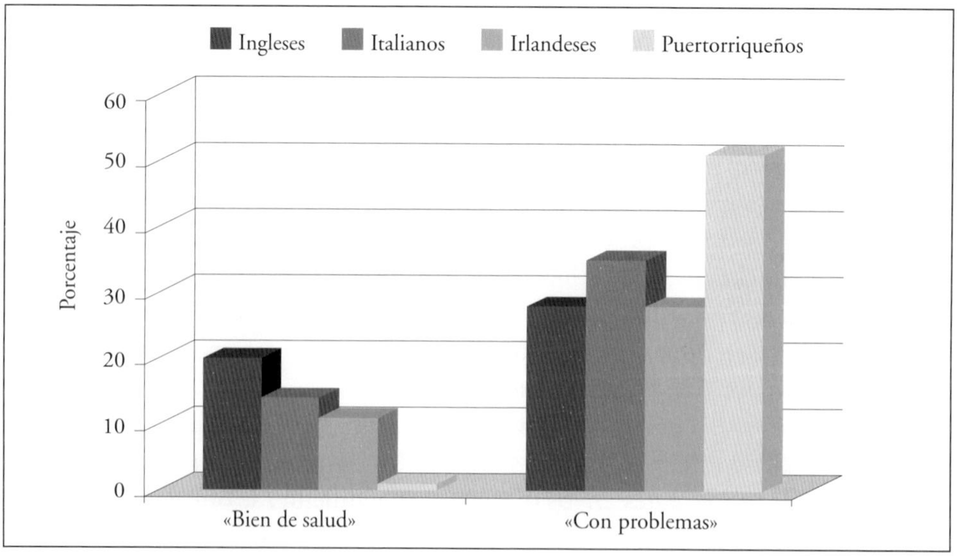

Fuente: Srole et al., 1962.

Figura 2. Admisiones hospitalarias según el lugar de nacimiento (1938-1941).

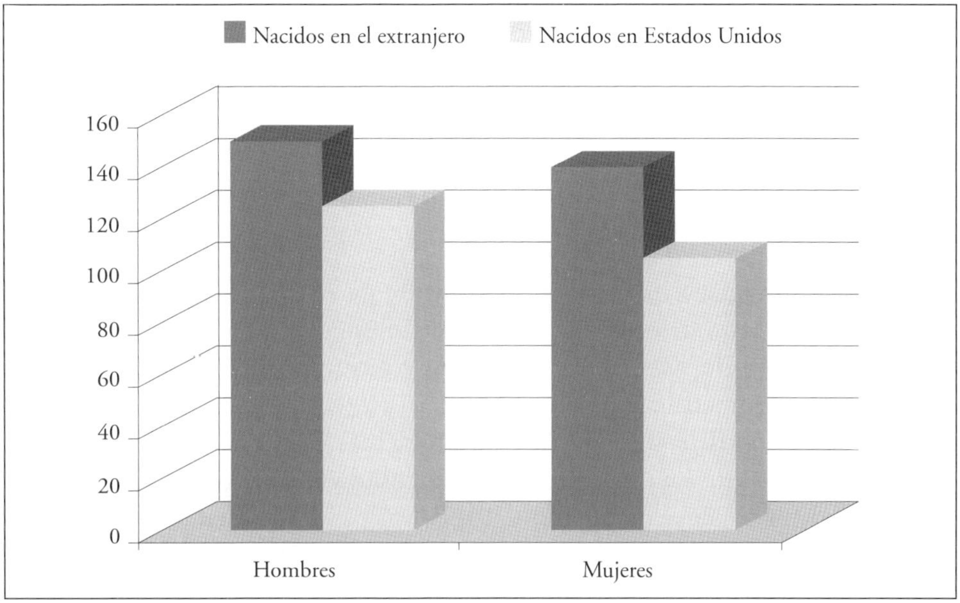

Fuente: Malzberg y Lee, 1956.

La población hispana en Estados Unidos

La inmigración masiva de personas de países latinos a Estados Unidos ha cambiado en gran parte la perspectiva original que se tenía sobre el impacto de la inmigración sobre la salud. El último censo revela que la población de origen hispano/latino en Estados Unidos sobrepasa los 35 millones de habitantes, es decir, se constituye en más de un 10% de la población total, convirtiéndose en el grupo minoritario más grande del país. En la última década los hispanos aumentaron en un 60% (Schmitt, 2001). La mayor parte de estos inmigrantes proceden de México (60%), seguidos por aquéllos procedentes de Puerto Rico, Cuba y el resto de países de América Latina. Contrario a lo que sucede con la inmigración latinoamericana a España, personas de países andinos (Colombia, Ecuador, Venezuela, Perú) son por ahora una minoría entre los hispanos en Estados Unidos, aunque existen concentraciones importantes de algunos de estos grupos, como por ejemplo colombianos en el área de Queens, Nueva York. El vocablo «hispano» en Estados Unidos se refiere a una población heterogénea procedente de casi 20 países de habla hispana. Éstos incluyen países con una alta población indígena (México, Guatemala, Perú, Ecuador, Bolivia y Paraguay), países con un alto porcentaje de individuos de raza negra (Caribe y Panamá), países con poblaciones predominantemente de origen europeo (Chile, Argentina y Uruguay) y países con poblaciones en su mayoría mestizas (Colombia y Venezuela). Esta heterogeneidad se complica con las profundas diferencias socioeconómicas que se observan en los diferentes países.

LA PARADOJA LATINA

Los «nuevos» inmigrantes a Estados Unidos enfrentan penurias quizá mayores que las de sus antecesores de origen europeo, que se intensifican en épocas recientes con cambios en políticas estatales y federales y actitudes ciudadanas de rechazo. Sin embargo, sorprende observar que, contrario a teorías tradicionales que relacionaban el «estrés» de la inmigración con problemas de salud mental, estos inmigrantes parecen tener menos problemas de salud física y mental que aquéllos nacidos en Estados Unidos, de acuerdo con datos de varios estudios tales como el estudio Áreas de Captura Epidemiológica (ECA) (Burman et al., 1987), la Encuesta México-Americana sobre Prevalencia y Servicios (MAPSS) (Vega et al., 1998), el Estudio Nacional de Comorbilidad (NCS) (Kessler et al., 1994), el Estudio Nacional del Abuso de Alcohol y Comorbilidad (NSARC) (Grant y Dawson, 2006) y el Estudio Nacional de Latinos y Asiático-Americanos (NLAAS) (Alegria et al., 2007). En general, los resultados de estos estudios señalan una fuerte y consistente relación entre la prevalencia de trastornos psiquiátricos, país de nacimiento y tiempo de residencia en Estados Unidos. La prevalencia más baja de enfermedad mental se observa en el caso de individuos nacidos en Latinoamérica (México especialmente), particularmente si ellos son inmigrantes recientes a Estados Unidos (figs. 3 y 4). Este fenómeno se ha etiquetado como la «paradoja latina». Estudios internacionales han demostrado que la frecuencia de trastornos psiquiátricos tales como abuso de sustancias y depresión es mucho menor en países como México comparados con Estados Unidos (WHO World Mental Health Survey Consortium, 2004) y estudios epidemiológicos en Estados Unidos indican que esas cifras son similares a las de inmigrantes mexicanos recientes (Vega et al., 1998). Estudios en servicios generales de salud confirman también estos hallazgos (Escobar et al., 1998). Las ventajas de los inmigrantes sobre los nacidos en Estados Unidos no están restringidas a la salud emocional, sino que también se extienden a áreas de salud general tales como mortalidad infantil, peso corporal, ingesta de nutrientes, hipertensión arterial, diabetes, enfermedad coronaria y mortalidad en general (Escobar, 2000). Todo esto sugiere que la «aculturación» a la sociedad norteamericana («americanización») puede tener un efecto nocivo sobre la salud mental

Figura 3. Prevalencia (12 meses) de trastornos afectivos y de uso de sustancias en varones.

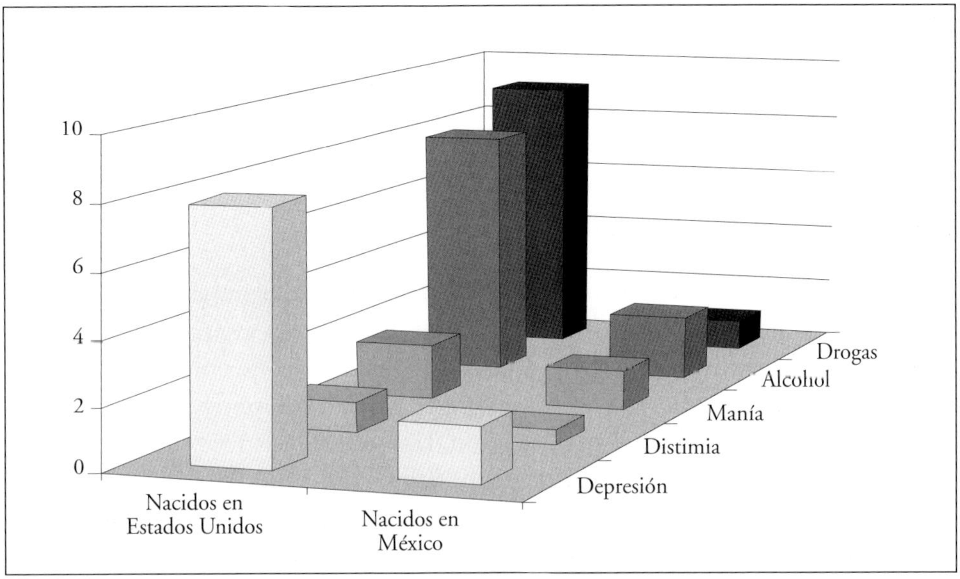

Fuente: Vega WA, Kolody B, Aguilar Gaxiola S, Alderete E, et al. Arch Gen Psychiatry. 1998;55:771-8.

Figura 4. Estudio NLAAS: trastornos mentales en latinos.

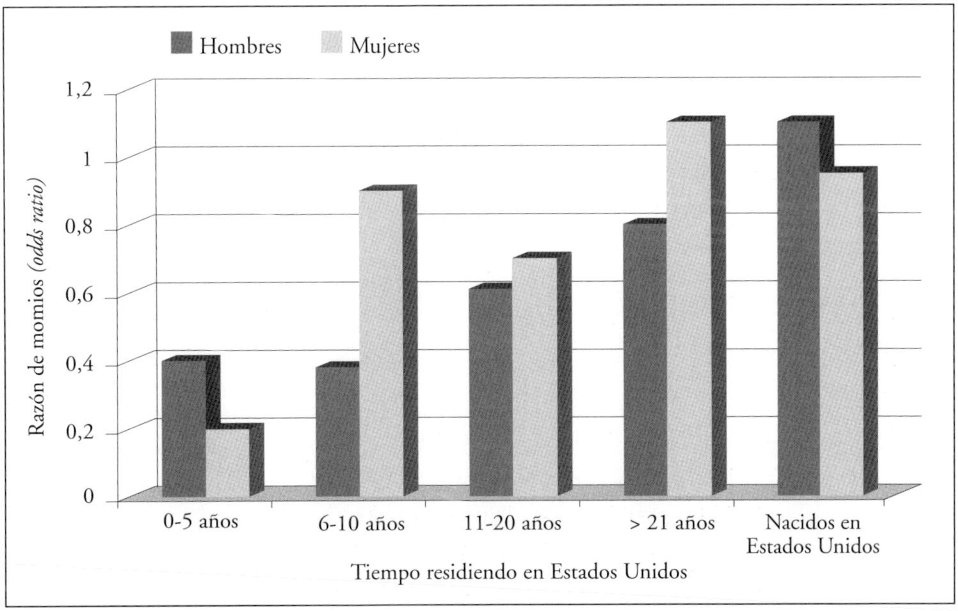

Fuente: Alegría M, et al. AJPH. 2007;97:68-75.

de personas de origen latinoamericano que migran hacia Estados Unidos. En general, las ventajas observadas en inmigrantes recientes en cuanto a sus índices de enfermedad mental indican la posibilidad de un efecto protector de la cultura y costumbres tradicionales sobre la salud mental.

EL CONCEPTO DE ETNIA/GRUPO ÉTNICO EN ESTADOS UNIDOS

Tradicionalmente, en Estados Unidos existe una preocupación perenne con asuntos de raza y etnia y la necesidad de etiquetar grupos para censos de población, distribución de recursos y otros propósitos. El concepto de etnia/grupo étnico define las formas de verse a sí mismo y de cómo es visto por otros. Elementos comunes incluyen color de la piel, religión, lenguaje, ancestros, costumbres. Sin embargo, las «fronteras» de cualquier grupo étnico son necesariamente dinámicas e imprecisas, así que el concepto de etnia es muy difícil de definir de forma operativa. El grupo «hispano» o «latino» es particularmente heterogéneo en Estados Unidos debido a que estos individuos proceden de unos 20 países, e incluyen gran diversidad racial y diferentes niveles económicos y educativos. En Estados Unidos, la entidad oficial del gobierno (Office of Management and Budget) reconoce dos categorías de etnia, «hispano» o «latino» frente a «otros», y cinco categorías raciales, «blancos», «asiático-americanos», «nativos americanos», «afroamericanos» y «nativos de las Islas del Pacífico». Sin embargo, los americanos olvidan que el resto del mundo (incluyendo España, en este caso) no tiene esta misma perspectiva en relación con razas o etnias. Por ejemplo, un estudio clínico en Latinoamérica que trató de asignar individuos a grupos étnicos descritos a la manera de Estados Unidos describió que sólo una minoría de pacientes se identificaba como «hispanos» (Muñoz, 2005).

SÍNTOMAS Y SÍNDROMES DESCRITOS EN PACIENTES DE AMÉRICA LATINA

Estudios procedentes de Latinoamérica describen un puñado de condiciones que se caracterizan por «trance», «posesión» y otros elementos disociativos tales como «el duende» (Leon, 1963), «el espanto» (León, 1975), «mal de ojo» (Kiev, 1972), «ataque de nervios» (Fernández-Marina, 1959), susto y otros (Rubel, 1964). Muchos de estos cuadros «exóticos» y creencias folclóricas, descritos particularmente en áreas rurales y en la zona del Caribe desde hace ya varias décadas, parecieran ser un elemento integral del «realismo mágico», tema común al menos durante el *boom* de la literatura latinoamericana. Entre los síndromes puramente culturales actuales, sobresale el «ataque de nervios» descrito en pacientes de Puerto Rico y el Caribe, con una prevalencia aparentemente muy alta en poblaciones generales. Por ejemplo, se ha estimado que un 14% de los individuos entrevistados en la isla de Puerto Rico refieren haber experimentado por lo menos alguna vez en su vida estos dramáticos episodios disociativos que semejan ataques de pánico (Guarnaccia et al., 1993).

Depresión

Estudios en Latinoamérica y Norteamérica han demostrado que presentaciones somáticas o un énfasis particular sobre el componente somático del trastorno son frecuentes en pacientes latinoamericanos que sufren depresión y otros trastornos (Escobar, 1995). El concepto de «depresión» de los anglosajones, lo mismo que los términos coloquiales que denotan sentimientos depresivos *(blue* o *low)*, no parecen encajar muy bien en la experiencia latinoamericana. Muchos enfermos latinoamericanos con depresiones graves utilizan términos tales como «tristeza», «decaimiento» y aun «angustia» al definir su estado anímico. Este énfasis sobre el componente físico de la depresión lleva a muchos de estos enfermos a consultar en primer lugar al médico de atención primaria, tendencia reforzada por el estigma que tienen las enfermedades mentales en las culturas latinas, en donde las enfermedades de la mente pueden ser vistas como «debilidad moral» o «castigo del cielo». En el caso de los varones, rasgos tales como el machismo (el cual va más allá de una actitud sexista hacia las mujeres y puede tener atributos positivos tales como la capacidad estoica de tolerar dolor y adversidad y ser un buen proveedor) pueden jugar un papel en la negación de síntomas de enfermedad mental. Influjos religiosos y culturales tales como la creencia en causas sobrenaturales, el relegar la suerte del individuo a responsabilidades comunales, los conceptos de sufrimiento personal, resignación y control, juegan un papel importante en la formación y presentación de los síntomas.

Síntomas psicóticos

En el caso de individuos de origen latinoamericano se pueden observar experiencias tales como alucinaciones auditivas y visuales y experiencias delirantes (sentir la presencia una persona ausente), en relación con la muerte de un ser querido, duelo y otras experiencias traumáticas. Estos síntomas «psicóticos» no son necesariamente patológicos y aun cuando pueden ser «marcadores» de psicopatología, no están necesariamente relacionados con trastornos psiquiátricos graves tales como la esquizofrenia y otras psicosis. Estos síntomas parecen representar una variación cultural que debe tenerse en cuenta en la evaluación clínica.

ANTIDEPRESIVOS: ESTUDIOS EN PACIENTES DE AMÉRICA LATINA

Hace ya más de dos décadas, Escobar et al. hacían referencia a diferencias en la presentación clínica de trastornos depresivos en Latinoamérica y Norteamérica. En aquellos estudios se observó significativamente menos agitación psicomotora y una mayor frecuencia de presentaciones somáticas y énfasis de componentes somáticos de la depresión en los pacientes latinoamericanos (Escobar et al., 1983). En relación con la respuesta al tratamiento, Escobar y Tuason (Escobar y Tuason, 1980) informaron sobre un estudio comparativo de pacientes norteamericanos y latinoamericanos tratados con imipramina o placebo de acuerdo con un diseño doble ciego. La mitad de los pacientes latinoamericanos, pero sólo un 10% de los norteamericanos, mostraron una respuesta positiva al placebo, mientras que más del 90% de los pacientes latinoamericanos, y un poco más de la mitad de los norteamericanos, respondieron positivamente al tratamiento con imipramina. En cuanto a efectos secundarios de la imipramina, los pacientes latinoamericanos refirieron significativamente más síntomas anticolinérgicos e hipotensión postural, lo que sugería una sensibilidad más alta al medicamento. Un estudio a doble ciego más reciente de amitriptilina y fluoxetina en depresión ansiosa en cinco países de Latinoamérica mostró muy buenas respuestas clínicas pero sin diferencias significativas entre medicamentos (Versiani et al., 1999).

Muñoz et al. (2005) informaron sobre un estudio efectuado en varios países de Latinoamérica, el cual incluyó aproximadamente a 1.000 pacientes con trastorno depresivo mayor, el 80% de ellos de sexo femenino, reclutados en unidades de tratamiento ambulatorio. La mayor parte de estos enfermos (60%) tenía episodios recurrentes y una gran mayoría de ellos (75%) refería síntomas significativos de dolor conjuntamente con los síntomas depresivos. Entre los síntomas dolorosos los dolores musculares y las cefaleas eran los síntomas más prominentes. Un estudio similar en España realizado por Caballero et al. (2008) demostró también la relación entre síntomas dolorosos y depresión, pero la frecuencia de síntomas dolorosos en pacientes deprimidos era más baja que la observada en América Latina (25%).

TERAPIA CONDUCTIVA CONDUCTUAL: ENSAYOS CLÍNICOS ALEATORIOS EN PACIENTES DE ORIGEN LATINOAMERICANO

Estudios en Norteamérica indican que pacientes de origen latino son reticentes al tratamiento farmacológico de la depresión y muestran preferencia por tratamientos psicológicos (Cooper et al., 2003). Varios estudios han documentado la eficacia de intervenciones terapéuticas tales como la psicoeducación y la terapia cognitivo-conductual en el tratamiento de la depresión en pacientes de origen latino en Estados Unidos (Escobar et al., 2007; Miranda et al., 2003) y en Latinoamérica (Araya et al., 2003; Lara et al., 2003).

ESTUDIOS CON NUEVOS ANTIDEPRESIVOS

Estudios con inhibidores de la recaptación de serotonina tales como paroxetina, fluoxetina y duloxetina en pacientes de origen hispano en Estados Unidos muestran respuestas clínicas y efectos secundarios similares a los observados en el caso de otros grupos étnicos (Wagner et al., 1998; Lewis Fernández et al., 2006).

Agentes antipsicóticos

En general, se asume que los pacientes de origen latino pueden ser tratados con dosis más bajas de estos medicamentos, incluyendo neurolépticos típicos y atípicos, tales como clozapina. De acuerdo con estudios en Estados Unidos, la dosis media de neurolépticos recetada a pacientes latinos es aproximadamente la mitad de la que reciben pacientes caucásicos y negros (Dassori et al., 1995; Ruiz et al., 1999; Collazo et al., 1996). Esta mayor sensibilidad a los neurolépticos de los pacientes latinos puede atribuirse a la menor posibilidad que tienen los inmigrantes latinos de estar expuestos a estos medicamentos, al menor uso de tabaco y alcohol, y posiblemente al uso de productos de herboristería, bajo peso corporal y una mayor unión a proteínas.

FACTORES FARMACOLÓGICOS, FARMACOCINÉTICOS O FARMACOGENÉTICOS

En general, estudios en esta área han sugerido diferencias étnicas en el metabolismo de medicamentos psiquiátricos, en particular neurolépticos y benzodiacepinas, que afectan en particular a grupos de origen asiático (Lin et al., 1993). Los hallazgos en personas de origen hispano o latino han sido inconsistentes. Estudios recientes sugieren la importancia de factores genéticos tales como ciertos subtipos de receptores (receptor de serotonina $5HT_{2A}$), variantes que parecen estar distribuidas diferencialmente en grupos étnicos (Lotrich et al., 2002).

Metabolismo de los fármacos: hispanos y el sistema de los citocromos

Aunque se han descrito importantes diferencias entre grupos étnicos en la actividad del sistema citocromo, se debe tener en cuenta que existen diferencias interindividuales significativas aun dentro de los mismos grupos étnicos y que estas enzimas son muy sensibles a factores ambientales. Éstas pueden ser inhibidas o estimuladas por numerosas sustancias incluyendo ingredientes de la comida, alcohol, tabaco, toxinas y medicinas herbales, además de medicamentos. Así que, a medida que los inmigrantes cambian sus estilos de vida y se exponen a estos nuevos factores, sus perfiles metabólicos también cambian. Marín y Escobar (2001) revisaron los pocos estudios existentes en relación con los diferentes citocromos, tales como CYP2D6, CYP2C y CYP3A4 en pacientes de origen latinoamericano y concluyeron que no parece existir ninguna diferencia mayor con otros grupos étnicos.

CONTRASTE DE LA SITUACIÓN DE INMIGRANTES LATINOS EN ESTADOS UNIDOS Y EN ESPAÑA

La tabla que se incluye a continuación resume los hechos más destacables en cuanto a factores históricos, demográficos y culturales que operan en los dos países que dificultan la generalización en España de estudios epidemiológicos o datos clínicos obtenidos en inmigrantes latinoamericanos. Como puede verse en la tabla 1, la mayor parte de los inmigrantes a España proceden de Sudamérica, mientras que Centroamérica es la mayor fuente de inmigrantes a Estados Unidos. Un factor importantísimo en Estados Unidos es el impacto del lenguaje, el cual obviamente juega un papel muchísimo menor en el caso de los latinos que migran a España.

En cuanto a la asimilación de los inmigrantes latinos al nuevo país, es posible que ésta pueda ser menos difícil y traumática en España, dados los antecedentes históricos, culturales y religiosos que ligan a la «madre patria» con sus viejas colonias. Sin embargo, algunos de los problemas más serios y preocupantes documentados en Estados Unidos, tales como discriminación, pandillas juveniles y

Tabla 1. Inmigrantes latinoamericanos: Estados Unidos frente a España

País de origen	México, América Central, Región Caribe	Sudamérica (Ecuador, Colombia)
Problemas de lenguaje	Sí	Posiblemente no
Fuerza política	Moderada (en crecimiento)	Prácticamente nula
Clasificados como minoría	Sí	No
Forzados a disolverse en el «crisol»	Sí	No
Problemas de acceso a sistemas de salud (disparidades de salud)	Sí	No
«Simbolismo» migratorio	«Reconquista» de viejos territorios	Emigrar a «la madre patria»
Pandillas juveniles	Sí	Sí

otros, comienzan a observarse cada vez más en España. Es posible entonces que el concepto de «grupo minoritario», ahora muy en boga en Estados Unidos, alcance un auge mayor en España en un futuro no lejano.

SUGERENCIAS PARA LA ENTREVISTA Y EL TRATAMIENTO DEL PACIENTE LATINOAMERICANO

Muchas de estas sugerencias se incluyeron originalmente en un trabajo de Marín y Escobar publicado en *Psychopharmacology Bulletin* hace ya varios años (Marín y Escobar, 2001). A continuación se resumen algunos puntos salientes de esa publicación.

ELEMENTOS COMUNES DE LOS PACIENTES LATINOS

A pesar de su heterogeneidad étnica y socioeconómica, parece existir una cierta homogeneidad cultural de los hispanos o latinos al menos en Estados Unidos, en lo que concierne a las siguientes variables:

Lenguaje

La homogeneidad cultural de los latinos en estados Unidos se centra en primer lugar alrededor del lenguaje. Un porcentaje muy amplio (casi del 50%) de los latinos en Estados Unidos hablan sólo o preferentemente el español. Así que en Estados Unidos el lenguaje representa una barrera al menos para el acceso a los sistemas de salud.

Redes sociales

Típicamente la mayor parte de los latinos en Estados Unidos se congregan alrededor de redes familiares jerárquicas y cerradas, comparadas con las redes más abiertas y menos centradas en la familia de los norteamericanos. Estas redes cerradas proveen máximo apoyo emocional a sus miembros y resultan en la manutención de una identidad personal fuerte. Sin embargo, ocasionalmente pueden llevar a problemas en la solución de problemas debido a la ausencia de «puentes» con el mundo exterior.

Importancia del grupo familiar

Debido a los factores señalados anteriormente, la importancia de incluir la familia en visitas y discusiones terapéuticas es clave para la evaluación y el manejo exitoso de pacientes latinos.

Rasgos personales y de carácter

Entre los rasgos que afectan a la experiencia clínica de pacientes de origen latino se pueden enumerar:

- Desconfianza de autoridades e instituciones. Dada su experiencia en los países de origen, en donde autoridades e instituciones oficiales son percibidas como extrañas u hostiles debido a su falta de eficiencia, muchos latinos ven al sistema médico y otras burocracias en Estados Unidos desde una perspectiva más bien cínica o negativa, y esto puede contribuir al bajo uso de servicios de salud.
- Pasividad y fatalismo. Estos rasgos reflejan un «*locus* externo de control», lejos de la responsabilidad personal y dependiente de fuerzas sobrenaturales. La religión (catolicismo) parece jugar un papel importante en la formación de estos rasgos. Tales rasgos se han asociado a ciertas actitudes de salud como la dificultad de conseguir que muchos de estos pacientes hagan visitas profilácticas o preventivas (mamografía, prueba de Papanicolaou), pasividad en aceptar decisiones médicas, uso de remedios tradicionales y prácticas esotéricas (curanderos).
- Dignidad, respeto y otros rasgos. Éstos son elementos importantes que deben tenerse en cuenta en la relación entre médico y paciente e incluyen los rasgos de

dignidad personal, respeto, trato formal y deferencia al médico como figura autoritaria. Por ejemplo, tutear al paciente, costumbre común en Norteamérica, no es bien recibido por muchos de estos enfermos.

Presentaciones somáticas

Se ha documentado una tendencia a corporalizar el estrés psicológico en pacientes de Latinoamérica y latinos en Norteamérica (Escobar, 1995), quienes tienden a presentar o enfatizar síntomas físicos. Esto requiere un buen entendimiento además de paciencia de parte del médico general y el especialista. Los síntomas físicos deben tomarse muy en serio para un manejo exitoso, y por fortuna éstos parecen responder bien a terapias psicológicas o incluso intervenciones breves tales como *biofeedback* o ejercicios de respiración o relajación muscular.

Costumbres tradicionales en el área de la salud

Éstas incluyen el uso frecuente de sistemas alternativos tales como curanderos, «sobadores» o adivinos, creencias esotéricas tales como aquellas relacionadas con el efecto del frío y el calor sobre la salud y el uso de hierbas y productos botánicos tales como el mate, la penca sábila, la uña de gato y muchos más.

Según anécdotas y observaciones personales, es la opinión del autor que existe una tendencia entre los latinoamericanos a utilizar estas sustancias mucho más que otros grupos. Aquéllos prefieren utilizar las preparaciones crudas de las hierbas en lugar de las preparaciones más refinadas (tales como las cápsulas o tabletas ofrecidas en las tiendas naturistas) y es frecuente que incluso mantengan sus propias hierbas para uso frecuente en la huerta familiar.

Sin embargo, se debe recalcar que el influjo de la medicina alternativa y los medicamentos naturistas se observa ahora también en forma creciente en Estados Unidos y otros países desarrollados.

Actitudes hacia la salud mental

En Estados Unidos, observaciones del Profesor Peter Guarnaccia, un colaborador de nuestro grupo, basadas en «grupos enfocados» *(focus groups)* de personas en su mayor parte de origen mexicano, revelan un número de rasgos importantes. Por ejemplo, estos inmigrantes opinan que un sistema congruente de salud debe incluir sistemas eficientes, justos y profesionales competentes que valoren el personalismo y los valores culturales. La mayor insatisfacción descrita en estos grupos se refiere no a la falta de habilidad técnica, sino a la falta de atención personalizada y dedicación en los sistemas de salud norteamericanos. La participación y el apoyo de la familia son vistos como elementos integrales en el proceso. El «fatalismo» no parece ser un factor tan dominante como se esperaba, pero los problemas financieros, el conocimiento limitado de los sistemas de salud y la habilidad de médicos y personal de salud de hablar español de forma fluida se perciben como las más grandes barreras.

ACTITUDES HACIA LOS MEDICAMENTOS

De acuerdo con los pocos estudios efectuados, los pacientes latinoamericanos parecen tener mejores respuestas clínicas a los medicamentos y también a los placebos. Esto puede deberse a una menor posibilidad de haber sido expuestos con antelación a tratamientos medicamentosos por un número de factores tales como falta de acceso a servicios, estigma u otros factores culturales. Sin embargo, en países latinoamericanos como México, muchos medicamentos se pueden obtener sin prescripción médica y la automedicación tiende a ser una práctica frecuente. En general, los pacientes latinoamericanos parecen ser más sensibles o enfatizar los efectos secundarios de los medicamentos. Así, la psicoeducación del paciente y su familia se tornan muy importantes, como en el caso clínico que se presenta a continuación. Este caso, tomado de los archivos del autor, intenta ilustrar la fenomenología clínica, los aspectos culturales, las complicaciones terapéuticas y las maniobras necesarias para un desenlace exitoso.

DESCRIPCIÓN DE UN CASO TÍPICO INCLUYENDO PAUTAS PARA EL MANEJO CLÍNICO

La Sra. González (nombre ficticio), una viuda de 56 años, de origen colombiano, madre de cuatro hijos, que vive con su hija casada y no habla inglés (sólo español) consulta un servicio de atención primaria en el noreste de Estados Unidos, en donde reside desde hace 2 años.

La Sra. González fue a Estados Unidos con el propósito de reunirse con su hija, quien ha residido en el país durante más de una década y se ha convertido en ciudadana norteamericana.

Su hija hace de intérprete. En su primera visita, la Sra. González se quejaba de debilidad, dolor de espalda, dolor en las coyunturas y de sentir «como una angustia en el pecho», síntomas que venía experimentando desde hacía varios meses. Otros síntomas físicos identificados durante el examen incluyeron dolor abdominal, flatulencia, cefaleas, palpitaciones y mareos. La historia médica de la Sra. González incluye hipertensión moderada, para lo cual se le recetaron dosis bajas de un diurético. La historia familiar incluye diabetes mellitus e hipertensión arterial. El examen físico no reveló ninguna anormalidad, excepto ligera obesidad e hipertensión moderada (145/90 mmHg). El médico de atención primaria le practicó un examen físico completo y análisis clínicos que incluyeron pruebas hepáticas y tiroideas, así como un electrocardiograma, que resultaron normales. Después de tranquilizar a la paciente, comentando que no había ningún problema físico grave, el médico recetó lisinopril 5 mg para la hipertensión y aconsejó a la paciente que volviera a visitarle en 4 semanas. Dos semanas más tarde, la hija de la Sra. González llamó al médico para informarle de que los dolores y otros síntomas físicos continuaban empeorando y que no respondían a los analgésicos comunes (acetaminofen). Añadió que su madre no dormía bien, hablaba poco y permanecía encerrada en su habitación todo el día. El médico trató de tranquilizarla de nuevo anotando que «todos los exámenes eran normales». Unos días más tarde, la familia llevó a la Sra. González al médico de emergencia, debido a nerviosismo extremo, crisis de llanto, inapetencia e insomnio, síntomas que ella atribuía a sus problemas físicos. El médico sospechó un problema psiquiátrico y pidió a la enfermera del servicio ambulatorio que efectuara una breve evaluación de la enferma. La enfermera ayudó a la paciente a completar un cuestionario de síntomas mentales (PHQ 15 del PRIME-MD) que demostró la presencia de varios síntomas ansiosos y depresivos (aprensión, nerviosismo, tensión muscular, sensación de «angustia» localizada en el pecho, decaimiento, problemas del sueño, falta de apetito y fatiga) aunque la paciente negaba sentirse triste o deprimida. El médico le recetó una benzodiacepina para dormir y derivó a la paciente a la clínica psiquiátrica situada en los alrededores. La familia estaba en desacuerdo con esta disposición, argumentando «¡Nuestra madre no está loca! Sus dolores son reales», y llevaron a la paciente a la visita de otro médico internista. Los síntomas de la Sra. González aumentaron en intensidad y la familia tuvo que llevarla al servicio de emergencia del hospital universitario. Una vez descartadas de nuevo patologías somáticas, el médico pidió una interconsulta. Un residente de psiquiatría diagnosticó trastorno depresivo mayor y recomendó tratamiento con un antidepresivo después de explicar a la paciente y su familia el diagnóstico y el proceso de tratamiento. La paciente recibió el alta y fue derivada al servicio de atención primaria en la consulta externa del hospital universitario. En su visita de seguimiento, 2 semanas más tarde, el caso de la Sra. González fue asignado a una enfermera de habla hispana. La Sra. González manifestó que el medicamento no había surtido mayor efecto y que le causaba náuseas. La enfermera convenció a la paciente para que tomara el medicamento unos días más y pidió a la familia que apoyara esta recomendación. La enfermera programó visitas semanales y en cada visita efectuaba un breve examen físico, aseguraba a la paciente que no existía un problema físico grave, la estimulaba a que hablara de sus problemas financieros, personales y familiares, y evitaba sugerir que los síntomas eran «mentales». Gradualmente, la condición de la Sra. González mejoró y 6 semanas después de haber iniciado el tratamiento, los síntomas dolorosos y depresivos desaparecieron en su mayor parte. Después de 6 meses, como el cuadro seguía estable, el medicamento pudo ser interrumpido sin ningún problema hasta el día de hoy.

BIBLIOGRAFÍA

Alegria M, Mulvaney-Day N, Torres M, Polo A, Cao Z, Canino G. Prevalence of psychiatric disorders across latino subgroups in the United States. American Journal of Public Health. 2007;97:68-75.

Araya R, Rojas G, Fritsch R, Gaete J, Rojas M, Simon G, et al. Treating depression in primary care in low-income women in Santiago, Chile. Lancet. 2003;361:995-1000.

Burnam MA, Hough RL, Karno M, Escobar JI, Telles CA. Acculturation and lifetime prevalence of psychiatric disorders among Mexican Americans in Los Angeles. J Health Soc Behav. 1987;28:89-102.

Caballero L, Aragones E, Garcia-Campayo J, Rodriguez Artalejo F, Ayuso Mateos JL, Polavieja MJ, et al. Prevalence, characteristics and attribution of somatic symptoms in spanish patients with major depressive disorder seeking primary health care. Psychosomatics. 2008;49:520-9.

Collazo Y, Tam R, Sramek J, Herrera J. Neuroleptic dosing in Hispanic and Asian inpatients with schizophrenia. Mt Sinai J Med. 1996;63(5-6):310-3.

Cooper LA, Gonzales JJ, Gallo JJ, Rost KM, Meredith LS, Rubenstein LJ, et al. The acceptability of treatment for depression among African-American, Hispanic and White Primary care patients. Medical Care. 2003;41:479-89.

Dassori AM, Miller AL, Saldana D. Schizophrenia among Hispanics: epidemiology, phenomenology, course, and outcome. Schizophrenia Bull. 1995;21(2):303-12.

Escobar JI, Waitzkin H, Gara M, Holman A, Cohen-Silver R. Abridged Somatization: A study in primary care. Psychosomatic Medicine. 1998;60:466-72.

Escobar JI, Gara MA, Diaz-Martinez A, Interian A, Warman M, Allen LA, et al. Effectiveness of a time-limited, cognitive behavior therapy-type intervention among primary care patients with medically unexplained symptoms. Annals of Family Medicine. 2007;5:328-35.

Escobar JI, Gomez J, Tuason VB. Depressive phenomenology in North and South American patients. Am J Psychiatry. 1983;140(1):47-51.

Escobar JI, Hoyos-Nervi C, Gara M. Immigration and mental health: Mexican Americans in the United States. Harvard Review of Psychiatry. 2000;8:64-72.

Escobar JI. Transcultural aspects of dissociative and somatoform disorders. The Psychiatric Clinics of North America. 1995;18:555-69.

Escobar JI, Tuason VB. Antidepressant agents-a cross cultural study. Psychopharm Bull. 1980;16(3):49-52.

Fernandez-Marina R. The Puerto Rican Syndrome: Its dynamics and cultural determinants. Psychiatry. 1959;24:79-82.

Grant BF, Dawson DA. Introduction to the national epidemiologic survey of alcohol and related conditions. Alcohol Research and Health. 2006;289:74-8.

Guarnaccia PJ, Canino G, Rubio-Stipec M. The prevalence of ataque de nervios in the Puerto Rico disaster study. The role of culture in psychiatric epidemiology. J Nerv Ment Dis. 1993;181: 157-65.

Kessler RC, McGonagle KA, Zhao S, Nelson CB, Hughes M, Eshleman S, et al. Lifetime and 12-month prevalence of DSM-III-R psychiatric disorders in the United States: results from the National Comorbidity Survey. Arch Gen Psychiatry. 1994;51:8.

Kiev A. Transcultural psychiatry. Nueva York: Free Press; 1972.

Lara MA, Navarro C, Rubí NA, Mondragón L. Outcome of two levels of intervention in low-income women with depressive symptoms. American Journal of Orthopsychiatry. 2003;73(1):35-43.

Leon CA. El duende and other incubi. Arch Gen Psychiatry. 1975;32:155-62.

Leon CA. El espanto: sus implicaciones psiquiátricas. Acta Psiquiatrica y Psicologica Argentina. 1963;9:310-21.

Lewis Fernandez R, Blanco C, Mallinckroft CH, Wohlreich MM, Watkin JG, Plewes JM. Duloxetine in the treatment of major depressive disorder: comparisons of safety and efficacy in U.S. Hispanic and majority Caucasian patients. J Clin Psychiatry. 2006;67:1379-90.

Lin KM, Polland RE, Nakasaki G. Psychopharmacology and psychobiology of ethnicity. Washington: American Psychiatric Press; 1993.

Lotrich FE, Pollock BG, Ferrell RE. Allele Frequencies of Serotonin Transporter Polymorphism in African Americans: Implications for Treatment. En: American College of Neuropsychopharmacology (ACNP), San Juan, Puerto Rico, December 11, 2002.

Malzberg B. Mental health among native and foreign-born whites in New York State. Mental Hygiene. 1964;48:478-99.

Marín H, Escobar JI. Special issues in the pharmacological management of Hispanic Americans. Psychopharmacology Bulletin. 2001;35:197-212.

Miranda J, Chung JY, Green BL, Krupnick J, Siddique J, Revicki DA, et al. Treating depression in predominantly low-income young minority women. JAMA. 2003;290:57-65.

Munoz RA, McBride M, Brnabic AJM, Lopez CJ, Hetem LAB, Secin R, et al. Major depressive disorder in Latin America: the relationship between depression severity, painful somatic symptoms and quality of life. Journal of Affective Disorders. 2005;86:93-8.

Rubel A. The epidemiology of a folk illness: susto in Hispanic America. Ethnology. 1964;3: 268-83.

Ruiz P, Varner RV, Small DR, Johnson BA. Ethnic differences in the neuroleptic treatment of schizophrenia. Psychiatric Q. 1999;70(2):163-72.

Schmitt E. New census shows Hispanics are even with Blacks in US. New York Times, March 15; 2001. p. 1.

Srole L, Lagner TS, Michael ST, Kirkpatrick P, Opler MK, Rennie TAC. Mental health in the metropolis: the midtown Manhattan study. Nueva York: McGraw Hill; 1962.

The WHO World Mental Health Survey Consortium. Prevalence, severity and unmet need for treatment of mental disorders in the World Health Organization's world mental health surveys. JAMA. 2004;291:2581-90.

Vega WA, Kolody B, Aguilar-Gaxiola S, Alderete E, Catalano R, Caraveo-Anduaga J. Lifetime prevalence of DSM-III-R psychiatric disorders among urban and rural Mexican Americans in California. Arch Gen Psychiatry. 1998;55:771-8.

Versiani M, Ontiveros A, Mazzoti G, Ospina J, Davila J, Mata S, et al. A double-blind comparison of fluoxetine and amitriptyline in the treatment of major depression with associated anxiety. En: Herrera JM, Lawson WB, Sramek JJ, editors. Cross Cultural Psychiatry. Nueva York: Wiley; 1999. p. 249-58.

Wagner GJ, Maguen S, Rabkin JG. Ethnic differences in response to fluoxetine in a controlled trial with depressed HIV-positive patients. Psychiatric Services. 1998;49(2):239-40.

ENTIDADES CLÍNICAS CON MANIFESTACIONES CULTURALES EN PACIENTES DE LA AMÉRICA ANDINA

Pedro Ruiz y Roberto Lewis-Fernández

INTRODUCCIÓN

De acuerdo con la cuarta edición del *Manual diagnóstico y estadístico de las enfermedades mentales* (DSM-IV) de la Asociación Psiquiátrica Americana (APA, 1994), el término *culture-bound syndrome,* al cual está dedicado este capítulo, denota manifestaciones clínicas, con énfasis en demostraciones específicas basadas en una región o país determinado que conllevan expresiones culturales que distinguen estas manifestaciones de las entidades diagnósticas incluidas en el DSM-IV. La terminología de dichas entidades clínicas suscribe un nombre local en vez de genérico a nivel mundial. En general, estas entidades clínicas tienen aspectos culturales de origen local o regional, lo cual le da un matiz culturalmente específico.

Desde el punto de vista transcultural, este campo de la psiquiatría ha avanzado tanto en las últimas décadas que el DSM-IV le ha dedicado gran atención. Al respecto, el DSM-IV asignó un apéndice (apéndice I) en el cual se discuten y presentan las características más importantes de estas entidades clínicas conocidas como *culture-bound syndromes* de varias regiones del mundo (APA, 1994).

Estas entidades clínicas con aspectos culturales también se han discutido científicamente en el libro de texto *Culture, ethnicity & mental illness,* publicado en 1997 y editado por el Dr. Albert C. Gaw (Gaw, 1993). En este libro, el Dr. Charles C. Hughes dedicó un capítulo a discutir conceptualmente la influencia cultural en la psiquiatría clínica y destinó otro capítulo completamente a la revisión de ciertas entidades con manifestaciones culturales (Hughes, 1993).

En el capítulo dedicado al papel de la cultura en la psiquiatría clínica, el Dr. Hughes define muy bien lo que significa la cultura dentro del marco de la psiquiatría. En este contexto, la práctica psiquiátrica está siempre influida por la «cultura»; en realidad dicha práctica nunca existe sin una influencia cultural en ella. Esta descripción conceptual tiene grandes aplicaciones clínicas. A la par de sus etiologías biológicas, las enfermedades mentales y físicas tienen aspectos culturales con gran implicación en su diagnóstico, tratamiento y prevención (Hughes, 1993). En sí, este concepto conlleva que la evaluación médica y psiquiátrica de cualquier paciente necesite mucha atención, además de a los aspectos biológicos y psicológicos, a los aspectos culturales. Debido a este concepto que ya está siendo aceptado en forma científica, el DSM-IV incluyó un apéndice (apéndice I) en el cual una parte está dedicada a delinear de forma específica una formulación diagnóstica basada en aspectos culturales (APA, 1994).

En otro capítulo publicado en el libro del Dr. Gaw, los Dres. Simon y Hughes nos ofrecen una excelente definición de los *culture-bound syndromes* (Simon y Hughes, 1993). En este capítulo, los autores describen otras entidades clínicas con manifestaciones culturales a las que denominan *folk diagnostic categories* o manifestaciones tradicionales con énfasis culturales. Éstas conllevan significados coherentes en las explicaciones «clínicas» de ciertas observaciones y experiencias de carácter recurrente en ciertos grupos culturales o en ciertas regiones (Simon y Hughes, 1993). Además, los Dres. Simons y Hughes, en este capítulo, también explican que, debido al carácter aparentemente foráneo de estas entidades clínicas, los clínicos que desconocen estas culturas no logran aplicar sus conocimientos clínicos a manifestaciones clínicas desconocidas por ellos. Por lo tanto, ellos califican estas manifestaciones de «atadas» *(bound)* a la cultura. El sistema de globalización que actualmente se observa en todas las partes del mundo, muy pronto dará a conocer estas entidades clínicas a nivel internacional (Ruiz, 2005, 2004).

La influencia global e internacional de estas entidades clínicas llamadas *culture-bound syndromes* otorga una importancia sustancial a las consideraciones diagnósticas de estas entidades. Últimamente, algunos clínicos e investigadores del campo de la psiquiatría han comenzado a observar que el beneficio real de estas entidades clínicas es el hecho de que ellas dan reconocimiento y atención a la «psiquiatría cultural» entre los psiquiatras y otros profesionales de la salud mental (Lloyd, 2007). En este contexto, estas entidades clínicas han comenzado a perder sus distinciones únicas de ser extranjeras o «foráneas».

Aún más recientemente, algunos investigadores clínicos han presentado una conceptualización del término *culture-bound syndrome* (Lewis-Fernandez et al., 2007). Ellos aceptan que hay varias formas de definir y describir estas entidades clínicas. Éstas constituyen formas únicas y diferentes de expresión e interpretación de estos estados emocionales de malestar *(distress).* Estas formas variadas de explicación y definición muestran claramente las complejidades y dificultades que existen en la interpretación de este fenómeno clínico que se demuestra de forma diferente en distintas culturas y lugares del mundo. Podría pensarse que las categorías diagnósticas hechas en los países occidentales son universales en vez de regionales o específicas de una región o país del mundo. Este concepto es completamente falso. Pensar que los diagnósticos clínicos que existen en Occidente no tienen influencias culturales no tiene ningún sentido. Este tipo de conceptualización cultural puede aplicarse fácilmente a diagnósticos clínicos originados en los países occidentales, como son la esquizofrenia y las depresiones. En estas enfermedades se observa fácilmente que existen algunas características únicas en distintas regiones del mundo de origen cultural. Sin embargo, el diagnóstico clínico sigue siendo el mismo. En este contexto, sería mejor sugerir que estas entidades clínicas han incorporado matices únicos de las culturas en las cuales se han manifestado. Debido al proceso de globalización que se está desarrollando en el mundo entero, estas entidades inicialmente más circunscritas culturalmente se han convertido también en migratorias. Debido a ello, en el momento actual también se observan no sólo en ciertas regiones o localizaciones en el mundo, sino también en otras regiones donde grupos étnicos y raciales se han trasladado o emigrado. Por lo tanto, el concepto de *bound,* o sea «confinado», está perdiendo su validez histórica, tradicional y conceptual.

LA INFLUENCIA MIGRATORIA

El proceso de globalización ha convertido a estas entidades clínicas únicas *(culture-bound syndromes)* en universales hasta cierto punto. Esto obliga a los psiquiatras y a otros grupos de profesionales del campo de la salud mental a expandir sus conocimientos culturales. De no hacerlo, dichos psiquiatras y trabajadores de la salud mental no estarían capacitados para entender, diagnosticar, tratar y prevenir las enfermedades mentales en grupos de migrantes recién llegados de una o muchas regiones del planeta. Además, como resultado de ello, los servicios psiquiátricos y de salud mental que ellos ofrecerían serían de baja calidad, lo cual no sería justo ni humano.

España no es una excepción en este sentido. Al contrario, España es un país en el cual las migraciones étnicas, raciales y culturales se han acentuado en los últimos años. Por ejemplo, aproximadamente 500.000 migrantes entran a la Unión Europea cada año (Walt, 2002). De éstos, 20.000 entraron en España en el año 2000. Ceuta y el Estrecho de Gibraltar son zonas idóneas para la entrada de migrantes ilegales a la Unión Europea. Adicionalmente, América Latina considera que España es un país ideal para emigrar debido a que existe el mismo idioma y una similitud en aspectos culturales. Por ejemplo, en el momento actual hay cerca de 1,8 millones de latinoamericanos que han emigrado a España recientemente, y dicho número sigue creciendo (Moreno, 2007).

Es interesante señalar que en la migración latinoamericana a España las mujeres sobrepasan (55%) a los hombres (45%), en contraste con la migración latinoamericana a Estados Unidos, en la cual hombres y mujeres representan el mismo número (50%). También es interesante destacar que los grupos de migrantes latinoamericanos que residen en España envían aproximadamente 5 mil millones de dólares anualmente a sus familiares que residen en Latinoamérica. Con respecto a estos grupos de emigrantes que se han relocalizado en España, y los muchos otros que seguirán viniendo a España en el futuro, tenemos que entender que ellos emigran con aspiraciones de mejorar su nivel social y económico, tanto para ellos como para sus familiares que permanecen en sus países de origen. Estos emigrantes traen con ellos sus lenguajes, normas, filiaciones religiosas, costumbres y, en fin, sus culturas (Ruiz, 1985, 1982; Ruiz y Langrod, 1976; Ruiz, 1998). Dichas culturas migratorias a veces no son similares a las culturas españolas, o son idiosincráticas hasta cierto punto. Como resultado de ello, en muchas ocasiones esto conlleva poco entendimiento entre los pacientes y los profesionales médicos o psiquiátricos, así como sus colegas en otras ramas del campo de la salud. Ello a su vez conlleva el incumplimiento del tratamiento recomendado, resultados limitados de dichos tratamientos, empeoramiento de las enfermedades, hospitalizaciones innecesarias, rechazo del tratamiento, búsqueda de medios alternativos de tratamiento (incluyendo a modelos no médicos), y a frustración por parte de los profesionales que tratan a dichos pacientes, así como por parte de los mismos pacientes. En otras ocasiones, los resultados conllevan daños hacia el paciente y, en ocasiones, la muerte de los mismos. Por ejemplo, el suicidio si se hablase de un paciente psiquiátrico.

ENTIDADES CLÍNICAS CON MANIFESTACIONES CULTURALES

Al respecto, es bueno aclarar que algunas de estas entidades culturales no deben verse como claras manifestaciones psicopatológicas. Algunas de ellas pueden interpretarse como *idioms of distress,* «modismo» o «locuciones» idiomáticas que reflejan estados de *distress* o de malestar que no necesariamente cumplen requisitos patológicos. Este entendimiento ha sido promulgado por Mark Nichter en sus trabajos antropológicos (Nichter, 1981). En este sentido, el uso del término *malestar* indica que aunque la experiencia refleja un estado de sufrimiento, no se entiende necesariamente dentro de la comunidad en que esta manifestación tiene lugar como un estado patológico.

Desde el punto de vista histórico, en 1770 el Capitán Cook, durante uno de sus viajes marítimos, describió una enfermedad que él denominó «amok» (Gaw, 2001). A finales del siglo XIX, W. Gillmore Ellis, el superintendente del asilo gubernamental de Singapur, describió una enfermedad que llamó «latah» (Gaw, 2001). En el año 1895 Blonk describió la enfermedad de «koro» entre la población china que vivía en Célibes, lo que hoy se conoce como Indonesia (Gaw, 2001). Emil Krapelin, mientras viajaba por Java y la India, observó manifestaciones psicológicas y conductuales únicas y a su vez distintas en algunos de los grupos culturales locales que visitó. En los últimos años de la década de 1960, el Dr. Pow-Ming Yap, un psiquiatra de Hong Kong entrenado en el estilo de la cultura tradicional occidental usó por primera vez el término *culture-bound syndrome* (Yap, 1969). Unos años después, varios psiquiatras y otros profesionales de la salud mental con buenos conocimientos en el campo de la psiquiatría transcultural describieron de forma detallada, usando principios taxonómicos, una serie de síndromes con manifestaciones culturales en regiones diferentes del planeta (Simon y Hughes, 1993). Más recientemente, otros clínicos e investigadores con bases transculturales han tratado de incluir estos *culture-bound syndromes* en el sistema de nomenclatura y clasificación diagnóstico de la serie del DSM (APA, 1994; Gaw, 1993; Simon y Hughes, 1993; Ruiz, 2005; Rogler, 1993).

Ahora pasaremos a describir y discutir una serie de *culture-bound syndromes* con gran relevancia en los grupos de hispanos que viven en Latinoamérica.

ENTIDADES CLÍNICO-CULTURALES DE PACIENTES DE LA AMÉRICA ANDINA

En Latinoamérica se observan frecuentemente una serie de manifestaciones clínicas que demuestran aspectos culturales únicos y muy relevantes. Es indispensable para los clínicos que diagnostican y tratan a la población hispana de Latinoamérica el estudio de estas entidades. A continuación repasaremos las entidades más importantes y comunes de Latinoamérica.

Ataque de nervios *(Puerto Rican syndrome)*

Este síndrome clínico-cultural se observa comúnmente en poblaciones hispanas del Caribe y de otros países latinoamericanos. Entre ellos, Puerto Rico, la República Dominicana y Cuba. Esta entidad tiene gran importancia clínica, ya que hay muchos grupos de emigrantes de estos países del Caribe que residen en Estados Unidos, en España y en otras regiones del mundo, así como también en otros países latinoamericanos (Ruiz, 1985).

Las manifestaciones clínico-culturales están representadas por los síntomas siguientes: miedo a perder el control, llantos y gritos; seudoconvulsiones muy parecidas a las convulsiones epilépticas pero sin pérdida del control de los esfínteres; estados de temblores y estupor; conducta combativa y falta de equilibrio. En general, estos cuadros clínicos se manifiestan más comúnmente en las mujeres y sobre todo en mujeres de más de 45 años que están desempleadas o fuera del mercado laboral y con poca formación educativa.

En lo que respecta al diagnóstico diferencial, hay que pensar en epilepsias, ataques de pánico, síndromes amnésicos, trastornos de tipo disociativo o postraumático, trastornos de tipo somatomorfe, trastornos depresivos y trastornos de ansiedad.

El tratamiento de este síndrome cultural consiste en apoyo emocional, entendimiento del paciente, psicoterapia e inclusión, si es necesario, de consejeros espirituales de la comunidad donde el paciente vive.

Susto

Este síndrome clínico-cultural se observa muy frecuentemente en México, pero también en otras partes de Latinoamérica. Este síndrome se manifiesta con estados anoréxicos, de apatía y de tristeza; sentimientos de desfallecimiento, flojedad y debilidad; también de estados de indiferencia y con muchas manifestaciones somáticas como los estados de tensión muscular, dolores, etc. También se observan frecuentemente dolores de estómago y de cabeza (Ruiz, 1985).

En general, la explicación clínica o cultural es que los pacientes que sufren este síndrome han sido expuestos a experiencias de espanto, de sustos o de terror. Entre los grupos indígenas más tradicionales, la explicación cultural consiste en que estas experiencias han causado la pérdida del «alma» en la persona que las sufre. En lo que respecta al diagnóstico diferencial, tenemos que tener en cuenta los trastornos de tipo postraumático, los trastornos acompañados por manifestaciones somáticas, los estados depresivos y los problemas de ajuste emocional.

El tratamiento entre comunidades indígenas consiste en rezos y en recibir tratamientos con hierbas medicinales, usualmente untadas sobre el cuerpo mientras el paciente se acuesta boca arriba con los brazos extendidos en forma de cruz.

Empacho

El empacho es común en todas las regiones de Latinoamérica. Se manifiesta desde el punto de vista clínico por dolores abdominales y estados de tensión y obstrucción abdominal. Desde el punto de vista cultural, la interpretación de este trastorno es que la comida se ha trabado en el sistema digestivo debido a una obstrucción abdominal (Ruiz, 1985). En cuanto a los diagnósticos diferenciales, hay que pensar en una obstrucción intestinal, apendicitis, síndromes de dolor, trastornos somáticos y trastornos facticios. El tratamiento consiste en masajes en el cuerpo, en la restauración de las temperaturas frías o calientes del cuerpo y en jarabes con hierbas medicinales.

Mal de ojo *(Evil eye)*

El síndrome clínico-cultural llamado «mal de ojo» se observa muy comúnmente en Latinoamérica, así como también en países aledaños al Mediterráneo. En general, niños, adolescentes y mujeres son los más vulnerables a esta entidad clínico-cultural (Ruiz, 1985).

Desde el punto de vista cultural se cree que la envidia transmitida por una mirada codiciosa o interesada es la que causa este padecimiento. Usualmente se culpa a mujeres y otras personas con pocas conexiones en la comunidad de causar esta enfermedad.

Este síndrome se manifiesta por una variedad de síntomas, ya que lo que lo identifica como síndrome es el agente etiológico, más que un grupo específico de síntomas. Los síntomas más comunes son los dolores de cabeza, falta de sueño relajante; estados febriles, de tos, de vómito y diarrea, así como también de estados de lamentación y de mucho llanto. El diagnóstico diferencial consiste en trastornos somáticos y enfermedades de origen orgánico.

El tratamiento a nivel tradicional consiste en mezclar agua con huevos de gallina y depositar esta mixtura bajo la cabecera de la cama del paciente.

Síndrome de posesión

Este síndrome cultural se observa en algunos países del Caribe, como son Puerto Rico, la República Dominicana, Haití, Cuba, otras islas del Caribe y Brasil. También se observa en muchas otras zonas regionales, tales como los países del África subsahariana y en varios países de Asia, como India, Sri Lanka, China, Japón y Malasia (Lewis-Fernandez et al., 2007).

Esta entidad cultural se manifiesta por estados transitorios de posesión, que son involuntarios y que no se observan en conexión con actividades espirituales o religiosas. Cuando la persona sufre este estado de posesión, pierde su identidad habitual y dicho estado es sustituido por otra identidad de forma pasajera. Esto se interpreta culturalmente como el resultado de una posesión por el espíritu de una persona fallecida que sustituye al espíritu de la persona que es poseída. Dichos estados de posesión también conllevan movimientos así como cambios de la conducta característicos en las personas que son poseídas. Cuando la persona que está poseída recobra su identidad normal, refiere no acordarse de lo que sucedió durante el estado de posesión; es decir, ha estado en un estado de amnesia durante ese período.

Estos estados de posesión conllevan un estado de trance con alteraciones de la memoria, de la conciencia y con manifestaciones de la conducta. Cuando esto sucede hay impacto e influencia sobre los aspectos físicos, psicológicos, espirituales, sociales y ecológicos.

Estos estados de posesión tienden a tener lugar en personas que son vulnerables debido a conflictos familiares, estados de estrés y estados de abuso físico o sexual. En lo que respecta a diagnósticos diferenciales, hay que tener en cuenta los trastornos disociativos. El tratamiento consiste en rituales terapéuticos que neutralizan los estados conflictivos o de estrés, así como también el exorcismo (Lewis-Fernandez et al., 2007).

CONCLUSIÓN

En este capítulo hemos examinado y discutido los aspectos principales de los llamados *culture-bound syndromes* o entidades clínicas con manifestaciones culturales significativas. Sin lugar a dudas estas entidades clínico-culturales tienen una gran relevancia en el momento actual en todas las regiones del mundo (Bhugra y Bhui, 2007; Ruiz, 1998, Muñoz et al., 2007; Ruiz, 2004).

El impacto de la globalización, que conlleva repercusiones en el mundo entero, ha acelerado este proceso mediante la migración, así como los medios de comunicación que han crecido enormemente en las últimas dos décadas y que se han extendido a todos los países del planeta.

Estos cambios conllevan grandes desafíos en la práctica médica, así como también en todos los aspectos de la vida contemporánea. Debido a ello, la psiquiatría transcultural es ahora más relevante que nunca. La capacitación en los parámetros de la psiquiatría transcultural permitirá a los psiquiatras y otros profesionales de la salud mental realizar diagnósticos más adecuados y tratamientos más efectivos. Sólo así se podrá tratar a todos los grupos de emigrantes que traen con ellos no sólo aspiraciones para mejorar sus niveles económicos y sus calidades de vida, sino también sus tradiciones, sus normas de vida, sus características étnicas y raciales, sus idiomas y lenguajes, en fin, sus culturas.

BIBLIOGRAFÍA

American Psychiatric Association. Diagnostic and statistical manual of mental disorders. 4.ª ed. Washington: American Psychiatric Association; 1994.

Bhugra D, Bhui K, editors. Textbook of cultural psychiatry. Cambridge: Cambridge University Press; 2007.

Gaw AC, editor. Culture, ethnicity & mental illness. Washington: American Psychiatric Press, Inc., (APPI); 1993.

Gaw AC. A concise guide to cross-cultural psychiatry. Washington: American Psychiatry Publishing, Inc.; 2001.

Hughes CC. Culture in clinical psychiatry. En: Gaw AC, editor. Culture, ethnicity & mental illness. Washington: American Psychiatric Press, Inc. (APPI); 1993. p. 3-41.

Lewis-Fernandez P, Guarnaccia P, Ruiz P. Culture-bound syndromes. En: Sadock BJ, Sadock VA, Ruiz P, editors. Kaplan and Sadock's comprehensive textbook of psychiatry. 9.ª ed. Filadelfia: Lippincott Williams & Wilkins; 2009.

Lloyd K. The history and relevance of culture-bound syndromes. En: Bhui K, Bhugra D, editors. Culture and mental health: a comprehensive textbook. Londres: Edward Arnold Ltd (Publishers); 2007. p. 98-105.

Moreno J. Latin Americans find Spain a haven. Houston Chronicle, July 1, 2007.

Munoz RA, Primm A, Ananth J, Ruiz P. Life in color: culture in American psychiatry. Chicago, Illinois: Hilton Publishing Company; 2007.

Nichter M. Idiom of distress: alternatives in the expression of psychological distress. Culture, Medicine and Psychiatry. 1981;5(5).

Rogler LH. Culture in psychiatric diagnosis: an issue of scientific accuracy. Psychiatry. 1993;56:324-7.

Ruiz P, Langrod J. The role of folk healers in community mental health services. Community Mental Health Journal. 1976;12(4):392-8.

Ruiz P. Addressing culture, race and ethnicity in psychiatric practice. Psychiatr Ann. 2004;34(7): 527-32.

Ruiz P. Assessing, diagnosing and treating culturally diverse individuals: a Hispanic perspective. Psychiatr Q. 1995;66(4):329-41.

Ruiz P. Cultural barriers to effective medical care among Hispanic American patients. Annual Review of Medicine. 1985;36:63-71.

Ruiz P. La psiquiatría en las minorías étnicas: el ejemplo de Estados Unidos. En: Vallejo Ruiloba J, Leal Cercos C, editores. Tratado de psiquiatría. Vol. II. Barcelona: Ars Médica; 2005. p. 2273-80.

Ruiz P. New clinical perspectives in cultural psychiatry. Journal of Practical Psychiatry and Behavioral Health. 1998;4:150-6.

Ruiz P. Psychopathology and migration. En: Psiquiatría 2004, III Symposium Almiral, Libro de resúmenes, Vol. I. Barcelona; 2004. p. 47-60.

Ruiz P. The Hispanic patient: sociocultural perspectives. En: Becerra RM, Karno M, Escobar JI, editors. Mental health and Hispanic Americans. Nueva York: Grune & Stratton, Inc.; 1982. p. 17-27.

Ruiz P. The role of culture in psychiatric care. The American Journal of Psychiatry. 1998;155(12): 1763-5.

Simon RC, Hughes CC. Culture-bound-syndromes. En: Gaw AC, editor. Culture, ethnicity & mental health. Washington: American Psychiatric Press, Inc., (APPI); 1993. p. 75-92.

Walt V. Europe fights tide of immigrants. USA Today, 24 de junio de 2002.

Yap PM. The culture-bound reactive syndrome. En: Caudill W, Lin TY, editors. Mental health research in Asia and the Pacific. Honolulu: East-West Center Press; 1969. p. 33-53.

ESTRÉS ACULTURATIVO EN LOS PACIENTES DE LA AMÉRICA ANDINA

Pedro Ruiz

EL PANORAMA MIGRATORIO A NIVEL MUNDIAL

Durante el siglo XX dos factores internacionales conllevaron un aumento considerable en la migración de tipo internacional. El primero de ellos tuvo lugar al final de la segunda guerra mundial. Después de este conflicto militar a nivel internacional se observó una gran migración hacia los países industrializados de Occidente, sobre todo hacia Estados Unidos (Ruiz, 2005). En lo que respecta a este tipo de migración, el influjo de hispanos de Latinoamérica hacia Estados Unidos fue bien marcado. Durante el siglo XX se produjo también la creación de la Unión Europea (Ruiz, 2004). Esta unión de países permitió una consolidación económica fuerte, así como también grandes cambios en las leyes de inmigración de los países que forman parte de la Unión Europea. Debido a ello, el flujo de migrantes entre los países de la Unión Europea ha sido muy marcado. Por ejemplo, en el año 2000, entraron legalmente 680.300 migrantes en los países que forman parte de la Unión Europea (Walt, 2002). Entre ellos, 181.300 entraron en Italia, 140.000 en Inglaterra, 105.300 en Francia, 53.000 en Holanda, 21.400 en Suecia, 23.900 en Grecia, 20.800 en España, 20.000 en Irlanda, 17.300 en Austria, 12.100 en Bélgica, 11.000 en Portugal, 10.100 en Dinamarca, 3.600 en Luxemburgo y 2.400 en Finlandia. Sin embargo, además de este número tan grande de migrantes legales que entraron en los países de la Unión Europea en el año 2002, también entraron en los países de la Unión Europea 500.000 migrantes ilegales.

Con respecto a este gran influjo de migrantes ilegales en la Unión Europea, España juega un papel muy importante. Dicho papel se debe a la situación geográfica de España, y a su cercanía a Marruecos. Todos los días, cientos de migrantes ilegales tratan de entrar en España a través del Estrecho de Gibraltar. Dicho Estrecho sólo tiene 8 millas náuticas de separación entre España y el norte de África. Aquellos migrantes ilegales que entran en España tienen la opción de quedarse en España o irse fácilmente a otros países de la Unión Europea. Por supuesto, este tipo de migración está compuesta por personas que pertenecen a las clases más bajas del nivel socioeconómico y que tratan de mejorar sus posiciones socioeconómicas marchándose a la Unión Europea. Para muchos países de origen de dichos grupos de migrantes ilegales, este tipo de migración permite que dichos grupos de migrantes ilegales manden de forma regular dinero a sus familiares. Esto constituye una gran fuente de entrada económica a los países de donde los grupos de migrantes ilegales salieron. Desgraciadamente, cientos de estos migrantes ilegales se han ahogado en las aguas del océano al tratar de entrar a España por esta vía náutica.

El otro acontecimiento que ha impactado en gran medida a este gran influjo migratorio a nivel internacional se produjo a finales del siglo XX; pero su verdadero impacto y fuerza tuvo lugar a principios del siglo XXI. Dicho influjo se produjo por el proceso de globalización. En la última década este proceso ha sido extraordinario. Además, este tipo de proceso migratorio se ha observado y ha impactado a todas las regiones del mundo. El proceso de divulgación de información, sobre todo a través de internet, así como también a través de otras vías de comunicación, ha tenido un impacto muy significativo en este sentido. Este proceso migratorio no sólo es de los países pobres a los países ricos, sino también de países ricos a países pobres debido a motivos comerciales e industriales, así como también entre países de alto nivel económico. Por ejemplo, en el año 2000, aproximadamente 100.000 británicos se fueron de Inglaterra a los países de la Unión Europea. Además, otros 100.000 británicos se marcharon en ese año a otros países de la Commonwealth, y otros 100.000 británicos se relocalizaron en otras partes del mundo. En otras palabras, 300.000 británicos decidieron irse de Inglaterra a vivir en otras partes del mundo (The Economist, 2003).

También es importante reconocer que a través del proceso de globalización, entre los años 1992 y 2003, ha habido un aumento considerable en el porcentaje de personas que se asilan en la Unión Europea. Dicho porcentaje aumentó de un 2% en el año 1992 a un 29% en el año 2003. Como resultado de ello, durante el período 2000-2002, entraron en Inglaterra 300.000 refugiados, en Alemania cerca de 230.000, en Estados Unidos cerca de 220.000, en Francia aproximadamente 130.000, en Canadá unos 120.000, en Holanda casi 100.000, en Bélgica cerca de 80.000, en Suecia unos 70.000 y en Suiza aproximadamente 60.000.

LA MIGRACIÓN EN ESPAÑA

Como se ha discutido anteriormente, la migración a nivel mundial ha sido no sólo muy grande, sino que ha crecido consistentemente durante los últimos 60-70 años. En este sentido, España no se ha quedado a un lado; al contrario, desde que España entró en la Unión Europea, y desde que el proceso de globalización se ha acentuado, España ha tenido un crecimiento constante de su población. Ello se debe al gran número de migrantes que entra en España todos los años, ya sea legal o ilegalmente. Como se ha comentado, España recibe en el momento actual dos grandes flujos de grupos migrantes. Uno viene de los países de la Unión Europea y el otro del norte de África, sobre todo de Marruecos. Sin embargo, en años recientes se ha formado un tercer grupo de migrantes muy significativo. Este tercer grupo de migrantes se origina en Latinoamérica, sobre todo de la región andina de Latinoamérica.

El desarrollo económico de la Unión Europea, en el cual está incluido España, atrae mucho a las poblaciones hispanas de Latinoamérica que ven en España un país más acogedor que Estados Unidos por motivos culturales. Es decir, un mismo idioma y una misma religión en la mayor parte de los casos. Durante varios siglos, una de las grandes exportaciones de España ha sido su proceso migratorio hacia Latinoamérica durante el período de colonización. Además, durante el gobierno autoritario del general Francisco Franco, grandes grupos de exilados españoles se radicaron en países de Latinoamérica. En los últimos años, dicho proceso migratorio se ha revertido, y miles de latinoamericanos han decidido marchar a España. Este proceso migratorio de latinoamericanos a España se ha cuadruplicado entre los años 2001 y 2007 (Moreno, 2007). En el momento actual, los latinoamericanos que residen en España mandan anualmente unos 5 mil millones de dólares para Latinoamérica; esta cifra se espera que sea de 10 mil millones de dólares en el año 2010 (Moreno, 2007). Es interesante destacar que el proceso migratorio de Latinoamérica hacia España es diferente del proceso migratorio de Latinoamérica hacia Estados Unidos. El 50% de los migrantes latinoamericanos que se relocalizan en Estados Unidos son hombres; son los hombres primordialmente los que primero se marchan hacia Estados Unidos y después llevan al resto de la familia con ellos. Los migrantes latinoamericanos que migran a España son primordialmente mujeres (55%). En general, los trabajos domésticos como niñeras, sirvientas y cuidadoras de ancianos tienen una gran demanda en España en el momento actual; estos tipos de trabajos tienden a ser ocupados por mujeres; por lo tanto, las migrantes latinoamericanas encuentran fácilmente trabajos de este tipo en España. Ellas son las que en el mayor número de los casos llegan primero a España, y después, cuando están bien establecidas, traen a sus familiares de Latinoamérica (Moreno, 2007). En lo que concierne al proceso migratorio hacia España, es un hecho bien conocido que las leyes de inmigración en España tienen menos requisitos que las leyes de inmigración en Estados Unidos; además, en España es más difícil deportar a un migrante que en Estados Unidos.

EL PAPEL DEL ESTRÉS ACULTURATIVO EN EL PROCESO MIGRATORIO

Estos procesos migratorios que se han expuesto tienen, por supuesto, implicaciones positivas así como negativas en lo que respecta a la salud mental de las personas que migran. Esto se debe al nivel del estrés aculturativo en la persona que emigra (GAP, 1989). Este proceso de estrés se denomina más comúnmente «aculturación». Debido a ello, todas las personas que emigran están expuestas a una serie de factores que impactan en el estado fisiológico, psicológico y anímico de dichas personas. El tipo de migración no tiene que ser necesariamente de un país a otro. También se observa cuando una persona de una zona geográfica se muda a otra zona dentro de un mismo país; por ejemplo, de una zona rural a una zona urbana, o viceversa; así como también de un clima a otro; por ejemplo, del Caribe a Canadá (de calor al frío), o de un lugar a otro con características culturales diferentes de las del lugar de origen.

El nivel de estrés aumenta progresivamente desde el momento que la persona que piensa emigrar comienza a pensar y a tener conciencia de los problemas que él o ella puede confrontar al abandonar su país o área geográfica para marcharse a otro país o a otra región. Por ejemplo, abandonar de forma temporal o permanente a sus familiares (esposo, esposa, madre, padre, hijos, hijas, hermanos, hermanas, etc.); irse a un clima diferente del que se tiene en este momento; irse a un país donde se habla una lengua o idioma diferente; irse a un país en el que predomina una religión diferente; o en el cual las comidas, la vestimenta, la música, el sistema político y otros aspectos de la vida común son diferentes; marcharse a un lugar donde aún no se tienen amistades; marcharse de la casa de uno sin mucho dinero para hacer frente a situaciones imprevistas; en otras palabras, tener que enfrentarse a normas y tradiciones distintas a las nuestras, es decir, enfrentarse a un cambio de cultura.

La persona que emigra pasa por diferentes fases. Primero, como describimos anteriormente, la fase de «precontacto»; después la de «contacto», cuando se hacen planes para emigrar; se establecen contactos en el país al cual se emigra y cuando se toma la decisión de emigrar. Más adelante hay que enfrentarse a la fase de «conflicto», cuando la persona que emigra empieza a hacer cambios en el país que vive relacionados con el abandono del mismo; ejemplos de ello son renunciar al trabajo, decírselo a las amistades, notificarlo a la institución religiosa en la cual se practica, cuando se hacen los planes para el viaje, etc. Más adelante, la persona que emigra tiene que confrontar la fase de «crisis». En esta fase, la persona que emigra se ve en un momento determinado en un avión, un barco, un coche o en un vehículo de transporte que lo lleva al lugar o país que él/ella va, y tiene pensamientos como: ¿He tomado la decisión correcta? ¿Tendré la fuerza de voluntad para enfrentarme a este tipo de cambio? ¿Qué podría pasar si fracaso?; es decir, la persona se enfrenta a una fase de «crisis». Esta fase es difícil de superar en una forma constructiva. A medida que la persona que emigra pasa de una fase a la otra, el estrés aculturativo crece progresivamente hasta que llega a la fase de «adaptación». En dicha fase, la persona que emigra tiene que afrontar, adaptarse y superar todos los obstáculos que encuentra para poder lograr un ajuste normal y efectivo en el lugar al cual ha migrado. Una serie de factores, que se discutirán más adelante, pueden favorecer o empeorar el proceso de adaptación. De acuerdo con la forma en que se afronten estos problemas de adaptación, la persona que emigra puede sufrir una serie de consecuencias negativas. Entre ellas, se observan: el uso y abuso de drogas y alcohol, accidentes, suicidio, actos criminales o ciertas enfermedades relacionadas con la ansiedad, las depresiones mentales o estados psicóticos (Gonzales et al., 2001; Ruiz et al., 1998; Ruiz y Alarcon, 1996). Finalmente, de acuerdo con los factores positivos o negativos relacionados con la estructura mental o psicológica de la persona que emigra, así como también con sus vulnerabilidades genéticas, fisiológicas o del medio ambiente, dichas personas que emigran terminarán por integrarse culturalmente, asimilarse culturalmente, llevar a cabo un rechazo cultural o marginalizarse culturalmente (Dean et al., 1988). Los resultados de estos cuatro modelos de adaptación están basados en la relación que existió, existe o existirá entre la cultura de la persona que emigra y la cultura del grupo mayoritario que predomina en el lugar o país donde la persona que emigra se relocaliza. También, como se dijo anteriormente, en la capacidad mental, psicológica, biológica/fisiológica, congénita y ambiental de la persona que emigra, así como también de una serie de factores que se discutirán a continuación. Por supuesto, el modelo más saludable de adaptación es el de integración, seguido por el de asimilación, después el rechazo, y finalmente la marginalización. Los resultados patológicos del proceso adaptativo que antes se enumeraron, es decir, el uso y abuso de drogas y alcohol, los accidentes, el suicidio y los actos criminales, incluyendo el homicidio, así como ciertas enfermedades mentales, se verán más o menos frecuentemente dependiendo del modelo de adaptación que sociológicamente y psicológicamente la persona que emigra usará finalmente al adaptarse. El más positivo, como se hizo hincapié anteriormente, es el modelo de «integración».

FACTORES QUE IMPACTAN EN EL ESTRÉS ACULTURATIVO

Durante el período de estrés aculturativo que se observa en los procesos migratorios, donde la cultura de la persona que emigra se enfrenta con la cultura del grupo mayoritario que reside en el lugar donde se emigró, existen dos tipos de factores que influyen de forma positiva o negativa en el proceso aculturativo. Ellos son: las variables sociodemográficas y ambientales y las variables psicológicas.

Examinaremos y discutiremos primeramente las variables sociodemográficas y ambientales. Son las siguientes:

- **Edad.** Cuanta menos edad tiene la persona que emigra, mejor será el proceso de adaptación aculturativo. De la misma forma, cuanta más edad tiene la persona que emigra, más dificultad tendrá en adaptarse saludablemente. Los niños, siempre y cuando sean saludables física y psicológicamente, se adaptarán mejor cuando emigran de un lugar o país a otro. Los ancianos tendrán más dificultades, incluyendo un nivel más alto de suicidio que el que existía en el lugar del que se emigra.
- **Sexo/género.** Las mujeres tienden a adaptarse mejor cuando emigran que los hombres. Aparentemente, en la mayor parte de los casos las mujeres son más flexibles y objetivas que los hombres cuando se enfrentan a procesos migratorios.
- **Estado civil.** Las personas casadas que emigran junto con sus cónyuges tienden a adaptarse mejor cuando emigran que las personas que lo hacen solas. Las personas divorciadas o viudas tienden a tener más dificultades adaptativas.
- **Educación.** Mientras más alto es el nivel educativo de la persona que emigra, mejor será su proceso de adaptación. En general, las personas con más alto nivel de educación entienden mejor las dificultades en la vida, tienen mejor capacidad de comunicación y tienen mayor facilidad para resolver conflictos o situaciones difíciles en la vida.

- **Raza.** Las personas que pertenecen a un grupo racial determinado se ajustan mejor al emigrar si existen personas de su misma raza en el lugar al cual se emigra.
- **Etnicidad.** Igualmente que en la raza, la existencia de grupos étnicos en el lugar al cual se emigra favorece la capacidad de adaptación cultural.
- **Religión.** La presencia de personas o instituciones del mismo tipo de religión de la persona que emigra favorece enormemente el proceso migratorio.
- **Clima.** Las personas que emigran a una región que tiene el mismo clima de la zona de la cual se emigra tienden a adaptarse mucho más fácilmente.
- **Tipo de geografía.** Las personas que viven en zonas rurales tienen más dificultades para adaptarse si se mudan a zonas urbanas. La situación inversa, es decir, de zonas urbanas a zonas rurales también conlleva las mismas dificultades.
- **Estado económico.** Las personas de alto nivel socioeconómico se adaptan mejor cuando emigran que las personas de bajos niveles socioeconómicos. Los problemas se resuelven mucho mejor cuando hay recursos financieros para resolverlos.

También se debe hacer hincapié en que estos factores anteriormente discutidos tienen más validez en aquellas personas que son saludables y que no han tenido vulnerabilidades psicológicas, genéticas o fisiológicas anteriormente.

Además de los factores sociodemográficos y ambientales antes discutidos, se sabe que hay también factores psicológicos que pueden influir a una persona que está pasando por un proceso de estrés aculturativo debido a que va a emigrar o que ya ha emigrado recientemente. Entre estos factores tenemos los siguientes:

- **Privación maternal.** Aquellos niños o niñas que han sufrido privación maternal debido a la muerte de la madre o a un divorcio tienden a tener problemas peores cuando tienen que emigrar.
- **Traumas durante la niñez.** Aquellos niños o niñas que han sido sometidos a abusos verbales, físicos o sexuales durante la infancia tienden a tener mayores problemas cuando confrontan estrés aculturativo.
- **Problemas de separación.** Aquellos niños o niñas que han manifestado problemas de separación durante el período infantil, como por ejemplo al empezar a ir a la escuela, tienden a tener más dificultades de adaptación cuando confrontan procesos migratorios.
- **Problemas de identidad.** Las personas que no tienen una identidad bien definida y consolidada tienden a tener más problemas de adaptación cuando emigran.

- **Cohesión social.** las personas que no tienen un buen estado de cohesión social, como por ejemplo familiar, grupal, etc., tienden a tener más dificultades de adaptación durante los procesos migratorios.
- **Estados generacionales.** Las familias que tienen que emigrar cuando aún existen estados generacionales diferentes, por ejemplo, un matrimonio que se muda con sus padres ya ancianos, así como también con sus niños y niñas adolescentes, tienden a padecer más problemas de adaptación debido a diferencias generacionales cuando todos los miembros de la familia tienen que enfrentarse a procesos migratorios.
- **Recursos comunitarios/sociales.** En las personas que emigran a lugares donde existen recursos comunitarios/sociales relacionados con las personas que emigran, dichos recursos favorecen la adaptación aculturativa; por ejemplo, amistades, instituciones religiosas, etc.
- **Tipo de personalidad.** Las personas que tienen personalidades rígidas, que son inflexibles y que son muy subjetivas tienden a tener más dificultades cuando pasan por procesos migratorios.
- **Prejuicios.** Aquellas personas que tienden a tener prejuicios o actitudes discriminatorias en contra de las personas que pertenecen al grupo mayoritario que reside en el país o lugar al cual se emigra, tienden a tener más dificultades de adaptación cuando emigran a esos países o lugares.

CONCLUSIÓN

Como se describió anteriormente, el mundo entero ha experimentado en los últimos 10-15 años problemas relacionados con procesos migratorios debido a la globalización que existe en todas las zonas y regiones del globo terrestre. Como resultado de estos procesos migratorios se han observado nuevas dificultades y problemas en aquellos países en que el proceso migratorio ha sido más intenso. Entre estos países encontramos a Estados Unidos y los países de la Unión Europea, especialmente España. Indudablemente, estos procesos migratorios han dado lugar a problemas complejos y difíciles relacionados con el diagnóstico y el tratamiento adecuado de estos pacientes que, en su gran mayoría, vienen de culturas muy distintas a la de los países a los que emigran (Alarcon et al., 1999; Alarcon y Ruiz, 1995; Canino et al., 1992; Ruiz, 1985). Afortunadamente, en el momento actual tenemos mejores conocimientos relacionados con los problemas diagnósticos que estos pacientes que emigran presentan, así como también a mejores modelos de tratamientos para dichos pacientes (Ruiz, 2004, 1998a, 1998b, 1995).

En este capítulo se ha hecho hincapié en algunos de los problemas clínicos más complejos y difíciles en lo que respecta a los pacientes de origen latinoamericano, especialmente del área andina de Latinoamérica, que han emigrado a España en años recientes. Se espera que el contenido de este capítulo pueda ayudar a los profesionales de la salud mental de España a entender mejor, así como a diagnosticar y tratar mejor a estos pacientes que residen en España. También se espera que el contenido de este capítulo sirva de marco y modelo para otros profesionales de la salud mental en distintas partes del mundo que también confrontan casos clínicos similares.

BIBLIOGRAFÍA

Alarcon RD, Ruiz P. Theory and practice of cultural psychiatry in the United States and Abroad. En: Oldham JM, Riba MB, editors. Review of psychiatry. Vol. 14. Washington: American Psychiatric Press, Inc.; 1995. p. 599-626.

Alarcon RD, Westermeyer J, Foulks EF, Ruiz P. Clinical relevance of contemporary cultural psychiatry. J Nerv Ment Dis. 1999;187:465-71.

Canino IA, Rubio-Stipec M, Canino G, Escobar JI. Functional somatic symptoms: a cross-ethnic comparison. Am J Orthopsychiatry. 1992;62(4):605-12.

Dean P, Berry JW, Sartoris N, editors. Health and cross-cultural psychology: toward applicatons. Londres: Sage Publications; 1998.

Gonzalez CA, Griffith EEH, Ruiz P. Cross-cultural issues in psychiatric treatment. En: Gabbard GO, editor. Treatment of psychiatric disorders. 3.ª ed. Washington: American Psychiatric Publishing, Inc.; 2001. p. 47-67.

Group for the Advancement of Psychiatry (GAP). Suicide and ethnicity. Nueva York: Brunner/Mazel Publishers, Report No. 128; 1989.

Moreno J. Latin Americans find Spain a Haven. Houston Chronicle, July 1, 2007; p. D1 & D5.

Ruiz P. La psiquiatría en las minorías étnicas: el ejemplo de los Estados Unidos. En: Vallejo Ruiloba J, Leal Cercós C, editores. Tratado de psiquiatría. Vol. II. Barcelona: Ars Médica; 2005. p. 2273-80.

Ruiz P. Psychopathology and migration. En: Psiquiatría 2004, III Symposium Almirall, Libro de resúmenes, Vol. 1; 2004. p. 47-60.

Ruiz P. Addressing culture, race and ethnicity in psychiatric care. Psychiatric Annals. 2004;34(7):527-32.

Ruiz P. New perspectives in cultural psychiatry. Journal of Practical Psychiatry and Behavioral Health. 1998a;4:150-6.

Ruiz P. The role of culture in psychiatric care. Am J Psychiatry. 1998b;155(12):1763-5.

Ruiz P. Assessing, diagnosing and treating culturally diverse individuals: a Hispanic perspective. Psychiatric Quarterly. 1995;68(4):329-41.

Ruiz P. Cultural barriers to effective medical care among Hispanic-American patients. Annu Rev Med. 1985;36:63-71.

Ruiz P, Alarcon RD. How culture and poverty exclude people from care. Am J Forensic Psychiatry. 1996;17(4):61-73.

Ruiz P, Venegas-Samuels K, Alarcon RD. The economics of pain: mental health costs among minorities. Psychiatry Clin North Am. 1995;18(3):659-70.

Asylum seekers: the place to be. The Economist. 2003;Abril 26:49-50.

Walt V. Europe fights tide of immigrants. USA Today. 2002;Junio 24:6A.

ASISTENCIA TRADICIONAL

Joan Obiols

INTRODUCCIÓN. CONCEPTOS Y TÉRMINOS

Antes de ahondar en el concepto de asistencia tradicional en la América Andina, quisiera exponer una breve reflexión en torno a conceptos y términos relativos a la medicina. Para los que provenimos de la formación académica occidental de las facultades universitarias de medicina, donde hemos cursado los 6 años de la licenciatura correspondiente, nos parece que «medicina» no hay más que «una»: la «nuestra», la «buena», la «científica». Ciertamente, existe en los albores del siglo XXI una potente medicina a la que podemos otorgar este tipo de atributos: la medicina académica, oficial, científica, occidental, alopática (en contraposición a la homeopática), ortodoxa —en cierto modo— e, incluso, tradicional, como afirman muchos de sus usuarios. Enseguida veremos que este último adjetivo, de forma un tanto sorprendente, puede ser aplicable a medicinas muy alejadas de la que hemos descrito y, por tanto, el sintagma «medicina tradicional» deviene ambiguo, anfibológico.

De hecho, los que hemos cursado la carrera a lo largo de la licenciatura oficial, hemos sido confrontados en la asignatura «Historia de la medicina» a muy diversos e ilustres sistemas médicos. Podemos citar, sin agotar ni mucho menos el repertorio, medicinas como la china, la india (la tradición ayurvédica), la persa, la griega y la romana (en las cuales se basa parcialmente nuestra supuesta «ciencia médica»), la árabe (que recoge buena parte de la tradición griega) y, en el continente americano, grandes tradiciones médicas como la maya, la azteca o la inca, por citar sólo tres. Sería un error pensar que estos sistemas médicos han desaparecido del mapa o que son completamente obsoletos. Algunos sí lo son o, al menos en parte, han quedado superados. Pero otros subsisten, tienen plena vigencia y no parece que vayan a desaparecer tan fácilmente. Tanto en China como en la India, por ejemplo, siguen existiendo escuelas de medicina propias dedicadas a la enseñanza de sus respectivas tradiciones.

Es un hecho que los tan alabados «avances médicos» del último siglo vienen dados por la base de investigación científica biomédica, la aplicación clínica que de ella se deriva, los progresos de la cirugía, las medidas de salud pública y otros factores ligados a la evolución de la medicina oficial, académica. Muchas enfermedades infecciosas están bajo control, la esperanza de vida tiende a alargarse por todo el mundo y la calidad de vida y la salud global de la población, sin duda, han mejorado.

Al lado de este panorama optimista nos encontramos, sin embargo, con cifras increíbles de morbilidad y mortalidad por la iatrogenia derivada de los tratamientos, sean farmacológicos o quirúrgicos, o de los medios de exploración. Nuestra medicina es muchas veces agresiva, tanto en métodos diagnósticos como en terapéuticos y se la acusa, a menudo, de «cosificar» al paciente, de olvidarlo como persona, debido a la degradación de la antaño sacrosanta relación entre médico y enfermo.

Ante esta situación, es perceptible, en todo el mundo occidental, un movimiento crítico de rechazo a los aspectos más «duros» de esta medicina vista como soberbia e inhumana. Así surge el interés por un sinfín de técnicas, tanto diagnósticas como de tratamiento, consideradas más «blandas», menos agresivas. Hablamos así, hoy en día, de medicinas complementarias, alternativas, no convencionales, paralelas, integrativas, heterodoxas, por citar algunas de las denominaciones, sin que, de nuevo, haya un término que predomine ni una definición clara. El concepto parece casi definirse en negativo: lo que no es la medicina oficial, científica, son las «otras medicinas», alternativas, paralelas. Voy a inclinarme aquí por este último término que proviene del etnopsicólogo francés Laplantine (Laplantine y Rabeyron, 1987). Me parece particularmente pertinente en cuanto, realmente, a menudo, los pacientes comparten ambos tipos de medicinas: por un lado van al médico y siguen, hasta cierto punto, el tratamiento prescrito y, de forma paralela, consultan otro agente de salud, sea médico, curandero, acupuntor u homeópata —por citar algunas posibilidades— y siguen un tratamiento paralelo. Creo que se puede hablar así de tratamiento dual de manera que el paciente parece apuntarse a todas las posibilidades, si bien con el tiempo suele decantarse por una u otra.

Es interesante comprobar que algunas de estas medicinas paralelas tienen una tradición y un cuerpo teórico propios, como es el caso de la homeopatía, más antigua, la terapia floral de Bach, más reciente o la osteopatía, entre muchas otras. Otras técnicas, como la misma acupuntura, van ligadas a tradiciones médicas antiquísimas como la medicina china. En los ejemplos que se acaban de citar se hace obvio otro aspecto: no siempre es fácil deslindar una medicina de otra. Hasta cierto punto, la acupuntura se ha incorporado a la medicina académica. No son pocas las facultades de medicina occidentales donde se puede estudiar acupuntura. En varios países europeos, la seguridad social puede reembolsar tratamientos de homeopatía u otros métodos alternativos.

No es el propósito de este capítulo entrar a fondo en analizar la cuestión expuesta. Quede constancia de la complejidad del asunto. Complejidad a la cual daré una última vuelta de tuerca al añadir un nuevo elemento al conjunto de diversas medicinas expuesto hasta ahora. Me refiero al multiforme grupo de las medicinas populares, también conocidas como las «medicinas folk» o folclóricas, en el ámbito de la antropología médica, la rama de la antropología cultural dedicada al estudio de los saberes médicos tradicionales. Son éstos los saberes que surgen de la tradición popular y que, si en un inicio pudieron formar parte o, al menos, influir en la medicina oficial, poco a poco se fueron deslindando y cada cual siguió su propio camino. Es evidente que hay todo un conocimiento de plantas medicinales, por poner un ejemplo, que en uno y otro campo ha adquirido carta de naturaleza. En la medicina oficial, a través de la síntesis de los principios activos curativos contenidos en estas plantas y la posterior elaboración de fármacos. En la medicina tradicional, a través de la simple aplicación directa de dichas plantas.

Esta medicina tradicional, que en el ámbito hispánico suele ir ligada al concepto de curanderismo —que luego ampliaremos—, tiene aspectos como el que acabo de citar de la fitoterapia, muy pragmáticos y de indudable eficacia. Otros aspectos, en cambio, pertenecen ya al ámbito mágico-religioso —oraciones, conjuros, rituales diversos— y no podemos calificarlos de pragmáticos, lo cual no implica que no puedan ser eficaces, posiblemente por mecanismos de sugestión. Podemos encontrar esta medicina popular en los países más desarrollados de occidente pero donde subsiste con más fuerza es en aquellos países donde el desarrollo económico y social no ha permitido una plena eclosión de los sistemas asistenciales modernos y la difusión de la medicina más científica. La antropología médica estudia así la etnomedicina: el conjunto de sistemas médicos elaborados por los distintos grupos étnicos distribuidos por todo el mundo. Alguno de estos pueblos indígenas han sufrido una aculturación —a través de la colonización— tan potente que este saber curativo tradicional prácticamente ha desaparecido. Pero, en muchos casos, estos pueblos indígenas han sabido mantener su sistema médico y la figura del chamán o curandero como agente de salud específico mantiene una vigencia plena. Las monografías etnomédicas sobre estos aspectos son muy abundantes y podemos encontrar información sobre pueblos indígenas de los sitios más variados. Sería un error pensar que el bajo nivel de desarrollo tecnológico de estos pueblos implica la existencia de sistemas médicos simples y limitados. Bien al contrario, los sistemas médicos que los antropólogos nos describen sorprenden por la enorme complejidad teórica en que se basan, la sutileza de sus métodos diagnósticos —por erróneos que puedan ser— y la riqueza de su repertorio terapéutico. Por poner un solo ejemplo, citaré el estudio del antropólogo catalán Lluis Mallart sobre el pueblo evuzok del Camerún (2007).

El bucle se cierra: de nuevo encontramos el término «tradicional» aplicado en este caso a una medicina de base popular, muchas veces acientífica y, por tanto, muy alejada de la medicina oficial, académica. Decía antes que el adjetivo «tradicional» puede inducir a cierta confusión, ya que se ha aplicado a dos tipos de medicina bien distintos, casi antagónicos. De todos modos, creo que es más frecuente catalogar como «tradicional» la medicina popular, folk, ligada a antiguos saberes, en contra de la oficial y, por ello, cuando entre de lleno en la cuestión de la asistencia tradicional en la América Andina, quedará claro a qué me refiero.

PERSISTENCIA Y AUGE DE LAS MEDICINAS PARALELAS

Lo expuesto en el párrafo anterior nos permite colegir que, en la actualidad, tenemos una multiplicidad de posibilidades de sistemas curativos a nuestro alcance. Unos más prestigiosos que otros, sin duda, pero con un estatus muy variable y pasible de una evaluación muy distinta en función, posiblemente, de los resultados que cada individuo enfermo haya encontrado con un sistema u otro. En definitiva, el que no encuentra solución con un agente de salud determinado va haciendo el recorrido por todas las alternativas que se le ofrecen, por más esotéricas que puedan parecer. Y esto, incluso en los países más desarrollados y entre los grupos de población con un nivel educativo más alto, de los que cabría esperar una conducta más racional en este sentido. No es extraño encontrar entre clases altas, con educación superior, el recurso a videntes, astrólogos, magos para solucionar problemas de salud que no encuentran remedio en otros ámbitos.

Son muchos los estudios que ponen de relieve, no ya la persistencia, sino incluso el auge de todo este multiforme grupo de medicinas paralelas. Dada la dificultad de discernir dentro de estas múltiples posibilidades, he agrupado aquí bajo este nombre cualquier método que no pertenezca a la medicina oficial, académica.

Sabemos que en Europa se calcula que un alto porcentaje de la población, entre un 20 y un 50%, usa terapias de este tipo. Ya en su estudio, titulado precisamente *Las medicinas paralelas,* Laplantine y Rabeyron (1987) dejaban constancia de que, en Francia, uno de cada cuatro médicos se dedica a este tipo de medicinas. Una etnóloga, también francesa, Françoise Loux (1978) pone el dedo en la llaga cuando advierte que: «Para los usuarios, no hay incompatibilidad entre ir al curandero o ir al médico. La medicina paralela aparece como el último recurso coexistente con la medicina actuando dentro de sus silencios o incapacidades».

En España son varios los estudios que se han centrado en el uso de curanderos entre la población general y encontramos cifras que nos hablan de un 25% de la población en la provincia de Castellón que usa la medicina popular, un 15% que va a curanderos y un 14% en toda España que hace lo mismo.

Personalmente he realizado varias encuestas, esta vez entre pacientes psiquiátricos ambulatorios, para comprobar el uso de medicinas paralelas. En 1984, en el área de Barcelona, un 38% de mis pacientes admitía el recurso a tales técnicas (Obiols et al., 1984). En 1996, el porcentaje crecía hasta el 54% (Obiols et al.,1996). En Andorra, en 2001, un 51% de este mismo tipo de pacientes contestaba afirmativamente (Obiols et al., 2001).

En general, son múltiples los estudios que están poniendo de manifiesto que, entre la población occidental, las medicinas paralelas gozan de una aceptación creciente. El prodigioso desarrollo de la medicina oficial parece ir parejo a un mayor uso de medicinas muy distintas de ésta y nos inducen a una evaluación crítica de nuestra actuación por parte de los médicos que nos hallamos inscritos dentro de la medicina académica.

QUÉ ES UN CURANDERO, QUÉ ES UN CHAMÁN Y CÓMO ACTÚAN

Existe una muy abundante literatura científica en el ámbito de la antropología médica sobre el curanderismo, tanto en España como en otros países. La obra de Kuschik (1995), por ejemplo, nos ofrece una buena visión de conjunto en el ámbito de la península.

No es fácil definir una figura de límites tan difusos como es la del curandero. En todo el ámbito hispano (España y América Latina), donde se usa esta palabra, podemos aludir con ella a un personaje que puede revestir las formas más distintas y actuar con un sinfín de técnicas diversas. En una publicación reciente (Obiols et al., 2005) he intentado resumir unos rasgos que ayuden a concretar los conceptos de curandero y curanderismo:

- El curandero o curandera (en algunas culturas puede predominar un sexo u otro) puede ser rural o urbano. El curanderismo urbano une el saber tradicional a un saber derivado de la influencia de la medicina oficial.
- La función del curandero es ejercer —de forma más o menos profesionalizada— una actividad terapéutica. Debemos considerarlos agentes de salud, con mayor o menor eficacia.
- Están en una posición marginal frente a la medicina oficial o académica que incluso puede perseguirlos por intrusismo.
- Asumen una ideología precientífica que implica una creencia en poderes sobrenaturales, sean de origen divino o demoníaco.
- Su arsenal terapéutico puede ser muy diverso: uso de hierbas, agua milagrosa, oraciones, imposición de manos o manipulaciones determinadas, rituales, etc.
- Tienen sus raíces en la medicina popular, la religión, el esoterismo, etc.

La asistencia tradicional en la América Andina, entendida como el recurso al conjunto de medicinas tradicionales existentes en esta extensa área geográfica, está a cargo de esta figura, el curandero.

Es imprescindible citar en este contexto una figura relacionada estrechamente con la del curandero, cual es la del chamán. Es suficientemente conocida en el ámbito de la antropología de la salud y de la religión la figura del chamán como para alargarnos aquí en su descripción. Baste decir que con esta voz, de origen siberiano, aludimos a este personaje entre sacerdote, médico, terapeuta y hechicero que, entre los pueblos indígenas de todo el mundo, se ocupa de curar, aconsejar en situaciones de crisis o alentar a sus congéneres. El chamán es un líder religioso —y, a veces, también político— dentro de su grupo étnico y se encarga de interceder ante las fuerzas espirituales que rigen el universo e influir sobre ellas (León, 1984). Con frecuencia, aunque no siempre, recurre a estados modificados de conciencia, o estados de trance, obtenidos a través de plantas alucinógenas o a través de distintos medios físicos y en los cuales se supone que establece comunicación con el mundo de los espíritus. En la América Andina, el chamán —que recibe una denominación distinta, como es lógico, en cada grupo étnico, según su idioma propio— va, por tanto, ligado a las medicinas tradicionales desarrolladas por cada uno de estos pueblos indígenas. No voy a profundizar aquí en el valor de la aportación que estas medicinas tradicionales han hecho a la moderna biomedicina. Voy a mencionar solamente tres ejemplos que nos permiten calibrar la importancia de esta aportación (Incayawar, 2005).

La medicina inca, desde tiempo inmemorial, había descubierto la utilidad de la quinina en el tratamiento de la fiebre y acabó siendo el tratamiento idóneo de la malaria.

El uso de la coca está documentado desde el 3.000 a.C. entre los pueblos indígenas de los Andes. Entre los siglos XIX y XX, tras diversas y curiosas vicisitudes, se llega a la síntesis de sus alcaloides como la cocaína, la procaína, la lidocaína, entre otros, y su utilísima aplicación como anestésicos locales. Finalmente, quiero mencionar el curare, este potente tóxico capaz de paralizar el músculo esquelético, elaborado por los cazadores indígenas amazónicos. También usurpado o apropiado por la medicina occidental, permitió el ulterior desarrollo de productos como la tubocurarina, eficaz coadyuvante en la anestesia de la cirugía abdominal.

Aunque la lista es mucho más larga, la relevancia de los tres ejemplos citados creo que es suficiente para dar idea del nivel que estas medicinas tradicionales han alcanzado. Nuestra visión debe ser, por tanto, respetuosa.

Dado el largo proceso de aculturación que, a partir de la conquista española, se viene produciendo desde el siglo XVI en la América Andina, las figuras del chamán y el curandero se aproximan, hasta cierto punto, y llegan a compartir muchos de los rasgos que los definen. Ambos son, en definitiva, agentes de salud y, sin ser asimilables al cien por cien, en muchos casos su práctica acaba siendo muy pareja. El chamán, desde la tradición indígena y el curandero más ligado a la tradición hispana, acaban compartiendo conocimientos y haciendo uso de técnicas parecidas, en un sincretismo que merece un estudio profundo desde la perspectiva de la antropología médica.

Más allá del conocimiento de las plantas con probada actividad farmacológica, se ha intentado explicar el componente psicológico, igualmente presente en los tratamientos tradicionales. Así, Jilek (1971) propone seis mecanismos básicos en la actuación del chamán:

1. La sugestión implícita, la omnipotencia culturalmente aceptada del chamán. Por un lado, el chamán mantiene el secretismo de su arte. Impresiona a su público, sus pacientes y familiares —que siempre acompañan al paciente— con todo el conjunto de actos que realiza. Para ello desarrolla todo un repertorio de fórmulas mágicas, gestos y demás parafernalia que le reviste de omnipotencia a los ojos de su gente.
2. La sugestión explícita, el dominio directo. Se trata aquí de la persuasión indirecta que ejerce el chamán mediante la similitud, las historias ilustrativas, las canciones, los rituales sacramentales, a menudo con contacto corporal incluido.
3. Dar nombre a la enfermedad y explicar las causas al paciente. Cabe decir aquí que este mecanismo es perfectamente aplicable a nuestra medicina occidental. ¡Cuánto alivio percibimos en nuestros pacientes si somos capaces de diagnosticar su mal y su etiología!
4. Sacrificios. A menudo, el chamán recurre a sacrificios de índole bien diversa. Con estos actos busca, en el fondo, un mecanismo de reducción de culpa de los asistentes.
5. Manipulación del ambiente. El chamán es un maestro en lo que se refiere al dominio escénico. Dirige el ambiente con la eficacia de un gran director, doblado de un actor dotado de un cierto histrionismo.
6. Abreacción colectiva y aspectos de psicoterapia de grupo. Las ceremonias chamánicas vienen a ser las precursoras de lo que en Occidente se ha desarrollado como terapia grupal. Puede haber fenómenos de posesión en público.

La multiplicidad de medicinas tradicionales desarrolladas a lo largo y ancho de la América Andina pone sobre el tapete una serie de cuestiones fundamentales. No podemos profundizar en ellas pero sí, al menos, esbozarlas. Por un lado, tener presente lo que, de forma magistral el antropólogo Lévi-Strauss —en el momento de redactar estas líneas, a punto de cumplir cien venturosos años— mostró en *El pensamiento salvaje* (Lévi-Strauss, 1962): los pueblos indígenas o sociedades folk son capaces de elaborar sistemas sofisticados de conocimiento para describir el mundo material o espiritual que les rodea.

Ya he apuntado antes que los conceptos de enfermedad folk, los que barajan las distintas medicinas tradicionales, sean andinas o de otras zonas, no se basan en supuestos simples, sino que puede existir en su elaboración una enorme complejidad epistemológica.

Se hace también evidente que las ideas desarrolladas por Arthur Kleinman (1980) devienen enormemente útiles para profundizar en el conocimiento de estas medicinas tradicionales. El modelo explicativo de en qué consiste la enfermedad, las causas que la originan, cuál es el tratamiento adecuado y otros aspectos relacionados van a diferir según la tradición médica que se aplique. Como observadores o como actores, siempre nos debe interesar que el paciente y su familia se avengan a hacernos partícipes de este modelo explicativo. Sin un mínimo conocimiento del mismo, quedamos fuera de juego del acto terapéutico. Necesitamos completar la visión «ética», externa con la «émica» o indígena (la de *disease* frente a *illness* para usar los términos de Kleinman).

UN EJEMPLO DE MEDICINA TRADICIONAL ANDINA. EL PUEBLO SHUAR

Una descripción, siquiera somera, de la enorme diversidad de la asistencia tradicional en el ámbito andino superaría los límites de este trabajo. Voy a limitarme a relatar, con más detalle, un ejemplo, entre los múltiples posibles. Hace unos años tuve ocasión de realizar un trabajo de campo en el Oriente ecuatoriano, entre el pueblo amazónico de los shuar y a ellos me voy a referir.

El lector interesado puede encontrar un relato pormenorizado de este trabajo en otra publicación (Obiols, 2008). Presento aquí un resumen de mi experiencia.

Los shuar, también conocidos con el nombre de jíbaros (para ellos, peyorativo) constituyen un pueblo indígena asentado en el área del Alto Amazonas, en la selva del este del Ecuador, a lo largo del río Pastaza. Aunque su número exacto no es conocido, se cree que oscila entre los 45.000 y los 60.000 individuos. Tienen una larga historia de actitud rebelde ante el dominio extranjero. Los incas nunca pudieron dominarlos, ni lo hicieron los conquistadores españoles. Esto les ha dado una cierta fama de guerreros indómitos y feroces, acrecentada por una práctica ritual como es la ceremonia de la *tsantsa* o reducción de cabeza de los enemigos caídos en combate. La realidad actual es de un pueblo hospitalario en cuyo medio me sentí siempre muy bien acogido. Los shuar conservan, en buena parte, su forma tradicional de vida, especialmente los que siguen viviendo en pequeñas comunidades, de pocas familias, en el interior de la selva. Los que se han visto obligados a emigrar a centros urbanos han ido sufriendo un proceso acelerado de aculturación, mezclándose con lo que en Ecuador se denomina «colonos», población proveniente de la sierra o de la costa.

Otro rasgo cultural por el cual son conocidos los shuar es su uso tradicional de potentes compuestos vegetales alucinógenos, como son la ayahuasca (o *natèm*, en su idioma) y las distintas variedades de *maikiwua*. Antropólogos como Harner (1972) o Fericgla (1994, 1997) —con quien realicé el trabajo de campo— se han detenido con especial interés en este aspecto de la cultura shuar en sus monografías sobre este pueblo.

Para el pueblo shuar, la explicación usual de cualquier enfermedad viene dada por un acto de brujería, lo cual es muy común en el ámbito de las medicinas tradicionales. La raíz de la brujería es, como también suele ser frecuente en todas partes, la envidia. Este sentimiento es común entre familias, vecinos e, incluso, entre los propios chamanes. En la brujería se han querido distinguir tres dimensiones: la social, la religiosa y la psicológica, que aparecen imbricadas estrechamente. En definitiva, entre los shuar, el concepto de enfermedad es, esencialmente, psicológico: una persona está enferma cuando su alma está enferma y ello acontece en virtud de un acto de brujería. Así, algún brujo o chamán —en el idioma shuar, *wishin*— es la persona causante de la enfermedad, sea por iniciativa propia o por haber recibido el encargo de alguien que, por envidia, quiere perjudicar al paciente. Otro *wishin* será la persona capaz de resolver el problema, con mayor o menor fortuna, en virtud de la fuerza de sus poderes mágicos. Entramos así en una distinción que hacen los shuar entre dos tipos de chamanes: el *wishin* maléfico o *wawekratin* y el benéfico o *tsuakratin*. El *wawekratin* es, pues, una persona malvada, interesada en perjudicar a los demás, por envidia propia o por haber sido pagada por alguien para hacerlo. Estos individuos ejercen una gran influencia social a través del miedo que generan entre sus convecinos. Muchos de ellos prefieren esconder su condición y no son conocidos como tales, al menos de forma evidente, si bien suelen ser objeto de rumores. El método que siguen es común a todos los chamanes de la zona. Tras un período de ayuno, ya entrada la noche, esnifan un preparado líquido a base de zumo de tabaco y beben una primera dosis (como medio vaso) del preparado alucinógeno de *natèm,* cuya ingesta podrá irse repitiendo a lo largo de la noche. Poco a poco, el *wawekratin* se sumerge en un estado modificado de conciencia en el cual está listo para arrojar los *tsentsak.* Este concepto es central para el modelo explicativo de la enfermedad entre los shuar. Vienen a ser unas flechas mágicas, no materiales, sino metafóricas, de muy distintos tipos. Son como espíritus auxiliares que se transmiten soplando o mirando. Aquí aparece el concepto de mal de ojo, de tanta raigambre en la brujería, sea americana, euroasiática o africana. La víctima de los *tsentsak,* por ojeamiento directo o por influencia lejana, empezará a notar síntomas de enfermedad y deberá recurrir a un *wishin* bueno, el *tsuakratin,* capaz de curar, fiable, bien considerado y que pueda poner remedio a sus males. El ritual empleado por el buen *wishin* es parecido al de su colega maléfico: ayuno, aspirar tabaco por la nariz, ingesta del *natem.* Se pone así a punto para realizar su diagnóstico que consiste en localizar la situación, el número y la fuerza de los *tsentsak* presentes en el cuerpo del paciente. Una vez hecho el diagnóstico, el tratamiento curativo consistirá en chupar en los puntos del cuerpo donde cree haber localizado los *tsentsak* y vomitar, acto seguido, las supuestas flechas, con gran aparato sonoro. Si el *wishin* se siente capaz, intenta adivinar, gracias a la capacidad que le da el *natem,* el nombre del supuesto responsable del daño. Se puede entrar así en un espiral de venganzas y contravenganzas inacabable. Digamos que toda la ceremonia se acompaña de cantos rituales, los *anent,* que sirven para invocar los espíritus auxiliares y que se prolongará durante toda la noche. El *wishin,* aparte de sus poderes mágicos, catalizados por el dominio del estado modificado de conciencia conseguido mediante el *natem,* no deja de recordar, en su actuación, lo que podría ser un terapeuta occidental. Da una serie de consejos a su paciente y ejerce de terapeuta grupal, ya que el paciente raramente se presenta solo. Al contrario, casi siempre vendrá acompañado de familiares y amigos y, aunque la acción del chamán se centre en el paciente, todos los presentes intervienen en la ceremonia.

No podemos juzgar los resultados con mentalidad occidental. Ya Lévi-Straus habló de la eficacia simbólica de las ceremonias chamánicas. Los resultados son inciertos. A veces, el éxito es inmediato y evidente. En otras ocasiones, ante un resultado adverso o insuficiente, el *tsuakratin* reconoce que el *wawekratin* causante del mal es demasiado potente y no ha podido contrarrestar sus poderes maléficos. En todo caso, un cierto grado de consuelo y alivio suele ser común entre los pacientes y la fe en el chamán persiste.

En cuanto a cómo se adquiere la categoría de chamán, hay que decir de entrada que, en la cultura shuar, su número es relativamente alto. A menudo es una condición que puede pasar de padres a hijos pero, entre los shuar, como acontece en otras culturas, cualquier individuo interesado —y que reúna ciertas condiciones— puede alcanzar este estatus, a través de la formación que le proporcione un maestro. El chamán formador somete al candidato a un duro y prolongado proceso de iniciación: largos ayunos, aprendizaje de la preparación y toma del *natem,* conocimiento de las flechas mágicas, los *tsentsak,* y un sinfín de otros aspectos que permitan la cualificación de *wishin.* Este conocimiento no es gratuito y el aspirante a chamán deberá compensar con dinero o en especies a su maestro.

Antes de concluir este epígrafe, no está de más aportar unos breves apuntes sobre este preparado vegetal usado por los chamanes shuar en sus ceremonias. Quede claro que esta mezcla de distintas plantas se conoce, con distintos nombres, en una extensa área de la América Andina y la Amazonía. Aquí nos hemos referido al preparado con el nombre shuar de *natem,* pero está mucho más difundido el nombre quechua de ayahuasca. Aunque la base del compuesto es la liana de tal nombre, *Banisteria caapi,* en su denominación científica, el poder alucinógeno viene dado por la di-metil-triptamina (DMT) contenida en una de las plantas que se añaden en la preparación, *Psychotria viridis.* Lo sorprendente del caso es que la DMT, por sí sola, ingerida por vía oral, carece del poder alucinógeno y precisa de dos sustancias de acción IMAO (inhibidora de la monoaminooxidasa), la harmina y la harmalina, contenidas en la liana *Banisteria caapi,* para desarrollar su potencial alucinógeno. ¿Cómo llegaron los pueblos indígenas de esta zona a saber combinar estas dos plantas, de forma que el compuesto final llegue a modificar la conciencia de quien lo ingiere, provocando una serie de profundas alteraciones perceptivas y cognitivas? Si tenemos en cuenta que en la Amazonía se han descrito más de 30.000 especies vegetales, la respuesta no parece fácil. Desde luego, el puro azar parece ser una respuesta insuficiente.

En la cultura shuar este potente compuesto, siempre manejado por el chamán, ayuda a los individuos en la toma de decisiones, aparte de su uso con fines curativos. Así, por ejemplo, antes de decidirse a casarse, un individuo shuar consultará al chamán para dilucidar la oportunidad de tal decisión. El chamán no es el único que ingiere el preparado, y la mayoría de los miembros de la tribu, a lo largo de su vida, la tomarán en varias ocasiones, bajo la supervisión del chamán.

Lejos de extinguirse, tal práctica se mantiene viva entre los pueblos indígenas que la han tomado secularmente y además está adquiriendo una curiosa difusión en otros ámbitos. En Brasil han ido surgiendo una serie de religiones sincréticas, de base cristiana pero que han incorporado elementos indígenas, como es la ingesta ritual de la ayahuasca. Así, la *Uniao do Vegetal* o el *Santo Daime,* religiones que tienen miles de adeptos. Estos cultos están bien asentados, no sólo en el Brasil —donde gozan de un estatus legal—, sino incluso en algunas ciudades de Europa y Estados Unidos donde tienen sus ramificaciones.

ENFERMEDADES EN EL ÁMBITO TRADICIONAL ANDINO

En la América Andina encontraremos todo tipo de posibilidades en el ámbito asistencial tradicional. Desde pueblos indígenas que han mantenido de forma relativamente pura sus métodos tradicionales —como puede ser el caso descrito de los shuar—, hasta comunidades en las cuales se han ido dando formas de fusión cultural, con la entrada de elementos del curanderismo tradicional hispánico, elementos de tradición africana a través de los descendientes de esclavos y aun otros de diversas tradiciones, aportados por grupos de inmigrantes de los sitios más diversos. Hay mezclas para todos los gustos y hay que tener en cuenta que cada curandero, como individuo, puede aportar sus propias variaciones idiosincráticas, en función de su historia y experiencia personal. Resulta, por tanto, imposible, en el marco de este capítulo, dar cuenta pormenorizada del océano que representa la asistencia tradicional andina. Es altamente recomendable para toda persona interesada en esta temática la consulta de la *Guía latinoamericana de diagnóstico psiquiátrico* (VV.AA., 2004). Esta guía, promovida por la Sección de Diagnóstico y Clasificación de la Asociación Psiquiátrica de América Latina, revisa la Clasificación Internacional de Enfermedades, en su décima edición (CIE-10), de la Organización Mundial de la Salud (OMS, 1992) para ajustarla a las peculiaridades de la patología psiquiátrica, tal como se presenta entre la población latinoamericana. Las diferencias son, obviamente, de base cultural y esta publicación resulta de extraordinaria utilidad para captar la riqueza de la patoplastia observable en el campo psicopatológico. La guía contiene un capítulo dedicado precisamente a los síndromes culturales latinoamericanos, es decir, aquellos cuadros psiquiátricos que se dan de forma específica (no siempre exclusiva) en esta área geográfica y en cuya presentación los factores culturales juegan un papel fundamental. Revisaré algunos de ellos que me parecen de especial interés por su alta frecuencia y que corresponden a diagnósticos muy usados en la asistencia tradicional del área andina. Van precedidos del código de la clasificación internacional dentro del cual se pueden ubicar.

F45.1 Nervios

Sin necesidad de ir a la América Andina, todo psiquiatra en el ámbito hispano —España incluida— está acostumbrado a oír este diagnóstico popular, posiblemente muy vago y difuso, especialmente en mujeres. Para la guía son episodios frecuentes, a menudo crónicos, de extrema tristeza o ansiedad que dan lugar a un conjunto de manifestaciones somáticas muy diversas. Se asocia al estrés, la cólera, el desequilibrio y la baja autoestima. Los tratamientos tradicionales incluyen infusiones de hierbas, «píldoras para los nervios», reposo, aislamiento y ayuda de la familia.

F48.8 Ataque de nervios

Aunque la guía lo circunscribe a Puerto Rico —quizá por haber sido estudiado en profundidad en este país—, es obvio que está tan extendido como el diagnóstico anterior. Se trata de una respuesta aprobada culturalmente frente a experiencias estresantes agudas (funerales, discusiones familiares, accidentes, etc.) y que puede dar lugar a temblores, palpitaciones, sensación de calor, desmayos y crisis seudoepilépticas, entre otros síntomas.

F 45.1 Susto, espanto

De nuevo, no se circunscribe a la América Latina. No es extraño, en la práctica profesional del psiquiatra en España, encontrarse con este diagnóstico popular que viene a ser, a la vez, una atribución etiológica.

El susto va ligado a un acontecimiento traumatizante, personal o familiar, que engendra un miedo intenso y genera molestias somáticas diversas que se atribuyen a la «pérdida del ánimo» (concepto que tiene un sentido peculiar en la zona). Los síntomas son variados: agitación, anorexia, insomnio, fiebre, diarrea, confusión mental, apatía, depresión, entre otros.

Entre los indígenas aymaras-quechuas (Perú, Bolivia) se le denomina *manachariska* y se considera causado por la salida del alma del cuerpo, como consecuencia de reacciones imprevistas en lugares donde supuestamente habitan seres míticos. Los casos más graves de miedo pueden llevar a la muerte y se les llama *animu karkushka* o alma espantada.

F.45.8 Mal de ojo

Se trata de otro «clásico», frecuentísimo en los distintos curanderismos regionales de España, sean gallegos, vascos, catalanes, andaluces o canarios, por citar algunos donde se ha descrito. No falta en la América Andina, por descontado, y, de hecho, se ha descrito por todo el mundo. A través de la mirada de algunos individuos que tienen la capacidad de enfermar a otros y siempre con la envidia como motor esencial, aparecen síntomas de todo tipo, como vómitos, diarrea, llanto, intranquilidad, por citar algunos. En la medicina tradicional latinoamericana existe el consenso de que este mal no debe ser atendido por el médico académico, ya que el paciente podría agravarse. Es pues una enfermedad «del curandero, no del doctor». La guía señala que el mal de ojo es la enfermedad ante la cual la población desarrolla un mayor número de medidas preventivas, como pueden ser amuletos, cuya función sería atraer la mirada supuestamente maligna, evitando así que se fije en potenciales víctimas.

Brujería (sin código específico, por la variedad de síntomas posibles)

Cito, finalmente, esta práctica —ya comentada al hablar del modelo médico shuar—, también enormemente extendida y que no se puede desligar del mal de ojo que acabamos de describir. La guía dedica una larga explicación a la brujería por el papel relevante que ocupa en la medicina tradicional. La define como: «Conjunto de procedimientos que se acompañan de una serie de materiales mágicos y actos rituales, así como de componentes verbales variados y complejos, ejecutados por determinadas personas para alcanzar objetivos tales como enfermar o matar a un individuo, causar desgracias y accidentes, influir en situaciones amorosas, conocer el pasado, presente y futuro, y curar o inmunizar a las personas contra la propia brujería. Hay que tomar en cuenta que bajo las denominaciones de curandero o brujo se agrupa a una amplia gama de practicantes tanto de la magia como de la medicina tradicional. De esta forma, la brujería o hechicería constituye uno de los aspectos más importantes dentro del proceso de salud-enfermedad en la medicina tradicional de América Latina. Este hecho se ve reflejado en la clara tendencia a atribuirle la aparición en desajustes de la salud, principalmente cuando los padecimientos se caracterizan por ser violentos, repentinos, crónicos o cuando presentan resistencia a los tratamientos. Además, se considera que el peligro de morir por brujería es mucho mayor que por cualquier enfermedad.

En mayor o menor medida se encuentra presente la inclinación a señalar a un hechizo como la causa directa de desgracias, sufrimientos y enfermedades que no tienen una explicación lógica en la concepción popular. La práctica de la brujería nunca es fortuita, pues los practicantes tienen motivos bien definidos en la elección de las víctimas, la motivación principal es la envidia. El análisis de la gran variedad de rasgos de conducta, directamente observables o deducidos, permite afirmar que existe una relación funcional entre la envidia y la brujería».

En el último párrafo queda clara la relación entre brujería y envidia ya señalada al comentar la concepción de la enfermedad entre los shuar.

Queda claro, con la selección presentada —que, posiblemente, comprende la inmensa mayoría de los diagnósticos que se dan en la medicina tradicional— de síndromes culturales, el nexo evidente con la medicina tradicional de origen español. La tradición indígena la ha enriquecido y diversificado dando lugar a una curiosa mezcolanza. El resultado final es que la asistencia tradicional se mantiene bien viva en el área andina y la mayoría de la población acude fielmente a sus practicantes para solucionar muchos de los problemas de salud, especialmente los de orden psiquiátrico, con que se encuentran. Para finalizar este trabajo, esbozaré brevemente una posible explicación.

LA ASISTENCIA PSIQUIÁTRICA EN LA AMÉRICA ANDINA

La psiquiatría en la América Andina cuenta con valiosos elementos humanos si pensamos en los profesionales que constituyen sus rangos. Pero la cualidad de los mismos no puede garantizar una adecuada asistencia psiquiátrica, con los estándares recomendados por los organismos internacionales, por un déficit cuantitativo. Así de simple y así de dramático. Unas cifras estadísticas extraídas del Atlas de Salud Mental de la OMS (OMS, 2005) plasman esta realidad indiscutible. Me limito a cuatro países que constituyen el núcleo central de esta área de Latinoamérica. El primer parámetro expuesto es el de la proporción de psiquiatras por 100.000 habitantes. En Colombia disponen de dos psiquiatras por 100.000 habitantes. En Ecuador, más o menos, lo mismo, 2,1 psiquiatras. En Perú, también, 2,06, pero en Bolivia, menos de la mitad, solo 0,9 por 100.000 habitantes. Las cifras cantan: las necesidades de atención especializada en psiquiatría no pueden ser atendidas en estos países con una proporción tan baja de psiquiatras para su población. El hecho se agrava si pensamos que la mayoría de estos psiquiatras se concentran en las áreas urbanas, con lo que la población rural queda especialmente desasistida.

Si examinamos las cifras del número de camas psiquiátricas por 10.000 habitantes, otro de los parámetros utilizados, confirmamos la penuria global de este campo asistencial. Ecuador parece ser el país mejor dotado de la zona, con 1,7 camas por 10.000 habitantes. Perú tiene sólo 0,47 y Bolivia dispone de 0,8. Carecemos de datos sobre Colombia en este aspecto.

En conjunto, la perspectiva no es muy halagüeña. Es evidente que hacen falta recursos humanos y materiales muy importantes para paliar las carencias actuales, pero es incierto que éstos se puedan conseguir en un futuro inmediato. Más bien se está dando en países del área, como Colombia y Ecuador, una sangría de profesionales que emigran hacia Europa y Estados Unidos, por la coyuntura social y económica que se vive en sus países.

Si, por un lado, tenemos una red asistencial psiquiátrica moderna que, a pesar de aspectos cualitativos positivos, no puede brindar al conjunto de la población los cuidados necesarios por las deficiencias cuantitativas todavía existentes y, por otro lado, persiste un dispositivo de asistencia tradicional, mayormente informal, pero muy amplio y con una implantación muy consolidada entre esta misma población, no es de extrañar que este último dispositivo asistencial goce de los favores de esta población. Los pacientes y sus familias, a menudo, no tienen otra opción que recurrir a un conjunto de prácticas que, a pesar de su frecuente base irracional, no deja de tener una eficacia probada y aporta una mejoría de su dolor psicológico y, aun, físico.

Concluyo recordando el informe del secretariado de la OMS sobre la 54 asamblea mundial de esta organización, celebrada en mayo de 2001 (OMS, 2001). En su punto número 12, acerca de los curanderos tradicionales y religiosos, la asamblea reconoce que «en muchos países se encargan de buena parte de la atención en salud mental de las comunidades». Se observa que falta información adecuada sobre estas prácticas y que existen pocos programas que articulen la colaboración entre sistemas médicos tradicionales y modernos. En consecuencia, se propugna el establecimiento de planes de investigación sobre estos aspectos, como una necesidad urgente, así como la realización de encuestas sobre la efectividad de los métodos tradicionales.

Me adhiero totalmente a estos propósitos. No podemos soslayar el peso esencial de la medicina tradicional en la América Andina y no podemos dejar de reconocer que los curanderos, chamanes y otros agentes de salud parecidos aportan unos cuidados, a través de los métodos más diversos, que alivian el sufrimiento de buena parte de la población que atienden. Mejoremos la atención global, investiguemos, establezcamos puentes de contacto y, sin duda, saldremos todos —los pacientes los primeros— ganando.

BIBLIOGRAFÍA

Fericgla JM. Al trasluz de la ayahuasca. Barcelona: Los Libros de la Liebre de Marzo; 1997.

Fericgla JM. Els jívaros, caçadors de somnis. Barcelona: Edicions La Campana; 1994.

Harner M. The Jivaro: people of the sacred waterfalls. Nueva York: Doubleday/Natural History Press; 1972.

Incayawar M. Indigenous knowledge. En: Restivo S, editor. Science, technology and society – an encyclopedia. Oxford: Oxford Universitary Press; 2005. p. 213-9.

Jilek WG. From crazy witch doctor to auxiliary psychotherapist. Psychiat Clin. 1971;4:200-20.

Kleinman AM. Patients and healers in the context of culture: an exploration of the borderland between anthropology, medicine and psychiatry. Berkeley: University of California Press; 1980.

Kuschik I. Medicina popular en España. Madrid: Siglo XXI; 1995.

Laplantine F, Rabeyron PL. Les médecines parallèles. París: Presses Universitaires de France; 1987.

León CA. El rescate del alma. Actas Luso-Esp Neurol Psiquiatria. 1984;12(4):24-31.

Lévi-Strauss C. La pensée sauvage. París: Plon; 1962.

Loux F. Médecins et guérisseurs: deux rapports au corps. En: Loux F, editor. Panseurs de douleurs. Médecine populaire: corps, secret, sacré. París: Autrement, série Mutations 15; 1978. p. 182-4.

Mallart L. Soy hijo de los evuzok. Barcelona: Ariel; 2007.

Obiols J. A Western psychiatrist among the shuar people of Ecuador: exploring the role of healers in mental health. En: Incayawar M, Bouchard L, Wintrob R, Bartocci G, editors. Psychiatrists and traditional healers: unwitting partners in global mental health. Londres: John Wiley & Sons; 2008.

Obiols J, Atala J, Atxotegui J, Salamero M. Use of healing practices in the area of Barcelona. Ponencia en Simposio Ethnopsychiatry, Congreso Mundial de Psiquiatría. Madrid; 1996.

Obiols J, Atala J, Sagredo JL, Ramos J. Persistent healing practices in Andorra. Ponencia en Congreso WPA-Transcultural Psychiatry Section. Andorra; 2001.

Obiols J, Bayona E, Cerulla N. Medicina popular, curanderismo y medicinas paralelas en el campo de la psiquiatría. En: Caballero L, editor. Psiquiatría cultural y de la inmigración. Monografías de Psiquiatría. 2005;17:24-31.

Obiols J, Pons E, Garcia M, Rigol A. L'usage des guérisseurs parmi les patients de la Clinique Universitaire de Psychiatrie de Barcelone. Psychol Méd. 1984;16:1191-4.

VV.AA. Guía latinoamericana de diagnóstico psiquiátrico. Sección de Diagnóstico y Clasificación de la Asociación Psiquiátrica de América Latina/OMS; 2004.

WHO (OMS). International Statistical Classification of Diseases and Related Health Problems. 10.ª rev. Geneva: World Health Organisation; 1992.

WHO (OMS). Mental health atlas. Geneva: World Health Organisation; 2005.

WHO (OMS). Secretary Report on 54th Assembly. Geneva: World Health Organisation; 2001.

TRASTORNOS MENTALES EN LOS PACIENTES DE AMÉRICA ANDINA

LA PATOLOGÍA AFECTIVA ANSIOSA Y SOMÁTICA EN LA AMÉRICA ANDINA*

Fabián Fiestas, Guillermo Ladd, Carla Gallo, Bernardo Guimas, Giovanni Poletti y Abraham Vaisberg

INTRODUCCIÓN

La Real Academia de la Lengua Española define *sociedad* como «agrupación natural o pactada de personas, que constituyen unidad distinta de cada uno de sus individuos, con el fin de cumplir, mediante la mutua cooperación, todos o alguno de los fines de la vida». Por otro lado, Greely (2007) estipula que «la sociedad humana es una sociedad de cerebros humanos» y que, «[aunque estos] cerebros estén encerrados, influenciados y sean dependientes del resto del cuerpo, sus más importantes interacciones son con los cerebros de otras personas». Esto implica, en última instancia, que la sociedad podría quedar definida como un intricado y complejo sistema de interacción entre cerebros humanos. Pero la sociedad

*Este trabajo contiene datos inéditos de proyectos que recibieron financiamiento de las siguientes fuentes: Stanley Medical Research Institute (Grants #03T-484 y 06T-797, AV), Global Forum for Health Research (Grant 03/2004, GM/CG). Asimismo FF es beneficiado con una beca doctoral en Michigan State University: NIDA Award #D43TW05819.

humana también supone elementos externos: el ambiente. Este último concepto incluye todos esos factores que inexorablemente interactuarán con los cerebros que alberga.

Entonces, entender la sociedad requerirá un tipo de razonamiento bidireccional y *multinivel*, donde no bastará con entender la función de cada cerebro, y de cómo su función es influenciada por las otras partes y sistemas del cuerpo, sino que además será importante entender cómo el ambiente y la interacción con otros cerebros influirán en su funcionamiento idiosincrásico individual (Anthony, 2005). Así, cada ser humano que, mediante complicadas interacciones neuronales, toma una decisión y una acción acerca del ambiente que lo circunda, espera, por supuesto, un cambio que retribuya en él. Este efecto con mucha frecuencia repercutirá también en el grupo. Pero, ultimadamente, el efecto se verá reflejado en el mismo cerebro que produjo la idea y la acción —en la esperanza que el efecto sea precisamente aquél por el cual esa decisión fue tomada— y, otra vez, en el cerebro de quienes pertenecen al grupo, y quizá más allá. Por ejemplo, tener un hijo cuando las circunstancias son propicias puede ser un evento muy gratificante y pondrá a los padres en una situación de plenitud y felicidad que indudablemente producirá cambios beneficiosos en sus cerebros, y por ende, en las conductas de éstos. Por otro lado, tomar la decisión de divorciarse trae consigo estrés que puede ser suficiente para causar problemas de salud mental, como ha sido ampliamente descrito tanto para los miembros de la pareja involucrada como para el resto del grupo, que incluye a los hijos (Amato, 2000; Dube et al., 2001).

La sociedad humana es producto de un proceso cíclico e interminable de causas y efectos, que involucra la interacción entre cerebros y la interacción entre éstos con el ambiente. Una capacidad ínsita de maleabilidad y ajuste del cerebro permitiría este complejo sistema de interacciones. La sofisticación de nuestras sociedades no podría ser posible en un contexto de escasez de posibilidades en las funciones cerebrales. La neurociencia nos ha presentado la capacidad cerebral de *adaptación*. Este término no tiene en este caso el sentido evolutivo que otras áreas de la ciencia le adjudica, sino que se refiere a una natural propiedad del cerebro que le permite ajustarse fisiológicamente a nuevas circunstancias que pudieran presentarse. Por ejemplo, cambios fisiológicos referidos a la activación del eje hipotálamo-hipofisiario-adrenal se suceden a modo de reacción cuando nos enfrentamos a un evento estresante (McEwen, 2007; de Kloet et al., 2005). También se han descrito cambios morfológicos en el cerebro para adecuarse a nuevas circunstancias. La *neuroplasticidad* sería el mecanismo que permite este tipo de adaptación. La neuroplasticidad se ha descrito clásicamente como un proceso que tiene lugar en las etapas tempranas del neurodesarrollo, o cuando hay daño cerebral. Sin embargo, más recientemente, se ha encontrado que la neuroplasticidad es un proceso usual y cotidiano también en los cerebros humanos maduros, relacionado sobre todo con el aprendizaje. Dan soporte a esta aseveración estudios acerca de los cambios estructurales que ocurren en el cerebro con la adquisición de habilidades musicales y de destrezas con los juegos malabares en humanos adultos (Munte et al., 2002; Dragansky et al., 2204; Evans y Hutchins, 2006). Estos hallazgos son consistentes con lo encontrado acerca de que el mapa motor (homúnculo motor) no es estático, sino que tiene capacidad de implementar cambios graduales, para ajustarse a experiencias crónicas (Sanes y Donoghue, 2000), o de cambios instantáneos, dependientes de la retroalimentación propioceptiva y táctil, para ajustarse a demandas súbitas (Graziano, 2006).

La investigación centrada en determinar patrones de funcionamiento del sistema nervioso, especialmente en el campo de la genética, bioquímica y fisiología, ha avanzado mucho desde 1970, y mucho ha llegado a saberse. Sin embargo, todavía muy poco se entiende (Greely, 2007). Esto es especialmente cierto para las ciencias de la conducta, donde además el rol del ambiente parece ser muy importante. La conducta humana es ampliamente considerada como un producto de la compleja interacción entre lo biológico, que va desde la constitución genética hasta su expresión fenotípica, y factores ambientales (Bouchard y Lochlin, 2001; Ehrlich y Feldman, 2003). Los factores ambientales incluyen, por ejemplo, el tipo de infecciones a que determinado individuo está expuesto, la presencia de agentes tóxicos en el centro laboral, el tipo de personas a las que frecuenta, la cohesión familiar, la violencia en su vecindario, las leyes referidas al tabaco, y hasta los eventos meteorológicos. Entonces, un factor genético puede estar causalmente asociado a determinada conducta y su efecto es medido usando conceptos estadísticos, como el de heredabilidad (Livesley et al., 1998). Sin embargo, factores ambientales pueden también estar causalmente asociados, o modificar la relación causal de los factores genéticos, en la expresión de una conducta. Por ejemplo, en adolescentes, la edad de inicio del consumo de marihuana, cocaína o inhalantes se hace más tardía cuanto mayores sean los niveles de vigilancia parental (Chilcoat y Anthony, 1996).

Gran parte del ambiente está constituido o moldeado por la cultura. La cultura es una construcción humana y su definición esta íntimamente relacionada con la definición de sociedad. Como la cultura tiene que ver con el modo en que las personas explican, interpretan y sienten el mundo, entonces determina muchas de las características del ambiente en que vivimos. La cultura influirá también, directa o indirectamente, en la conducta humana y en sus trastornos. En este capítulo nos centraremos en describir las patologías afectivas, ansiosas y somáticas en el contexto de la América Andina, que incluye Colombia, Venezuela, Ecuador, Perú y Bolivia (OPS, 2007). Es importante decir antes que el énfasis tratará de ser puesto en el poblador de las áreas rurales correspondientes a la Cordillera de los Andes, o *sierra* como es popularmente referida esta zona geográfica, y no tanto en aquel poblador que vive en las ciudades con altos niveles de urbanización. Ejemplo de estas últimas son las ciudades capitales y otras provincias con un importante desarrollo socioeconómico, que las ha hecho muy susceptibles a los cambios que trae consigo la globalización (Alarcón y Piazza, 2007; Bhugra y Mastrogianni, 2004). Sin embargo, no podemos perder de vista que muchas de estas ciudades han experimentado grandes flujos migratorios desde las áreas rurales y campesinas andinas, y por ello lo dicho aquí puede considerarse también como eventos de las ciudades. No obstante, siempre debemos mantener en mente la complicación que significa el mestizaje cultural para los estudios transculturales. Como veremos más adelante en este capítulo, el mestizaje cultural haría que no sea fácil distinguir el efecto de una determinada cultura en un evento específico sin que haya influencias de otras culturas también interactuando. Esto sería especialmente cierto en las zonas urbanas de los países andinos. Esto nos obliga a poner especial atención a los niveles de mestizaje cultural de las poblaciones involucradas en estudios transculturales, y con ello disminuir la posibilidad de llegar a interpretaciones sesgadas.

PERSPECTIVAS A PARTIR DE LA EXPERIENCIA CON LA ENCUESTA MUNDIAL DE SALUD MENTAL

La Encuesta Mundial de Salud Mental (EMSM) de la Organización Mundial de Salud (OMS), en su iniciativa de recopilar datos que puedan hacer posible la comparación a través de diferentes países de los cinco continentes, ha incluido a Perú y Colombia entre los 28 países participantes. Hasta la fecha, no ha habido aún informes disponibles de las estadísticas para Perú. Por su parte, Colombia ha informado de una prevalencia a 12 meses de trastornos del ánimo (que incluye distimia, depresión mayor y trastorno bipolar I y II) del 6,8%, con un intervalo de confianza del 95% (IC del 95%) que va de 6,0 a 7,7. Como podemos ver en la figura 1, esta prevalencia para Colombia es significativamente mayor que la referida para México (de 4,8; IC del 95%, 4,0-5,6), y menor que la señalada para Estados Unidos (de 9,6; IC del 95%, 8,8-10,4). Pero estos datos resultan dramáticamente contrastantes si los comparamos con lo referido para Nigeria y

Figura 1. Prevalencia a 12 meses de trastornos del ánimo en cinco países participantes en la Encuesta Mundial de Salud Mental (EMSM). Se presentan los valores puntuales y los intervalos de confianza del 95%.

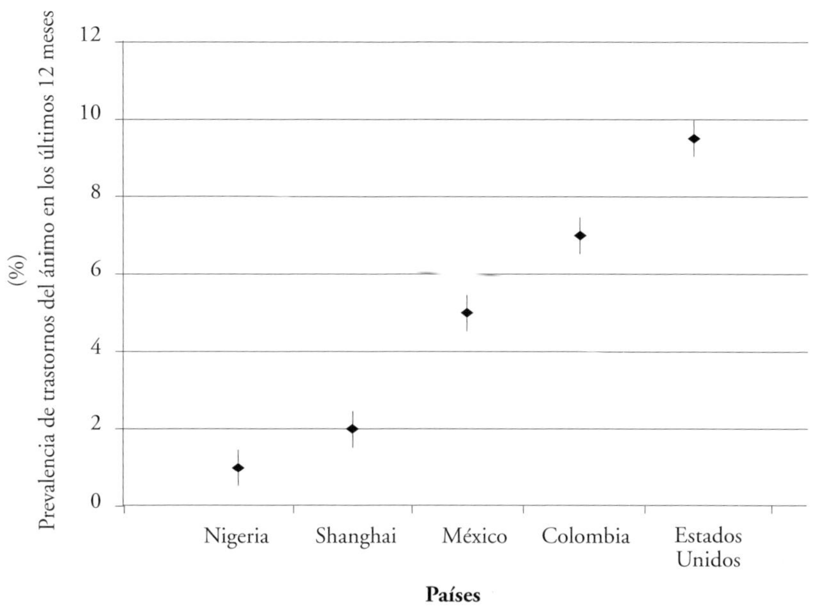

la ciudad de Shangai en China, donde las prevalencia de trastornos del ánimo a 12 meses fueron del 0,8% (IC del 95%, 0,5-1,0) y del 1,7% (IC del 95%, 0,6-2,9), respectivamente (The WHO World Mental Health Survey Consortium, 2004). ¿Qué podría explicar esta notable variabilidad entre los países, incluso entre aquéllos que comparten el mismo idioma y muchas características culturales como son Colombia y México?

Los autores de la EMSM refieren que estas diferencias en la prevalencia de la depresión a 12 meses se pueden deber a tres limitaciones en la implementación del estudio. La primera se refiere a las diferencias en la tasa de respuesta, la cual fue de alrededor del 88% en Colombia, el 77% en México, el 80% en Nigeria, el 75% en Shangai y el 71% en Estados Unidos. Es interesante notar que las prevalencias para Colombia y Estados Unidos son las más cercanas (del 6,8 y el 9,6%, respectivamente), aun cuando la brecha entre sus tasas de respuesta fue la más distante, con cerca de 18 puntos porcentuales de diferencia. Por otra parte, México y Nigeria tienen similares tasas de respuesta (del 77 y el 80%, respectivamente); sin embargo, sus prevalencias son marcadamente diferentes (del 4,8% para México y del

0,8% para Nigeria). Además, es importante notar que todos estos países mencionados tuvieron más del 70% de tasa de respuesta, porcentaje que está dentro de lo convencionalmente acordado como aceptable en estudios epidemiológicos. Estos números sugieren que el efecto de la baja tasa de participación fue limitado en los resultados y que por sí sola no sería suficiente para explicar las amplias diferencias en las prevalencias entre estos países mencionados.

La segunda limitación con potencial de sesgar los estimados de las prevalencias tiene que ver con diferencias metodológicas en la implementación del proyecto en los diferentes países. Los autores de la EMSM mencionan que hubo errores en algunos algoritmos de omisión de preguntas y otras diferencias en la implementación del proyecto en los países europeos, quienes implementaron el proyecto primero, pero que fueron rectificadas cuando el proyecto se implementó en países no europeos. Como las comparaciones que nos ocupan ahora no incluyen a los países europeos, entonces esta limitación no justificaría nuestra discusión actual. Sin embargo, una limitación que sí podría concernir también a los países que aquí nos ocupan es que hubo un patrón diferente de inclusión de trastornos psiquiátricos a ser evaluados por el World Mental Health Composite International Diagnostic Interview (WMH-CIDI), donde trastornos considerados como de poca relevancia para el país específico no eran tomados en cuenta y excluidos del instrumento usado para ese país. Finalmente, y probablemente la limitación más importante, hay que considerar posibles diferencias en la validez de los instrumentos utilizados a través de los diferentes países. Habiendo sido el WMH-CIDI construido y validado en países occidentales del primer mundo, es lícito cuestionar, a la hora de identificar a aquéllos con algún trastorno mental y aquéllos que no, sobre su precisión cuando se aplica en sociedades distintas a la occidental y con diferentes niveles de desarrollo. De hecho, los autores de la EMSM muestran preocupación sobre la validez del WMH-CIDI cuando notan que algunos resultados obtenidos difieren significativamente de lo esperado, teniendo en cuenta resultados de estudios previos. Esta falta de consistencia, más el hecho de haber encontrado que los países con menor prevalencia tienen «mayor» cantidad de personas en tratamiento psiquiátrico, da pie a la sospecha de que puede estar existiendo una subestimación de los trastornos mentales en ciertos países.

Por último, asumir que las grandes diferencias en la prevalencia a 12 meses de trastornos del ánimo se deben sólo a las limitaciones de implementación del estudio y del instrumento usado, es asumir que la depresión es idéntica en presentación, como lo es la diabetes mellitus o la epilepsia por ejemplo, en todas partes del planeta. Es asumir que sólo con unos ajustes en el fraseo de las preguntas, que las hagan «más consonantes con conceptos culturales» locales, y aplicarlas en circunstancias en que el individuo sienta más «libertad de hablar» y «expresar sus emociones», se pueden capturar más exactas estadísticas de los trastornos mentales. Es asumir que si implementando lo anterior todavía persisten las diferencias en las prevalencias, éstas se deberían entonces a diferencias en vulnerabilidad o en exposición a factores de riesgo o de protección a través de diferentes lugares. Éstas son asunciones lógicas, verosímiles y sustentadas por datos empíricos (Simon et al., 2002), aunque podrían estar dejando de lado otras que también habría que discutir, como por ejemplo que la depresión sea en realidad una entidad de naturaleza diferente en las culturas no occidentales (Kleinman et al., 1977; Mezzich et al., 1999). Los autores de la EMSM advierten de ello, aunque postergan para el futuro una discusión en profundidad (The WHO-WMHS Consortium, 2004). Esto es esperable debido a la complejidad del tema, y posiblemente porque con los datos obtenidos de esta encuesta mundial se tendría la oportunidad también de evaluar empíricamente las diferencias entre los países a nivel de la definición misma de los trastornos mentales, y no tan sólo evaluar la validez de los instrumentos, con la fortaleza que otorga el haber obtenido datos de muestras probabilísticas de la comunidad en los diferentes países.

AMÉRICA ANDINA Y LA DEFINICIÓN Y MEDIDA DE LOS TRASTORNOS DEL ÁNIMO, ANSIEDAD Y SOMÁTICOS

En la facultad de medicina se escucha muchas veces que «hay enfermos, no enfermedades». Esta afirmación da cuenta de la individualidad de cada enfermo, con una conjugación única de experiencias, creencias, esperanzas, miedos y procesos fisiológicos, que lo hace diferente a cualquier otra persona con la misma patología. Un médico, que se precie de serlo, debe en lo posible reconocer esta individualidad en cada paciente para asegurarse de que sus acciones, por lo menos, no hagan daño. Esto es innegable, aunque es también importante conocer características del grupo del cual el paciente proviene. Conocer las características del grupo nos ayudará a conocer y manejar esa preciada característica de singularidad de cada paciente y de iniciar, además, allí mismo, frente al paciente en cuestión, medidas de salud pública. Tener ese conocimiento ecológico es aún más importante si hablamos de la salud mental. Todas las características que dan cuenta de la individualidad mental de cada paciente dependen de la interacción del cerebro con el ambiente que lo rodea. Excepciones a esta afirmación tal vez pueden ser características que dependen de procesos fisiológicos específicos que son producto de alteraciones genéticas puntuales.

Podría decirse que el ambiente que rodea a todo ser humano es moldeado por tres factores: la naturaleza, la cultura (grupal e individual) y las circunstancias atribuibles al azar. De estos tres factores, la cultura, que naturalmente involucra la dinámica social, resultaría ser el factor con mayor maleabilidad como para ser modificada por intervenciones si alguna de sus características estuviera afectando a la salud y el bienestar del individuo o del grupo. En el campo de la psiquiatría, quizá explorar el impacto de la cultura en la definición de las enfermedades mentales y en los procesos de aplicación de los métodos de medición (p. ej., CIDI) deban ser los primeros pasos que dar. Esto es especialmente cierto para aquellos trastornos como la depresión mayor o la ansiedad que, por el hecho de mostrar amplias diferencias en sus prevalencias en diferentes países, han sido sugeridas como más dependientes de la cultura (Simon et al., 2002). Esta dependencia de la cultura no ocurriría con otras patologías mentales, como el trastorno obsesivo-compulsivo (Fontenelle et al., 2004) y la esquizofrenia (APA, 2004), que más bien tienen prevalencias más o menos constantes en los diferentes lugares del planeta.

Los países que conforman la América Andina comparten no sólo una cercanía geográfica, sellada por un cinturón natural imponente como es la Cordillera de los Andes, sino también comparten en términos generales un idioma, una religión, un nivel de desarrollo económico, un mestizaje que hace muy difícil diferenciar razas o grupos étnicos, y hasta similares problemas sociales y políticos. Todo esto se explicaría en gran parte por la historia compartida. Esta región ha sido parte, primero, del Imperio Incaico y luego de la colonia española. Esto hace esperar encontrar mayor similitud entre los países que fueron parte de estos procesos históricos, que entre éstos con otros vecinos, siendo desde ya todos los países latinoamericanos culturalmente parecidos. En las secciones que siguen analizaremos cómo la cultura andina puede haber impactado en la definición, clínica, epidemiología y prevención, control y tratamiento de los trastornos que aquí nos ocupan.

Impacto en la definición de los trastornos

La EMSM nos muestra que Colombia tiene estadísticas para los trastornos del ánimo más parecidas a México y Estados Unidos que a los países de África y de Asia, aun cuando los países de estos dos últimos continentes también son contados entre aquéllos con bajos y medianos ingresos (The WHO-WMHS Consortium, 2004). Esto sugiere que el nivel de desarrollo económico tendría también un rol limitado en explicar estas diferencias descritas. Algunos han sugerido que procesos de mestizaje cultural que vienen con la globalización estarían haciendo cada vez más parecidos países antes diferentes en términos culturales (Bhugra y Mastrogianni, 2004).

América Andina, y en general Latinoamérica, ha tenido bastante influencia occidental, principalmente norteamericana más que europea, en los últimos 50 años. El cine y la televisión tuvieron un rol inicial pero, en tiempos actuales, por la amplia cobertura que tiene, internet parece tener mayor impacto. En Perú, por ejemplo, donde la capacidad adquisitiva de la mayoría de personas no les permite tener un ordenador propio en casa, ha habido una explosión comercial de las llamadas «cabinas de internet». Para 2005 en Perú se había estimado la existencia de alrededor de 10.000 cabinas públicas de internet a nivel nacional, y una encuesta nacional realizada en el año 2000 señaló que alrededor del 80% de personas entre 15 y 60 años que vivían en las cinco principales ciudades del país accedían a internet a través de las cabinas públicas (Curioso et al., 2007). En nuestra experiencia personal, podemos decir que no es raro encontrar pueblos en zonas rurales del Perú, muchos de ellos con limitado acceso incluso a servicios básicos de agua, desagüe y suministro eléctrico, donde los niños y jóvenes pasan tardes enteras en una cabina de internet instalada en el centro del pueblo, en la única casa con luz artificial producida con un generador eléctrico a petróleo y con una parabólica satelital en el patio, la cual le permite el acceso a internet. Este acceso a internet estaría catalizando el proceso de «occidentalización» de campesinos e indígenas que antes hubieran tenido que migrar a las ciudades para tener contacto con esas otras culturas occidentales, pero que ahora lo tienen justo allí, en la plaza central de su comunidad, donde se reúnen todos los domingos, padres e hijos, para sus actividades comerciales o de diversión.

Un mestizaje cultural puede tener impacto en la definición de los trastornos de ánimo. Encontrar prevalencias similares entre países andinos y occidentales son consistentes con esta hipótesis. Pero aún cierta particularidad es posible. El mestizaje cultural supone un intercambio de al menos dos culturas distintas, dando como resultado otra con características propias. En el caso de la América Andina actual, tenemos que su cultura es un producto histórico, que fue relativamente común hasta la segunda mitad del siglo XIX, cuando nacieron las naciones independientes, pero que nuevamente vuelve a ser común en el sentido que está expuesta de manera similar a los estímulos de distintas culturas, especialmente la occidental, a través de las telecomunicaciones y como parte del proceso de globalización. Cambios en las costumbres y formas de ver la vida son esperables de estos choques culturales, muchos de ellos originados por dinámicas socioeconómicas y comerciales donde la sociedad expuesta no será la misma tras la exposición, pero tampoco será igual a la que estimuló el cambio (Bhugra y Mastrogianni, 2004).

La definición de los trastornos mentales está dada por el cumplimiento de criterios estipulados en el Manual Estadístico y Diagnóstico (DSM) de la Asociación Americana de Psiquiatría (APA), actualmente en su cuarta edición, o en la Clasificación Internacional de Enfermedades (CIE) de la Organización Mundial de la Salud (OMS), actualmente en su décima edición. Estos sistemas de clasificación han surgido a partir de consensos alcanzados en comités de expertos, siguiendo un método «de arriba hacia abajo» *(top-down)*. El fin de estos sistemas diagnósticos es tener definiciones operativas que faciliten sobre todo la reproducibilidad diagnóstica en el trabajo clínico, y con ello faciliten la validez interna de las investigaciones. Asimismo, los sistemas diagnósticos facilitan la comunicación entre los profesionales de la salud, y entre éstos con sus pacientes y con el público en general. El enfoque categórico y dicotómico que estos sistemas tienen ayuda a cumplir con estos objetivos mencionados. Sin embargo, justamente es esta característica la que limita a estos sistemas de clasificación a la hora de captar diferencias culturales (Aggen et al., 2005; Helzer et al., 2006; Cole et al., 2008).

Para América Andina, las limitaciones que se tienen a la hora de identificar diferencias culturales con países desarrollados en la definición de la depresión y otros trastornos mentales no es tan evidente tal vez porque la mayoría de los estudios epidemiológicos comparativos han sido implementados en zonas urbanas (WHO International Consortium in Psychiatric Epidemiology, 2000). Las zonas urbanas suelen tener mayor acceso a la cultura occidental a través de los medios de comunicación, como hemos mencionado anteriormente. Esto conlleva dos circunstancias que explicarían por qué se obtienen prevalencias similares entre, por ejemplo, Colombia, México y Estados Unidos. Primero, que las zonas urbanas tienen una exposición más rápida a la globalización y con ello a la adquisición de estilos de vida no tradicionales que pueden estar trayendo consigo factores de riesgo previamente no presentes en esta región (Pillai et al., 2008). Otro ángulo de este primer punto sería que los nuevos estilos de vida estarían dejando sin efecto factores protectores previamente presentes en la población de América Andina como, por ejemplo, dejar tempranamente el seno familiar. Un segundo punto es que esta exposición a la cultura occidental estaría siendo exitosa en hacernos a quienes poblamos América Andina cada vez «más occidentales», con una visión del mundo, en pensamiento y sentimiento, «más occidentalizada». El impacto de esta dinámica occidentalizada haría que América Andina, especialmente las zonas urbanas, experimenten los trastornos del ánimo y ansiedad como lo hace el mundo occidental, y con ello la definición de estos trastornos quedaría homogenizada. Sin embargo, esto no sería tan cierto para las zonas más rurales, que a pesar de estar ya teniendo contacto con el mundo a través del internet, éste es aún incipiente y el proceso de mestizaje cultural con ellos ha tenido un curso más lento, por lo que aún conservan formas de ver el mundo con ideas y creencias tradicionales, muchas de ellas milenarias.

Estudios empíricos acerca de cómo características tradicionales culturales andinas pueden tener un impacto en la definición de un trastorno del ánimo son muy escasos. De hecho, las técnicas estadísticas, como por ejemplo el modelo de respuesta de características latentes *(latent-trait item response model)*, que permite evaluar cuán bien trabajan los patrones establecidos de presentación de síntomas (p. ej., la tristeza, anergia, anhedonia, ideación suicida, culpabilidad) para que un trastorno mental quede definido, y por ende diagnosticado, están sólo recientemente siendo desarrolladas (Aggen et al., 2003). Evaluar la capacidad de discriminación que debe tener un síntoma para ser usado precisamente como criterio diagnóstico de un determinado trastorno mental ayudaría a considerar más de cerca aquéllos que tienen mayor capacidad de discriminación y a relegar, o incluso descartar, aquéllos que no. Esta idea va junto con añadir otros síntomas a modo de prueba y de agregar un factor de dimensionalidad (p. ej., leve, moderado, grave) para cada síntoma como parece ser el sentido que algunos sugieren tomar para el diseño del DSM-V (Cole et al., 2008; Helzer et al., 2006).

En el contexto de una muy escasa literatura disponible que explore empíricamente el impacto cultural en la definición de las enfermedades mentales para América Andina, los autores realizaron, a propósito del presente trabajo, entrevistas en profundidad y un grupo focal con profesionales de la salud mental con trabajo clínico en dos de las tres instituciones de salud mental más importantes de Lima (Perú), como son el Instituto Especializado de Salud Mental «Honorio Delgado-Hideyo Noguchi» y el Hospital Hermilio Valdizán. Un tema recurrente en estas entrevistas fue que no es frecuente que la *tristeza* sea manifestada como una molestia por el poblador andino, especialmente entre los varones. Hubo dos razones que se discutieron para explicar este fenómeno. Primero, que la tristeza es un sentimiento juzgado como normal y hasta valorado culturalmente. Una tendencia a la alexitimia fue la segunda explicación mencionada entre los participantes.

Expresiones como «la cultura andina parece ser una cultura triste», «hasta su música es triste», «escuchar un huayno —que es la música tradicional andina— generalmente te pone triste» fueron repetidas por varios de los profesionales participantes. «Cómo alguien puede aceptar que tiene una enfermedad llamada depresión si no se siente diferente a como se ha sentido siempre y no está sintiendo nada diferente de lo que ve en su comunidad», manifestó uno de los participantes. Por otro lado, Hollweg (2003) estipula que «la pena o tristeza es el mal más generalizado del alma andina», que «existen pueblos, que por las duras condiciones de vida, [la tristeza] es una forma expresiva de las más comunes reacciones humanas», y que «en el occidente de Bolivia se llora muy fácilmente», existiendo así «un alma predispuesta al lloro, al llanto como expresión social, cuando se queja de cualquier situación que le afecta o le aflige, especialmente en las mujeres». Si esto es así, entonces es probable que en un estudio empírico de valoración de este síntoma en esta población encontremos que la tristeza sea muy fácilmente endosada por el individuo, pero con una muy poca capacidad de discriminación. Dicho de otra manera, es probable que la tristeza sea reconocida tanto por aquéllos con un trastorno depresivo como por aquéllos que no lo tienen. Además, determinar la fase de la enfermedad, de cuándo empezó a sentir tristeza, se convierte en una tarea ardua, ya que el poblador andino muy probablemente quede fijado en respuestas como «toda mi vida, doctor, me he sentido así» o «desde hace más de 20 años que estoy así». Todo esto llevaría a cuestionar la utilidad de la tristeza a la hora de definir depresión en un poblador andino. Preguntas como ésta cobran especial importancia en el contexto de querer construir un sistema de clasificación siguiendo una metodología de «abajo hacia arriba» *(bottom-up)* que algunos han planteado, en contraposición al sistema «de arriba hacia abajo», en el que los criterios han sido establecidos por expertos, con el que ahora trabaja la psiquiatría occidental (Cole et al., 2008; Helzer et al., 2006).

La alexitimia es definida como una incapacidad de experimentar, identificar o verbalizar afectos (Aladjem, 2005) y tiene entre sus características el que la persona porta un estilo cognitivo externamente orientado (Nemiah, 2000). Esto implica que el individuo con alexitimia siente que tiene poco control sobre aquellos elementos que determinan su bienestar. Entonces, para el individuo con alexitimia, los aspectos de la salud son determinados por «la suerte, el destino, el azar u otros con poder», como lo caracterizan Wallston y Wallston (1978). Es interesante notar en la cosmovisión andina elementos similares de control externo. El habitante andino se consideraría un solo elemento con la naturaleza, y atribuiría a la armonía o ruptura con ella sus alegrías y penas, su bienestar y su enfermedad. Entonces el poblador andino hablará de la «posesión del alma» o del «robo del alma» por parte de los espíritus del cerro (apus), las «quebradas» (espacio estrecho entre dos cerros que usualmente contiene un pequeño riachuelo), o las «huacas» (tumbas o restos arquitectónicos de culturas preincaicas o incaicas) (Darghouth et al., 2006). O hablará del «daño» que algún conocido envidioso le ha ocasionado usando artilugios, elaborados por chamanes, que han logrado manipular, a través de ritos, elementos de la naturaleza provocándole infortunios (Seguín, 1979). Chiappe (1979) nos comenta que «es muy frecuente encontrar comentarios de pobladores de esta región [los Andes], en los que hacen referencia de un temor mágico a ciertos elementos de la naturaleza, así dicen "es un cerro malo", "tal sitio está embrujado" y para protegerse de éstos generalmente hacen bendecir el lugar por un sacerdote o colocan una imagen religiosa en ellos».

Por otro lado, la alexitimia se caracteriza por una dificultad de distinguir los sentimientos de las sensaciones corporales de la excitación emocional (como por ejemplo ansiedad, cólera o tristeza), característica que se ha asociado también a los síntomas somáticos (Gucht y Heiser, 2003). En los habitantes andinos los síntomas somáticos han sido reportados como comunes, especialmente la cefalea (Arregui et al., 1991; Darghouth et al., 2006). En un estudio epidemiológico realizado en la ciudad del Cuzco (3.380 m sobre el nivel del mar), se encontró que alrededor del 38% de las mujeres y el 18% de los varones (total, 29%) refirieron cefalea, mientras que en Lima (ciudad costera) la prevalencia de la misma se estimó en alrededor del 15% (Jaillard et al., 1997). Esto es consistente con lo referido por los profesionales que participaron en nuestro estudio cualitativo anteriormente mencionado. Ellos manifestaron que es muy frecuente escuchar en el paciente de origen andino con trastorno del ánimo o ansiedad expresiones como «dolor de cabeza», «dolor de cerebro» y «dolor de nuca», entre otras frases; y que frecuentemente «estos síntomas son los que constituyen la razón principal por la que este tipo de pacientes buscan ayuda médica, generalmente, sino siempre, en establecimientos no psiquiátricos, terminando muchas veces deambulando de médico en médico, de hospital en hospital, indefinidamente, sin encontrar solución al problema que lo aqueja».

El susto, el amartelo y la colerina son síndromes culturales que se han asociado a trastornos del ánimo y de ansiedad (Hollweg, 2003; Carmona, 2005). La descripción sintomatológica de estos síndromes se caracteriza por un predominio de síntomas somáticos. El «susto» es quizá el síndrome cultural más conocido, y se ha relacionado especialmente sobre todo con el trastorno del pánico y de estrés postraumático. Además, su presencia no se limita a la región andina (Weller et al., 2002; Baer et al., 2003). Típicamente el susto es descrito, como lo especifica Hollweg (2003), con «desvitalización y desfallecimiento corporal, acompañado de quejas de malestares orgánicos». Entre estos malestares orgánicos se cuentan síntomas como escalofríos, fiebre y molestias gastrointestinales como náuseas, vómitos y diarrea (Carmona, 2005). Un estudio epidemiológico realizado en tres ciudades de la sierra peruana encontró una prevalencia de vida de susto del 23,5%, así como también una asociación de éste con trastornos de ansiedad y depresivos (Saavedra, 2003). Por otro lado, el amartelo es descrito con síntomas similares al susto aunque los síntomas anímicos son más claros, como son las ideas suicidas, problemas con el sueño, falta de apetito y pena (Hollweg, 2003). «Pena» parece ser una palabra clave. Los participantes en nuestro estudio cualitativo mencionaron que cuando el poblador andino utiliza esta palabra, en realidad está significando algo más profundo que una doméstica «tristeza» y que bien haría el médico en ponerle atención a la hora del diagnóstico y el tratamiento. El amartelo, además, difiere del susto respecto a la causa que se le atribuye. Chiappe (1979) reporta que el susto es atribuido a «la posesión del alma del paciente por los espíritus del cerro, el agua, los animales o las huacas». Por otro lado, el amartelo es atribuido a «la separación de un ser querido o por el distanciamiento del lugar de origen» (Hollweg, 2003). La colerina más bien es descrita como un cuadro agudo de cólera, en la que están presentes síntomas gastrointestinales, como dolor tipo cólico, náuseas y vómitos, así como también otros síntomas somáticos como cefaleas y parestesias. La colerina parece ser una reacción fácil y exagerada de la cólera y cuando es descrita por los pobladores andinos nos hace recordar los estados de irritabilidad que se ve en pacientes con trastornos del ánimo (Vaisberg et al., datos no publicados).

En otro estudio cualitativo que nuestro grupo implementó con el objetivo de identificar tratamientos etnobotánicos para depresión mayor, trastorno bipolar y esquizofrenia, en el cual se entrevistaron 66 informantes clave de los Andes peruanos, entre curanderos, herbolarios, familiares de pacientes y pacientes, encontramos que la viñeta donde se describía una paciente con depresión era identificada como un caso de pena, susto, nervios o amartelo, pero frecuentemente el «diagnóstico» fue también «pensamiento» y «dolor de corazón» o «mal del corazón». «María —que es el nombre de la paciente ficticia con depresión de la viñeta— debe tener pensamiento» fue el comentario de una anciana, muy respetada en un pueblo pequeño de las alturas de Cajamarca (Perú) por practicar la medicina tradicional. Al parecer, el uso de la palabra «pensamiento» para identificar a alguien con posible depresión se deba a la conducta de aislamiento, de desolación, abandono, de frecuente distracción e iteración de las preocupaciones, ideas o recuerdos tristes que suelen tener las personas con depresión. Es así que algunas plantas que usan para cuando alguien tiene un cuadro que puede ser compatible con la depresión son llamadas «las hierbas del olvido» (Vaisberg et al., datos no publicados). También en Cajamarca hubo una persona que describió, entre las molestias que había tenido aproximadamente 5 años atrás, «dolores al corazón». La descripción de estos «dolores al corazón» fue lo suficientemente clara como para al inicio hacernos pensar que se trató de eventos isquémicos cardíacos. Sin embargo, conforme transcurrió la conversación, la posibilidad de problemas cardíacos se iba alejando. El sujeto contaba con 30 años, los «dolores de corazón» eran casi diarios, no se relacionaban con la actividad física que significa el trabajo duro del campo —que por lo demás realizaba satisfactoriamente, aunque con desgana— y ocurrían en el contexto de otros síntomas anímicos. Esto hizo que finalmente descartáramos su origen cardíaco. Además, ya en otras entrevistas que habíamos hecho en diferentes regiones de la sierra peruana habíamos escuchado mencionar el «dolor al corazón», sólo que esta vez alguien que lo había experimentado lo estaba refiriendo con una claridad que dejó impresionados a los entrevistadores. El «dolor de corazón» o «sonqo nanay» ha sido citado también por otros autores (Hollweg, 2003) y mencionado en la literatura andina:

> Siento a Dios que camina
> tan en mí, con la tarde y con el mar.
> Con él nos vamos juntos. Anochece.
> Con él anochecemos. Orfandad...
>
> Pero yo siento a Dios. Y hasta parece
> que él me dicta no sé qué buen color.
> Como un hospitalario, es bueno y triste;
> mustia un dulce desdén de enamorado:
> debe dolerle mucho el corazón.
>
> Oh, Dios mío, recién a ti me llego,
> hoy que amo tanto en esta tarde; hoy
> que en la falsa balanza de unos senos,
> mido y lloro una frágil Creación.
>
> Y tú, cuál llorarás... tú, enamorado
> de tanto enorme seno girador...
> Yo te consagro Dios, porque amas tanto;
> porque jamás sonríes; porque siempre
> debe dolerte mucho el corazón.

César Vallejo *(Los Heraldos Negros)*

Respecto al trastorno bipolar, los profesionales de salud mental que participaron en nuestro estudio expresaron que la presentación clínica no era diferente a lo descrito en la literatura convencional. Quizá una característica usual en los pacientes andinos es que, generalmente, llegan con cuadros con mayores niveles de agresividad, hiperactividad y en estadios francamente psicóticos, aunque estas características se deban más a que estos pacientes generalmente llegan a los servicios de salud mental más tardíamente. Por otra parte, en nuestro estudio etnobotánico, los entrevistados andinos tuvieron cierta dificultad para identificar lo que le podría estar pasando al individuo descrito en la viñeta correspondiente, donde se describía un paciente ficticio con manía, debido a que, interesantemente, ninguno de ellos había tenido la oportunidad de conocer a alguien con aquellas características. La mejor respuesta que intentaban fue que se tratara de alguien con «locura», «daño», «adolescencia» y «drogas».

Finalmente, podemos decir que la definición de los trastornos del ánimo, particularmente de la depresión, en el contexto andino puede estar de alguna manera influenciada por la cultura y cosmovisión en aquellos lugares de los Andes que permanecen todavía relativamente aislados respecto de la globalización. Sin embargo, esta suposición está basada aún en datos cualitativos y reportes anecdóticos, y muy poca investigación cuantitativa. Se han iniciado esfuerzos para evaluar formalmente el impacto de la cultura en la definición de los trastornos mentales. Por ejemplo, Matsunaga et al. (2008), usando sofisticados métodos estadísticos, como es el análisis de componentes principales *(principal components analysis),* encontró que la estructura dimensional de los síntomas en el trastorno obsesivo-compulsivo en una muestra de pacientes japoneses fue muy similar a la referida en otros países occidentales. Este hallazgo sugiere entonces estabilidad en la presentación de síntomas a través de las culturas para el trastorno obsesivo-compulsivo, lo cual es consistente con el informe de prevalencias similares encontradas para esta patología en diferentes culturas, como se ha mencionado anteriormente (Fontenelle et al., 2004; Pallanti, 2008). Similares esfuerzos serían valiosos para validar la definición de estos trastornos para la cultura andina.

Impacto en el informe de síntomas y su implicación en el diagnóstico clínico y medición de los trastornos

Además de su impacto en la definición del trastorno, la cultura también puede tener un impacto en el informe de los síntomas que constituyen los criterios diagnósticos. Esto influirá naturalmente no sólo en el trabajo clínico, sino también en el trabajo epidemiológico. Todo médico o profesional de la salud, especialmente aquéllos en el área de la salud mental, están familiarizados con la negación de los síntomas o con la reticencia que muchas veces tienen los pacientes para reconocer los síntomas psiquiátricos. Muchas serían las razones para que esto suceda; de hecho, muchas de ellas serían de carácter idiosincrásico. Sin embargo, en el poblador andino tal vez el concepto de *deseabilidad social* podría tener especial importancia en explicar que sea difícil que el poblador refiera o acepte síntomas psiquiátricos.

El poblador andino sería un hombre comunitario. Esto serían remanentes ancestrales de dinámicas socioeconómicas que tuvieron los incas, como son la *mita* y la *minka*. Todavía se puede encontrar en la sierra peruana, por ejemplo, que las personas viven en comunidad como si se tratase de una sola gran familia, un *ayllu*, como solían vivir nuestros antepasados incas. Entonces vemos que varias familias han construido sus casas de tal manera que aparecen agrupadas cerca de su terreno de cultivo y alejadas de otras comunidades. Los varones y algunas mujeres de estas familias trabajan todos juntos durante el día en las labores agrícolas, mientras que otras mujeres cocinan para todos. Entonces, a la hora del almuerzo, todas las familias se reúnen en el patio comunitario y comen juntas, aunque las mujeres comen en un grupo separado de los varones. De la misma manera se toman decisiones importantes en comunidad, inclusive en lo que pueda ser pertinente para un individuo y no para el grupo. Con esto uno podría esperar que para la persona con ascendencia andina, la opinión del otro o del grupo es muy importante, por lo cual tenderá a buscar de manera especial agradar socialmente *(deseabilidad social)*. Esto contrasta con la noción de individualismo que se tiene en occidente.

El concepto de *deseabilidad social* tiene dos componentes. El primero es el manejo de la impresión del otro, que se refiere a dar una respuesta que deliberadamente el individuo ha adecuado y cambiado para crear una imagen socialmente aceptable. El otro componente es el autoengaño, que se refiere a dar una respuesta honesta pero que exagera lo positivo, o minimiza lo negativo, y que es realmente creída o inconciente (Holtgraves, 2004). En el hombre andino el primer componente puede expresarse por ejemplo en la poca disposición de referir los síntomas como la «pena» que le impide desenvolverse satisfactoriamente en sus actividades diarias y que le hace ser propenso al llanto. Dado que «sólo las mujeres lloran» (Hollweg, 2003), no sería socialmente aceptable para el hombre andino referir tan fácilmente momentos de tristeza y llanto. Entonces una respuesta negativa sería esperable a una pregunta como «¿ha notado si en las últimas semanas usted ha estado tan triste que le es muy difícil evitar llorar frecuentemente?».

La dificultad para aceptar la enfermedad, o la negación de la enfermedad, serían esperables en el paciente andino como parte del segundo componente de la *deseabilidad social* (autodecepción). En nuestro estudio cualitativo con profesionales de la salud mental hubo acuerdo en que el poblador andino no percibe sus síntomas anímicos y ansiosos como problemas de salud asociados con el funcionamiento del cerebro. Una enfermedad mental para ellos es sinónimo de «locura», lo cual trae consigo el estigma relacionado con este término. Esto es algo que el poblador andino no estaría dispuesto a aceptar socialmente, lo cual llevaría a que el paciente andino sea más asequible a aceptar que sus síntomas están más relacionados con un problema de voluntad. Dicho de otro modo, para el poblador andino los síntomas depresivos y de ansiedad se deben a una «debilidad» que le impide sobreponerse a ellos, «una falta de valor para enfrentar la vida». Una sensación de fracaso existencial entonces sobreviene a la experiencia depresiva y ansiosa, que es posible que el poblador andino también trate de negar para lograr su anhelo social, aunque no con tanto recelo como negaría la «locura». Esto sería especialmente cierto para los varones, para quienes sería más difícil la aceptación de una enfermedad mental. Mucho más fácil de aceptar para un poblador andino, y la familia, es tener una enfermedad física, lo cual es consistente con las características de los síndromes culturales antes descritos, como el susto, el amartelo o la colerina, donde predominan los síntomas somáticos. Es interesante notar que el predominio de los síntomas somáticos hace que los síndromes culturales se parezcan más a una enfermedad física que a una mental.

La cultura también tiene el potencial de impactar en la implementación de estudios epidemiológicos (Nock et al., 2008). Latkin et al. (1993) informaron de que el concepto de afabilidad social tenía también un impacto en estudios epidemiológicos. En este estudio el autoinforme de ciertas conductas que podrían ser juzgadas como socialmente poco deseadas (p. ej., conductas sexuales de riesgo y de uso de drogas intravenosas) estuvo inversamente relacionado con los niveles de deseo de agradar socialmente medidos con escalas de *afabilidad social*. Estudios comparativos arrojarían luz acerca de la asociación del estilo de vida comunitario en el poblador andino, niveles de afabilidad social y el informe de síntomas respecto a otras culturas más occidentales.

IMPACTO EN LA PREVENCIÓN, CONTROL Y TRATAMIENTO

Desde la salud pública

Aún habría muchos desafíos cuando se trata de proponer medidas de prevención en salud mental en poblaciones andinas. Uno de ellos es la poca voluntad política de las instituciones en la mayoría de los países latinoamericanos en invertir recursos en problemas de salud mental. Esto ha llevado a que la salud mental quede en una posición relegada en términos de recursos humanos e infraestructura.

Otro desafío sería la poca literatura empírica acerca de las prioridades en salud mental y, especialmente, de cuáles serían las mejores intervenciones que implementar, que sean apropiadas al contexto social, cultural y económico de las poblaciones. Estos desafíos son sólo una extensión de lo que sucede globalmente a nivel de países de bajos ingresos (Saraceno et al., 2007; Sharan et al., 2007). Sin embargo, esto parece ser aún más crítico para las poblaciones andinas que viven todavía relativamente alejadas de las grandes ciudades.

Atender los determinantes y las consecuencias de la violencia quizá sean prioridades urgentes en los países andinos como medidas de prevención y control de trastornos del ánimo, ansiedad y somáticos. La Organización Panamericana de la Salud (OPS) estipula que los homicidios son la primera causa de muerte entre los varones de la región andina, problema que es especialmente agudo en Colombia (OPS, 2007; Ceaser, 2007). Además, Perú y Colombia refieren las tasas más altas de maltrato físico y psicológico en el hogar hacia adolescentes (OPS, 2007; Palacio, 2006). Por otro lado, Saavedra (2003) encontró en un estudio epidemiológico implementado en tres ciudades de la sierra peruana que alrededor del 30% de la población encuestada había tenido pérdidas de al menos un ser querido o bienes materiales como consecuencia del terrorismo. Estas cifras fueron mayores en la ciudad de Ayacucho, lugar que fue el epicentro de esta violencia estructural, la cual tuvo lugar en la década de 1980 y en los primeros años de la década de 1990. Algunas iniciativas y programas de intervención han venido siendo implementados para hacer frente a la violencia y sus consecuencias, como por ejemplo el Programa de Prevención Temprana de la Violencia del Municipio de Medellín, en Colombia (Duque et al., 2007), y el estudio de la Comisión de la Verdad y Reconciliación (2003), en Perú, y sus aportes han sido importantes. Sin embargo, aún es necesario mayor compromiso por parte de las instituciones políticas y de salud que permita afinar o fortalecer estrategias, o crear otras, todo esto en un constante trabajo de «hacer-evaluar-hacer», que nos lleve a una reducción de los niveles de violencia y a un control de daño efectivo.

Otro factor que tendría un impacto importante en el control de los trastornos del ánimo y de ansiedad es el manejo de los problemas del consumo de alcohol. Aún es controvertida la relación causal entre alcoholismo y trastornos del ánimo (Kuo et al., 2006), y por ello la inclusión de medidas de control del consumo de alcohol en un programa de prevención primaria sería discutible. Sin embargo, el alcoholismo ha mostrado tener un impacto negativo en el pronóstico de los trastornos depresivos (Mueller et al., 1994). Este hecho haría que sea pertinente la inclusión de medidas que apunten a los problemas de uso de alcohol en la implementación de programas de prevención secundaria o terciaria en el control de los trastornos del ánimo. Los problemas de uso de alcohol han sido reconocidos como muy frecuentes en las poblaciones andinas. Saavedra (2003) refiere que en las tres ciudades de la sierra peruana el 19% de los varones cumplió criterios de la CIE-10 para uso perjudicial o dependencia del alcohol en el último año, comparado con el 1,5% de las mujeres. Estas cifras estuvieron positivamente correlacionadas con los niveles de violencia política a la que estuvo expuesta cada una de las ciudades estudiadas, siendo mayor la proporción de personas con problemas de uso de alcohol en Ayacucho, ciudad que fue el epicentro de las actividades terroristas.

La pobreza, bajos niveles de educación, poco acceso a servicios de salud, especialmente de salud mental, poco acceso a servicios básicos de agua y desagüe son factores que aún aquejan a la mayoría de poblaciones andinas. Sería muy difícil proponer intervenciones que lidien con estas problemáticas y así lograr prevención y control de las enfermedades mentales. De hecho, estos factores son fines por sí mismos. Sin embargo, ciertas características del hombre andino podrían de alguna manera aprovecharse para afrontar estas duras realidades de las poblaciones. Hemos hablado anteriormente del estilo de vida comunitario del hombre andino, de su capacidad de vivir íntimamente ligado al grupo y de su cosmovisión de unidad con la naturaleza que lo rodea. Esto nos trae a la mente conceptos como el de capital social y eficacia colectiva. El *capital social* es definido por Putman (2000) como «las conexiones entre individuos —las redes sociales y las normas sociales de reciprocidad y de confianza que surgen de esas conexiones». La *eficacia colectiva* es un concepto muy relacionado con el de capital social y bien podría ser vista como una consecuencia de éste. Así, la eficacia colectiva es una característica del grupo social (p. ej., el vecindario, la parroquia, etc.) que involucra la cohesión del grupo y su capacidad de control del ambiente que lo rodea, de tal forma que beneficie al individuo al mismo tiempo que al grupo. Sampson (2003) introduce este concepto al sugerir formas de prevenir la violencia. En el contexto de una comunidad andina, por ejemplo, la violencia juvenil, referida como frecuente en países andinos (OPS, 2007), podría prevenirse a través de un trabajo multinivel, cuidadosamente planeado y orientado, donde se tomen en cuenta características individuales (p. ej., edad promedio de las personas que viven en el vecindario), características grupales (categoría socioeconómica a la que pertenece el vecindario) y ambientales (como por ejemplo el número de comisarías que hay en el mismo).

Los conceptos de capital social y eficacia colectiva le parecerán familiares a aquéllos que han visto operar las «rondas campesinas». Las rondas campesinas surgen para hacer frente a circunstancias adversas, generalmente relacionadas con violencia callejera, que las comunidades andinas no ven afrontadas por las autoridades políticas y de seguridad que debieran hacerse cargo. Aunque con limitaciones y tropiezos, las rondas campesinas logran, por ejemplo, disminuir de alguna manera actos delictivos comunes, aunque no son infrecuentes los abusos de autoridad. Trabajar con esta cultura de hacer frente a los problemas todos juntos, de una manera estudiada, cuidadosamente planeada y evaluada, podría ayudar a las poblaciones andinas a manejar problemas sociales con mayor eficacia. Pero es muy importante tener en cuenta lo que nos recomienda Anthony (2005), que «hay todavía muchas preguntas acerca de cómo construir capital social para promover la salud mental y prevenir y controlar la ocurrencia de los trastornos mentales». Esto sería especialmente cierto si hablamos de que las poblaciones objetivo son las andinas, de las que aún se tiene poca evidencia empírica acerca de su dinámica social y el impacto de ésta en la salud mental. Iniciativas en este sentido se han iniciado. Por ejemplo, De Silva et al. (2007) encontraron en un estudio multinacional en salud mental materna, que incluyó 20 localidades en Perú, algunas de ellas en la sierra, en que el capital social cognitivo individual (p. ej., percepciones de la calidad de las relaciones sociales, como la confianza y la armonía social) estuvo asociado a una menor probabilidad de tener trastornos mentales comunes. Asimismo, los autores encontraron que el capital social estructural (p. ej., la cantidad de relaciones sociales, tal como pertenencia a clubes, sociedades, vecindario, parroquias, etc.) tuvo resultados mixtos que fueron culturalmente dependientes, lo cual es consistente con lo que nos recomienda Anthony (2005). De Silva et al. (2007) concluyen diciendo que «el capital social estructural tiene efectos que dependen del contexto y que el capital social cognitivo tiene efectos universales en la salud mental materna».

Desde la clínica

Como hemos expuesto anteriormente, el poblador andino considera que los síntomas no vendrían de alteraciones en el cerebro. «Cuanto más el médico trate, especialmente en los primeros contactos, de explicar la participación de los circuitos neuronales en el origen de una enfermedad llamada depresión o ansiedad, más resistencia puede encontrar del paciente andino», explicó uno de los profesionales que participó en nuestro estudio cualitativo. Para el poblador de los Andes, y sobre todo si su contacto con la cultura occidental es aún incipiente, los malestares que siente se deben a un evento cósmico de ruptura con la naturaleza, con la «pachamama» (la tierra), con Dios, o con algo sobrenatural. En este concepto, el curarse vendrá entonces de una reconciliación con la naturaleza que le permita nuevamente ser parte del todo, usando procedimientos que hagan posible esta armonización. Para entender mejor este concepto podríamos referirnos al trabajo del curandero. En el rito curanderil participan todos los elementos que hemos mencionado. «El curandero obra como médium, solicitando la acción benéfica de [los] espíritus y congraciándose con ellos mediante la música, el canto, la oración y otros medios», escribe Carlos Alberto Seguín (1979). Es justamente esto lo que buscará, o esperará encontrar, el poblador andino para su enfermedad cuando el médico le ofrezca ayuda. Espera entonces algo cargado de maravilla. Sin embargo, el médico le recetará una pequeña pastilla. Algo insignificante. El fracaso del tratamiento está con esto casi asegurado.

Tener esto en cuenta, lo cual significa poner especial atención en la interpretación que hace el paciente de sus molestias, puede lograr que el paciente comience a establecer vínculos estables con el médico tratante, lo cual indudablemente impactará en la adherencia. «Es menester del médico o psiquiatra penetrar en las creencias que trae el paciente andino y no tratar de desacreditarlas. Esto incrementará las posibilidades de "enganchar" al paciente, y a su familia, en procesos terapéuticos que no son cortos», comentó uno de los profesionales en el estudio cualitativo. El único estudio que fue posible para nosotros encontrar respecto al cumplimiento de un tratamiento psiquiátrico en países andinos indica que casi la mitad de los pacientes que recibían algún fármaco como tratamiento para depresión mayor o distimia dejó de tomar la dosis durante al menos un tiempo tan largo como dos veces la vida media del fármaco, o no tomó al menos el 30% de la dosis requerida por semana (Vargas-Murga et al., 2005). En este estudio se señala que las principales causas de incumplimiento fue el alto costo de los fármacos (cerca del 70%), el hecho de que el paciente empezó a sentirse mejor (10%) y el hecho de creer que no necesitaba el tratamiento (6%). Este estudio fue implementado en instituciones psiquiátricas de Lima (Perú), la mayoría de ellas ubicadas en lugares populosos y con poblaciones objetivo de clase media y baja, urbano-marginal, por lo que no sería representativo de la población andina —tal vez, si acaso, de inmigrantes— pero aún sería importante reflexionar acerca de ese 6% de personas que no cumplían el tratamiento porque «sentía que no lo necesitaba», ya que tal vez mucho de lo que hemos mencionado está detrás de esta razón de incumplimiento. Importante punto que se debe evaluar empíricamente.

La familia es también de mucha importancia en el contexto terapéutico del hombre andino. Si la familia suscribe las mismas concepciones del paciente acerca de la enfermedad, y lo más probable es que así sea, entonces habrá un impacto fuerte y muchas veces negativo en el cumplimiento. Al ser el hombre andino un ser comunitario, la familia tiene una gran influencia en el curso del tratamiento. El apoyo social que la familia otorga, que puede tener un impacto positivo en la prevención primaria de un trastorno psiquiátrico, también puede ser un problema cuando, una vez establecido ya el trastorno, se inicia el tratamiento. Será importante para el médico tratante explorar la idiosincrasia e interpretación de la enfermedad en la familia dado que esto tendrá gran impacto en el éxito del tratamiento. Ayuda a esta tarea el esfuerzo de identificar a miembros clave en la familia, generalmente alguien con mayor nivel de educación, con el cual el médico establezca un equipo terapéutico. La madre también tiene un importante rol en la alianza terapéutica. En nuestro grupo focal se comentó que «dentro de la familia, es la mujer, generalmente la madre, la que acompaña al paciente muy cercanamente durante todo el curso de la enfermedad, dando soporte emocional, y muchas veces también económico».

En general, la idea que surgió en nuestro estudio cualitativo respecto a factores culturales en el tratamiento es que indagar sobre las creencias de los pacientes acerca de sus molestias, al menos en los primeros contactos con el paciente, y si estas creencias no constituyen un potencial riesgo para el paciente, ayuda al médico a captar al paciente y establecer los primeros pasos para una fuerte alianza terapéutica. Por ejemplo, hemos dicho que el paciente andino está más dispuesto a aceptar que tiene una «debilidad» que a tener una enfermedad mental y que su motivo de consulta está más relacionado con los síntomas somáticos que a los afectivos. Si el médico no contradice estos puntos, sino que más bien los canaliza, de tal manera que sin reforzar creencias mórbidas, coloca al paciente y su entorno social y familiar en un contexto cómodo, invitándolo a la confianza y a la alianza, el vínculo médico-paciente se va estableciendo y fortaleciendo. Así, por ejemplo, si el médico centra la atención del paciente en que el tratamiento va a dirigido a mejorar los síntomas somáticos, que son producto no de una enfermedad, sino de esa cierta «debilidad» que el paciente refiere, y usa la mejoría de estos síntomas somáticos para mostrarle que esa debilidad va siendo superada con el tratamiento, las posibilidades de éxito y buen cumplimiento se incrementan. Después de haber obtenido una fuerte alianza terapéutica, los esfuerzos por educar al paciente acerca de los sustratos biológicos estarían en mejor disposición como para que sean mejor aceptados y no comprometan la confianza y el cumplimiento del paciente y la familia.

CONCLUSIÓN

Existe plausibilidad biológica de que la cultura pueda modificar la presentación de trastornos mentales comunes, aunque no de todos. La literatura epidemiológica es consistente con esta hipótesis. Algunos factores culturales característicos del poblador andino tienen el potencial de impactar tanto en la definición como en el informe, la prevención, el control y el tratamiento de los trastornos del ánimo, ansiosos y somáticos. Sin embargo, muchas de las hipótesis han surgido de estudios cualitativos y datos anecdóticos, por lo que aún permanecen por ser evaluadas por metodologías más duras de la ciencia y la estadística. Los avances actuales en estas áreas nos ofrecen la oportunidad de construir modelos teóricos que nos permita tener una definición, métodos de medición y mejores medidas de afrontación de los trastornos mentales que sean, en general, ajustados a las particularidades que nos ofrece la diversidad cultural, como en este caso de la cultura andina.

BIBLIOGRAFÍA

Aggen SH, Neale MC, Kendler KS. DSM criteria for major depression: evaluating symptom patterns using latent-trait item response models. Psychol Med. 2005;35(4):475-87.

Aladjem AD. Consultation-Liaison Psychiatry. En: Sadock BJ, Sadock VA, editors. Kaplan & Sadock's Comprehensive Textbook of Psychiatry. Vol. 2. Filadelfia: Lippincott Williams & Wilkins; 2005. p. 2235.

Alarcon RD, Piazza MJ. Latin American perspectives on Globalization and mental health. Ethos Gubernamental IV; 2006-2007. p. 209-27.

Amato PR. The consequences of divorce for adults and children. J Marriage Fam. 2000;62(4): 1269-87.

American Psychiatric Association. Diagnostic and statistical manual of mental disorders: DSM-IV. 4.ª ed. Washington (DC): American Psychiatric Association; 1994. p. 886.

Anthony JC. Social determinants of mental health and mental disorders. En: Herrman H, Saxena S, Moodie R, editors. Promoting Mental Health. World Health Organization; 2005.

Arregui A, Cabrera J, Leon-Velarde F, Paredes S, Viscarra D, Arbaiza D. High prevalence of migraine in a high-altitude population. Neurology. 1991;41(10):1668-9.

Baer RD, Weller SC, de Alba Garcia JG, Glazer M, Trotter R, Pachter L, et al. A cross-cultural approach to the study of the folk illness nervios. Cult Med Psychiatry. 2003;27(3):315-37.

Bhugra D, Mastrogianni A. Globalisation and mental disorders. Overview with relation to depression. Br J Psychiatry. 2004;184:10-20.

Bouchard TJ, Loehlin JC. Genes, evolution, and personality. Behav Genet. 2001;31(3): 243-73.

Carmona A. Etiología y tratamiento de las enfermedades psicosomáticas en la cultura andina [consultado 15/01/2008]. Disponible en: http://www.wanamey.org/antropologia/enfermedades-psicosomaticas-cultura-andina.htm

Ceaser M. Colombia continues to struggle with violence. Lancet. 2007;370(9599):1601-2.

Chiappe M. Nosografía curanderil. En: Seguin CA, editor. Psiquiatría Folklórica. Lima: Ediciones Ermar; 1979. p. 13-59.

Chilcoat HD, Anthony JC. Impact of parent monitoring on initiation of drug use through late childhood. J Am Acad Child Adolesc Psychiatry. 1996;35(1):91-100.

Cole J, McGuffin P, Farmer AE. The classification of depression: are we still confused? Br J Psychiatry. 2008;192:83-5.

Comisión de la Verdad y Reconciliación. Infome final de la Comision de la Verdad y Reconciliación [consultado 12/02/2008]. 2003. Disponible en: http://www.cverdad.org.pe/ifinal/index.php

Curioso WH, Blas MM, Nodell B, Alva IE, Kurth AE. Opportunities for providing web-based interventions to prevent sexually transmitted infections in Peru. PLoS Med. 2007;4(2):e11.

De Gucht V, Heiser W. Alexithymia and somatisation: quantitative review of the literature. J Psychosom Res. 2003;54(5):425-34.

De Kloet ER, Joëls M, Holsboer F. Stress and the brain: from adaptation to disease. Nat Rev Neurosci. 2005;6(6):463-75.

De Silva MJ, Huttly SR, Harpham T, Kenward MG. Social capital and mental health: a comparative analysis of four low income countries. Soc Sci Med. 2007;64(1):5-20.

Demyttenaere K, Bruffaerts R, Posada-Villa J, Gasquet I, Kovess V, Lepine JP, et al.; WHO World Mental Health Survey Consortium. Prevalence, severity, and unmet need for treatment of mental disorders in the World Health Organization World Mental Health Surveys. JAMA. 2004;291(21):2581-90.

Draganski B, Gaser C, Busch V, Schuierer G, Bogdahn U, May A. Neuroplasticity: changes in grey matter induced by training. Nature. 2004;427(6972):311-2.

Dube SR, Anda RF, Felitti VJ, Chapman DP, Williamson DF, Giles WH. Childhood abuse, household dysfunction, and the risk of attempted suicide throughout the life span: findings from the Adverse Childhood Experiences Study. JAMA. 2001;286(24):3089-96.

Duque LF, Orduz JF, Sandoval Jde J, Caicedo BE, Klevens J. Lessons learned from an early intervention violence prevention program in Medellín, Colombia. Rev Panam Salud Publica. 2007;21(1):21-9.

Ehrlich P, Feldman M. Genes and cultures - What creates our behavioral phenome? Curr Anthropol. 2003;44(1):87-107.

Evans OB, Hutchins JB. Development of the nervous system. En: Haines DE, editor. Fundamental Neuroscience for Basic and Clinical Applications. 3.ª edition. Filadelfia: Elsevier Inc.; 2006.

Fontenelle LF, Mendlowicz MV, Marques C, Versiani M. Trans-cultural aspects of obsessive-compulsive disorder: a description of a Brazilian sample and a systematic review of international clinical studies. J Psychiatr Res. 2004;38(4):403-11.

Graziano M. The organization of behavioral repertoire in motor cortex. Annu Rev Neurosci. 2006;29:105-34.

Greely H. On neuroethics. Science. 2007;318(5850):533.

Helzer JE, Kraemer HC, Krueger RF. The feasibility and need for dimensional psychiatric diagnoses. Psychol Med. 2006;36(12):1671-80.

Hollweg MG. Trastornos afectivos en las culturas bolivianas. Un enfoque etnopsiquiátrico transcultural. Investigación en Salud. 2003;5(1). [consultado 3/02/2008]. Disponible en: http://redalyc.uaemex.mx/redalyc/pdf/142/14200106.pdf

Holtgraves T. Social desirability and self-reports: testing models of socially desirable responding. Pers Soc Psychol Bull. 2004;30(2):161-72.

Jaillard AS, Mazetti P, Kala E. Prevalence of migraine and headache in a high-altitude town of Peru: a population-based study. Headache. 1997;37(2):95-101.

Kleinman AM. Depression, somatization and the «new cross-cultural psychiatry». Soc Sci Med. 1977;11(1):3-10.

Kuo PH, Gardner CO, Kendler KS, Prescott CA. The temporal relationship of the onsets of alcohol dependence and major depression: using a genetically informative study design. Psychol Med. 2006;36(8):1153-62.

Latkin CA, Vlahov D, Anthony JC. Socially desirable responding and self-reported HIV infection risk behaviors among intravenous drug users. Addiction. 1993;88(4):517-26.

Livesley WJ, Jang KL, Vernon PA. Phenotypic and genetic structure of traits delineating personality disorder. Arch Gen Psychiatry. 1998;55(10):941-8.

McEwen BS. Physiology and neurobiology of stress and adaptation: central role of the brain. Physiol Rev. 2007;87(3):873-904.

Mezzich JE, Kirmayer LJ, Kleinman A, Fabrega H Jr, Parron DL, Good BJ, et al. The place of culture in DSM-IV. J Nerv Ment Dis. 1999;187(8):457-64.

Mueller TI, Lavori PW, Keller MB, Swartz A, Warshaw M, Hasin D, et al. Prognostic effect of the variable course of alcoholism on the 10-year course of depression. Am J Psychiatry. 1994;151(5):701-6.

Munte TF, Altenmuller E, Jancke L. The musician's brain as a model of neuroplasticity. Nat Rev Neurosci. 2002;3(6):473-8.

Nemiah JC. A psychodynamic view of psychosomatic medicine. Psychosom Med. 2000;62(3):299-303.

Nock MK, Borges G, Bromet EJ, Alonso J, Angermeyer M, Beautrais A, et al. Cross-national prevalence and risk factors for suicidal ideation, plans and attempts. Br J Psychiatry. 2008;192:98-105.

Organización Panamericana de la Salud. Salud en las Américas 2007. Vol. 1. Washington: PAHO; 2007. p. 451.

Palacio M. Violencia que afecta a los jóvenes: la magnitud en Colombia. En: Curso teoría enfoques y herramientas para la prevención de la violencia que afecta a los jóvenes. Bogotá: OPS; 2006.

Pallanti S. Transcultural observations of obsessive-compulsive disorder. Am J Psychiatry. 2008; 165(2):169-70.

Pillai A, Patel V, Cardozo P, Goodman R, Weiss HA, Andrew G. Non-traditional lifestyles and prevalence of mental disorders in adolescents in Goa, India. Br J Psychiatry. 2008;192(1):45-51.

Putnam RD. Bowling alone. The collapse and revival of American community. Nueva York: Simon and Schuster; 2000.

Saavedra J. Estudio epidemiológico de salud mental en la sierra peruana. Anales de salud mental. 2003; Vols. 1 y 2.

Sampson RJ. The neighbourhood context of well-being. Perspect Biol Med. 2000;46(3 Suppl): S53-S64.

Sanes JN, Donoghue JP. Plasticity and primary motor cortex. Annu Rev Neurosci. 2000;23:393-415.

Saraceno B, van Ommeren M, Batniji R, Cohen A, Gureje O, Mahoney J, et al. Barriers to improvement of mental health services in low-income and middle-income countries. Lancet. 2007;370(9593):1164-74.

Seguín CA. Introducción a la psiquiatría folklórica. En: Seguin CA, editor. Psiquiatría folklórica. Lima: Ediciones Ermar; 1979. p. 13-59.

Sharan P, Levav I, Olifson S, de Francisco A, Saxena S, editors. Research capacity for mental health in low- and middle-income countries: Results of a mapping project. Geneva: World Health Organization & Global Forum for Health Research; 2007.

Simon GE, Goldberg DP, Von Korff M, Ustün TB. Understanding cross-national differences in depression prevalence. Psychol Med. 2002;32(4):585-94.

Vaisberg A, Gallo C, Fiestas F, Poletti G, Guimas B, Fernandez I, et al. Estudio etnobotánico de las enfermedades psiquátricas en el Perú. [Datos no publicados].

Vargas-Murga H, Vega-Dienstmaier J, Carpio-Tapia J, Leyva W, Mendoza C, Luque M, et al. A study in the compliance in the antidepressant treatment. Rev de Neuro-Psiquiat. 2005;68(1-2):94-106.

Wallston KA, Wallston BS, DeVellis R. Development of the Multidimensional Health Locus of Control (MHLC) Scales. Health Educ Monogr. 1978;6(2):160-70.

Weller SC, Baer RD, de Alba Garcia JG, Glazer M, Trotter R, Pachter L, et al. Regional variation in Latino descriptions of susto. Cult Med Psychiatry. 2002;26(4):449-72.

WHO International Consortium in Psychiatric Epidemiology. Cross-national comparisons of the prevalences and correlates of mental disorders. Bull World Health Organ. 2000;78(4):413-26.

PSICOSIS ANDINA

Carlos León-Andrade

INTRODUCCIÓN

Para iniciar esta presentación les ruego permitirme que les lea la introducción hecha por mi padre en una circunstancia muy similar, dada en ésta la madre patria, hace más de 20 años; debo confesar que en ese entonces no le di a esta introducción el significado que sólo ahora tiene para mí, pues encierra el cúmulo de sentimientos y emociones que hoy entiendo y que quiero compartir con ustedes:

«En una ocasión tan solemne y ante tan distinguido auditorio habría sido apropiado presentar una pieza intelectual o científica compatible con los niveles de excelencia de esta docta sociedad, pero consciente de mis limitaciones y guiado por un anhelo de autenticidad, he optado por compartir con ustedes unas cuantas divagaciones y reflexiones producto de mi preocupación, de mis dudas y perplejidades, de mi asombro, de esperanzadas intuiciones y tentadoras perspectivas al asomarme al enigma de los estados de salud y enfermedad y la intrincada urdimbre de su relación con diversos factores psicológicos y psicoculturales. [...] Debo de paso confesar que al así hacerlo me acometen sentimientos de zozobra, curiosidad y angustiosa expectativa, similares, me imagino, a los que debieron embargar a mis antecesores, los primeros emisarios aborígenes de las Indias, cuando fueron presentados como muestras exóticas ante las cortes europeas. Pero animado quizá por la audacia heredada de antepasados ibéricos y estimulado por la generosa benevolencia de quienes me honraron con su invitación, me propongo tocar una serie de temas aparentemente inconexos, pero cuya relación implícita se esconde detrás de una actitud común de negligencia, desinterés y hasta menosprecio mostrada hacia ellos por parte de la ciencia oficial [...]» (León, 1984).

¿QUÉ ES LA LOCURA?

Teorías antiguas explican las enfermedades por el desequilibrio de los cuatro humores, y las enfermedades mentales como decisiones divinas o posesiones demoníacas. Ya Epitecto y otros estoicos opinaban que la enfermedad mental está fuera de nuestro libre control; sería como un tipo especial de desproporción irracional entre la vida exterior y la respuesta a ella. ¿Es la salud mental la capacidad de amar y trabajar según Freud, o la capacidad de cumplir sus roles sociales según Fromm? Estos pensamientos sólo nos permiten una aproximación; hay un misterio profundo que se expresa en la enfermedad mental. Al mismo tiempo que describimos síntomas, cambios y alteraciones morfológicas y funcionales, olvidamos la esencia íntima y misteriosa de la enfermedad. Las interpretaciones mencionadas conviven en el interior de la enfermedad mental y forman una realidad multifacética (Bekes, 2000).

Las psicosis han sido abordadas desde distintas ópticas, así: con criterio somático (Pinel y Esquirol, 1800), etiológico orgánico (Griesinger, 1850), evolutivo (Kraepelin 1890), pérdida de la unidad de personalidad (Bleuler y Freud, 1911) o quiebre del curso biográfico individual (Jaspers, 1913). La psicosis es una patología de la conciencia, del contacto con la realidad y del comportamiento que se ha definido como «una mutación insólita y productiva de la estructura de la conciencia de realidad» (Marconi, 2000). El sentido de realidad es un efecto que se da mediante la interacción de lo interno subjetivo de un ser humano y lo objetivo externo del medio ambiente. «Es el resultado de la interacción participante de lo que conocemos como realidad interna y la realidad externa correspondiente al medio ambiente» (García Escobar, 1987). Claro está que esa realidad interna estará determinada por el funcionamiento armónico de lo orgánico, lo psicológico y social. Y por todo aquello que denominamos cultura.

Carlos Fuentes dice «[...] la lírica náhuatl, la poesía de Sor Juana Inés de la Cruz o la arquitectura Congonhas do Campo, son hechos estéticos autosuficientes. No reclaman en sí mismos respuestas económicas o políticas, pero sí indican, claro que sí, modos de ser, maneras de pensar, de vivir, de vestir, de comer, de amar, de amueblar, de cantar, de hablar, de soñar, de moverse, de luchar» (Fuentes, 1993). A lo que bien podría añadirse: maneras de enfermar, de curar, de explicarse los fenómenos salud y enfermedad. «Un hecho cultural simboliza y conjuga toda una manera de ser [...] y de estar. La cultura es la manera de dar respuesta a los desafíos de la existencia» (León-Andrade, 1997). Es así como la cultura de una manera puntual va a determinar características de la presentación del trastorno mental psicótico del mismo modo como la relación con el otro (el curador) determinará un producto teñido culturalmente de la explicación causal del fenómeno.

La cultura no sólo influye en determinados patrones conductuales y cognitivos, sino que, además, puede generar enfermedades mentales con componentes específicos, los cuales tienen un matiz dado por el medio en el cual ocurren y se observan. Basta mencionar la histeria ártica, el *koro*, un síndrome en el que el paciente tiene la convicción de que su pene (elemento *yin*, vital) se va encogiendo; el *amok* observado entre los malayos (la palabra malaya *amok,* significa «lanzarse furiosamente a la batalla» y la patología se manifiesta como una súbita y espontánea eclosión de rabia salvaje en la cual el individuo en medio de una carrera sin destino arremete contra todo ser vivo que encuentra en su camino para finalmente suicidarse); el *dhat,* de frecuente aparición en el subcontinente indio, que consiste en la creencia de que junto con la orina o en eyaculación espontánea se evacúa una sustancia blanquecina (el *dhat*), que el paciente cree que es su semen; el *latah,* trastorno específico de la cultura malasia caracterizado por un comienzo súbito de manifestaciones motoras y verbales o por una reacción tipo eco, en la cual la víctima se siente forzada a imitar cualquier palabra o acción a la cual se ve expuesta. Es importante poner de relieve que, tras largas investigaciones, muchos de estos cuadros ligados a la cultura y que se habían descrito como si fuesen exclusivos de determinados grupos, se han observado en otros lugares; lo que varía es la interpretación del cuadro clínico (Tseng, 2006). En Hispanoamérica, probablemente uno de los trastornos más publicitados ha sido el de «ataque de nervios de Puerto Rico», aunque al parecer ciertas formas del mismo cuadro se conocen con el nombre de *espanto, susto* o *mal de ojo* en la cultura andina y han sido estudiadas por autores peruanos y ecuatorianos (Rubel, 1967; León, 1963).

Trabajos analíticos realizados en África señalan cómo la estructura occidental del discurso presenta a la psiquiatría y a la psicología como racionales, pragmáticas y efectivas mientras a la cultura africana se la designa como colectivista y patogénica al mismo tiempo que a la «mente africana» como primitiva o irracional, con lo cual se concluye que estas formulaciones descalifican la postura igualitaria de los curanderos indígenas en los centros de atención en salud (Yen y Wilbraham,

2003). El mismo fenómeno y las mismas apreciaciones se podrían trasladar a la actitud hacia los chamanes y brujos andinos, a quienes no se ha incorporado en el sistema de salud aunque su grado de credibilidad y respeto sea grande en un amplio sector de la población, especialmente a nivel rural.

Tanto en la medicina aborigen como en la medicina moderna frente al fenómeno enfermedad se da una relación entre paciente y curador, sea éste médico o chamán, brujo o curandero. La enfermedad no es una entidad en sí, sino que resulta de una confrontación entre dos individuos, uno que aporta el misterio de sus trastornos y el otro que le propone una explicación, que hace entrar lo subjetivo en la objetividad de un sistema teórico (Roger, 1967). Podría postularse que los síntomas de psicosis en distintas culturas son iguales, el psicótico de un pueblo quechua andino sería similar al psicótico español o norteamericano. Lo que varía en cada uno de los casos es la interpretación que se da a la sintomatología. Los chamanes tendrán interpretaciones ligadas a sus creencias y así el paciente estará poseído por espíritus malos, emanaciones de sitios cargados de maldad o demonios si su aculturación se ha dado con fuerte carga religiosa. La diferencia está en la interpretación sociocultural de la psicosis.

En la cosmovisión aborigen de los mestizos andinos el fenómeno enfermedad se clasifica en dos tipos: «enfermedades de Dios» y «enfermedades del campo» (llamadas «enfermedades de daño» por los curanderos del Perú). De acuerdo con la concepción indígena de la clasificación de enfermedades (Estrella, 1977), las primeras son males naturales producidos por factores no mágicos, sino comprensibles por la influencia de fuerzas de la naturaleza. Las enfermedades del campo, por el contrario, siempre tienen un origen sobrenatural y sólo pueden ser tratadas por el curandero que conoce su origen y medios para combatirlas. Las enfermedades de Dios las puede curar el curandero pero también pueden ser tratadas por el doctor y con «remedios de botica».

Entre las enfermedades de origen sobrenatural están el espanto, el mal del viento, el mal de ojo y el mal blanco; para éstas, el curandero hace su diagnóstico basándose en su experiencia, la observación de los síntomas o un procedimiento ritual adivinatorio.

En la cultura mapuche la enfermedad es una ruptura de armonía, un desequilibrio entre el hombre, la comunidad, fuerzas sobrenaturales y la naturaleza. La medicina mapuche tradicional distingue tres tipos de enfermedades: a) naturales (*re-kuxan*), con una causa natural como el enfriamiento, pasmo, etc.; b) intermedias, que combinan causas sobrenaturales con síntomas naturales, y c) sobrenaturales, clasificados a su vez en *wenu-kuxan*, provocado por el mundo superior *(wenu-mapu)* con el fin de sancionar, y *weda-kuxan*, provocado por parte de un agente del *minche-mapu* o mundo inferior. Se menciona que las enfermedades mentales son causadas en su gran mayoría por brujos y pertenecen al grupo de enfermedades sobrenaturales (Bekes, 2000).

Las creencias mágicas aborígenes se amalgamaron en la América hispana con los esquemas de la religión católica traídos con la conquista. Esto determinó un componente mágico religioso, una reestructuración y reelaboración del mundo de las ideas del indígena andino, quien busca refugio en los objetos y fenómenos de la naturaleza poco comprensibles para él, en sus dioses ancestrales y en el Dios que le trajeron los blancos. Ama y teme la tierra, la madre tierra (la *pacha mama)*, la lluvia, el cerro, el rayo, el arco iris, el viento, el agua, determinadas horas del día y sitios especiales.

La llegada de los españoles trajo consigo la imposición de un nuevo orden filosófico en el cual al hombre se le dicotomiza en cuerpo y alma; el bien y el mal asumen inmediatamente otro tipo de connotación religiosa, basada en un modelo católico.

Los primeros españoles en arribar a Ecuador eran aventureros, con escasa educación y, por lo tanto, la interpretación que ellos daban a los preceptos sobre todo de tipo religioso era antojadiza e ignorante de los verdaderos objetivos. Esto repercutió notablemente en la formación que recibió la población mestiza, fomentando una práctica religiosa bastante distorsionada de la original, que permitió incluso el incorporar creencias paganas. Así las *huacas, conopas y apachitas* se transforman en santos, amuletos, oraciones, grutas de adoración y un sinnúmero de creencias.

Dentro del campo de la medicina se produce el mismo tipo de influencia cultural que con la religión, con el agravante de que los grandes médicos se concentraban en las más importantes ciudades europeas, sin ningún interés en atravesar el océano y llegar a estas tierras. El ejercicio médico entonces queda a cargo de un voluntariado religioso, con más buena voluntad que con formación científica. Ante este panorama, se establece un ejercicio empírico de la medicina, sujeto a la interpretación religiosa de la enfermedad. Recordemos que durante los primeros tiempos de la conquista española, la Iglesia católica por medio de los tribunales de la Inquisición, tenía suficiente poder para juzgar sobre los más diversos aspectos del quehacer científico. La «locura» entonces tiene otra interpretación para estos tribunales; se la asume como fruto de la posesión diabólica y aparecen puntos de coincidencia entre las nociones aborígenes y las españolas de la enfermedad mental. Tanto unas como otras:

- La conciben como una manifestación sobrenatural.
- Desconocen que se deba a una alteración orgánica.
- No reconocen al cerebro como el asentamiento de esta patología.
- Creen que es el producto de la posesión de un espíritu ajeno.
- La miran con temor.
- Prescriben que debe ser tratada por personas entendidas en asuntos mágico-religiosos.
- La reconocen como ajena a todo proceso humano.

Estas nociones generales difícilmente han podido ser superadas por nuestros habitantes, pues aún se mira al paciente trastornado con una mezcla de temor y asombro (Bekes, 2000):

«Fiesta, misterio y amenaza a la vez, la locura ha estorbado siempre a la sociedad. Este estorbo y esta torpeza justifican las continuas oscilaciones de la actitud colectiva, entre la tolerancia y la reprobación, el liberalismo y la reclusión; el psiquiatra ha aparecido en esta perspectiva a menudo como opuesto a estas actitudes: austero para negar la fiesta, embutido de ciencia para negar el misterio y filántropo para negar el peligro. Y con todo es demasiado evidente la relación dialéctica entre las actitudes colectivas y las del psiquiatra» (Roger, 1967).

La visión del loco no ha variado mucho a lo largo del tiempo, hay que preguntarse qué hemos hecho los psiquiatras y en qué medida hemos utilizado los poderosos medios puestos a nuestra disposición como propaganda, radio, televisión y ahora internet, y en qué medida esto ha logrado modificar la opinión del público. Al parecer muy poco, se rechazan las causas orgánicas y se favorece el papel del medio, persiste el pánico ante la enfermedad mental, incluso nuestros colegas médicos tienen las mismas actitudes negativas frente al tratamiento psiquiátrico que el público en general; se mantiene la concepción del enfermo mental como peligroso, como gente que ha perdido su capacidad intelectual y tiene comportamientos impredecibles, sigue siendo visto con miedo y aversión, como un ser peligroso, como un ser aparte. La locura sigue siendo vergonzante: un mal que se calla, que se oculta.

Las psicosis en los Andes se han estudiado más bien poco como un fenómeno regional, antropológico o cultural y existen escasos informes de casos particulares observados en Perú, Colombia, Ecuador y Chile (Biederman et al., 1984; Fierro et al., 2003; Cid y Otto, 1987; Vega Delgado et al., 1995; Costales y Costales, 1998). Es probable que algunos de los cuadros clínicos descritos y ligados a la cultura andina podrían definirse como una *bouffée delirante* (Dias y Dalgalarrondo,

2000) o «psicosis histérica», de acuerdo a los criterios empleados por Hollender y Hirsch (Hirsch y Hollender, 1969): inicio súbito, generalmente asociado a un evento o circunstancia impactante. Las manifestaciones pueden tomar la forma de alucinaciones, delirios, despersonalización o conducta gravemente inusual. El afecto, cuando está alterado, es más bien volátil en lugar de aplanado. Los trastornos del pensamiento, cuando ocurren, son circunscritos y muy transitorios. El episodio agudo no dura más de una a tres semanas, y el proceso desaparece tan pronto y dramáticamente como comenzó, sin dejar secuelas (Lagnes, 1967).

¿Cómo se trata un cuadro psicótico con las características descritas? El chamán, brujo o curandero, utilizará al igual que el médico psiquiatra varias técnicas adquiridas en la escuela en la que cada uno se ha formado. Ambos harán uso de su imagen de prestigio y respeto por parte de su respectiva comunidad, ambos lucirán frente a ellos los elementos que acreditan su condición de curadores, ya sea plumas, collares, amuletos o diplomas de universidades extranjeras enmarcados y exhibidos en la sala de espera. Los dos harán un ritual de diagnóstico y los dos llegarán a sus respectivas conclusiones, procediendo a implementar un proceso curativo que les dejará a cada uno satisfecho y a sus pacientes aliviados.

¿Cuáles son los elementos terapéuticos usados? El chamán utilizará:

1. Las insignias, que representan señorío y poder mágico; por lo general son utensilios ornamentales, como medallones, cintillos con representaciones de animales salvajes como serpientes, jaguares, etc. Uno de sus instrumentos predilectos fueron los espejos de obsidiana.
2. La sugestión, elemento fundamental en la práctica médica de todo chamán.
3. Los mitos, de gran utilidad para las prácticas esotéricas y revelaciones.
4. Las curaciones para los padecimientos mentales utilizaron en la antigüedad dos tipos de prácticas: el uso de plantas sagradas como la ayahuasca y la coca, y las trepanaciones. Estas últimas llevaban la intención de abrir un orificio por el cual escapasen los espíritus generadores de la enfermedad. En la actualidad se procede a «limpias» mediante el paso del «cuy» (conejo de indias, cobaya) o soplidos de aguardiente y frotaciones con plantas silvestres.

El médico psiquiatra utilizará:

1. Las insignias que representan señorío y poder científico; por lo general son utensilios ornamentales, como batas blancas, diplomas, estantes llenos de voluminosos libros y fotos de los padres de la psiquiatría (Freud es uno de los favoritos).

2. La sugestión, a menudo reforzada por elementos tales como exámenes de laboratorio, resonancia magnética o electroencefalograma, a través de los cuales «se pretende retratar los arcanos del alma», como decía el viejo y querido maestro Guillermo Vidal.
3. Mitos, de gran utilidad para las deslumbrantes revelaciones; teorías sobre el papel de los neurotransmisores, actividad de los receptores y el restablecimiento de la neuroplasticidad.
4. Como curaciones se han utilizado: shock insulínico, electrochoques, psicocirugía. Ahora está muy en boga el uso de psicofármacos. Para la psicosis disponemos de neurolépticos de dos generaciones, cada uno con sus bondades y efectos colaterales.

En el campo epidemiológico sobre psicosis en la región andina, merece mencionarse el Estudio Piloto Internacional sobre Esquizofrenia auspiciado por la Organización Mundial de la Salud y realizado a partir de 1968 en nueve centros psiquiátricos localizados en distintos países. Este estudio incluyó al centro colaborador de la OMS en Cali, donde 120 pacientes fueron evaluados y recibieron un diagnóstico clínico de esquizofrenia (WHO, 1973). El grupo de Cali aportó datos interesantes sobre todo en el seguimiento de dicha cohorte y mostró las diferencias de estos pacientes andinos con pacientes de otras latitudes.

El estudio piloto pretendía contestar varios interrogantes, entre ellos: ¿En qué sentido puede afirmarse que los trastornos esquizofrénicos existen en varios lugares del mundo? ¿Existen diferencias en la forma y el contenido de los trastornos esquizofrénicos y en su curso clínico en diversos países? ¿Es posible identificar características diferenciales entre esquizofrenia y otras psicosis en diversos lugares?

Las conclusiones del estudio fueron que la esquizofrenia, en especial de tipo paranoide, es un trastorno que existe con características clínicas similares en todos los países estudiados (diferentes culturas) y exhibe síntomas que en la mayoría de los casos son: delirios de control, transmisión del pensamiento, inserción del pensamiento, robo del pensamiento y alucinaciones de varios tipos (León, 1976). El hallazgo más importante, además de demostrar que un país latinoamericano estaba en condiciones de llevar a cabo empresas de alto rigor científico y hacerlo incluso mejor que centros de países del primer mundo, fue el de que la evolución y condición final en el seguimiento durante 5 años en centros de países en desarrollo (Ibadan [Nigeria], Agra [India] y Cali [Colombia]) era mejor que en aquéllos de países desarrollados (Washington [Estados Unidos] y Londres [Reino Unido]). Cali mostró resultados intermedios entre las dos categorías de centros y continuó la investigación de forma independiente, manteniendo la cohorte de pacientes del estudio inicial y realizando seguimientos de 10 y 26 años, lo cual es algo excepcional en estudios epidemiológicos prospectivos. Además de la obtención de datos clínicos, fue posible indagar sobre la experiencia subjetiva de los pacientes acerca de su condición psicótica y las vicisitudes de la misma. Es digno de mencionarse que la evolución clínica global de los pacientes, evaluada al final del período de observación de 26 años, fue calificada como satisfactoria en cerca del 50% de los casos y sólo un 22% de la cohorte mostró alteraciones graves. En cuanto a la evolución social, en casi un 75% de los casos se observó recuperación y tan sólo un 8% de la cohorte mostró perturbaciones graves. Para resumir, se postula que debe refutarse el criterio tradicional de considerar la esquizofrenia como un proceso regresivo o deteriorante continuo y plantear la necesidad de una revisión conceptual que permita un enfoque fresco y optimista de cada nuevo caso (León y León, 1996). Con carácter hipotético, cabe la posibilidad de extrapolar estos hallazgos a las psicosis de toda la región andina, pero una conclusión definitiva sólo podría basarse en estudios realizados sobre los diversos tipos de trastorno incluidos en el término *psicosis* y evaluados en los diversos lugares.

Pasando a hacer un análisis de los aspectos económicos y sociales de los países latinoamericanos y su relevancia para la salud mental, uno necesariamente debe referirse a los datos publicados por el proyecto Carga Mundial de Morbilidad de la OMS, el cual consigna un crecimiento de los años de vida ajustados por discapacidad (DALY) a causa de afecciones psiquiátricas o neurológicas, del 8,8% en 1990 al 22,2% en el año 2002 (Kohn, 2005). En América Latina este incremento podría explicarse en parte por el incremento de la violencia, así como la acelerada transición epidemiológica, que muestra como aun antes de salir del todo de las enfermedades transmisibles ya aparecen los trastornos crónicos. Otro factor es el incremento en la expectativa de vida, con lo cual un mayor número de adultos alcanzan edades que los hace vulnerables a sufrir trastornos mentales. Respecto a esto, el estudio de Kohn de la Organización Panamericana de la Salud (OPS), cita a los datos proyectados por el Banco Mundial en los que, entre los años 2000 y 2015 la población total de América Latina y el Caribe aumentará en un 28%; la población de 50 años de edad o más aumentará en más del 60%, mientras que la población de entre 15 y 49 años se incrementará en un 22%. En todo caso y en relación con el tópico que nos ocupa, los autores de este estudio refieren que las psicosis no afectivas en la región tienen una prevalencia del 1,0% de los cuales, más de un tercio no habían recibido tratamiento psiquiátrico alguno (León, 1963). El estudio señala que existe una relación inversa entre estrato socioeconómico y la prevalencia de muchos trastornos psiquiátricos y es posible que esa relación inversa se refleje en la búsqueda de atención especializada. Lo que no señala el estudio es que muchos de esos pacientes de estratos sociales más bajos jamás serán visitados por médicos de bata blanca pero sí podrán ser atendidos por chamanes, curanderos o brujos y que muchos de ellos estarán mejor cuidados a esos niveles que en los imponentes hospitales y por elegantes doctores que no ven en ellos sino a seres de una condición diferente a la suya y con una interpretación del mundo y de las cosas muy distinta de su propia interpretación.

BIBLIOGRAFÍA

Bekes MC. Intercambio medicinal entre Alemania y los mapuches. Alcmeón. 2000;2(9). Disponible en: http//www.alcmeon.com.ar/9/34/Bekes.htm

Biedermann N, Barria C, Maass J. Cultura y psicosis: historia y fenomenología del episodio sicótico de una mapuche. Rev Chil Neuro-psiquiatr. 1984;22(2):125-31.

Cid Araneda A, Otto Maia E. Aproximación antropológica al delirio de una paciente mapuche. Rev Chil Psiquiatr. 1987;4(4):271-8.

Costales P, Costales Alfredo. Mitos Quitu Cara. Quito: Ed. Abya-yala; 1998.

Dias Marcelo K, Dalgalarrondo P. Psicoses psicogénicas: do bouffée delirante à psiquiatria cultural. J Bras Psychiatria. 2000;50(7/8):247-54.

Estrella E. Medicina aborigen. Quito: Editorial Época; 1977.

Fierro Urresta M, Rueda L, Abrahim J, García E, Jaimes LA, Atuesta J. Psicosis y sistemas de creencias. Rev Col Psiq. 2003;32(3):281-92.

Fuentes C. Mestizaje cultural. Revista Cambio 16. Octubre 1993.

García Escobar H. Psicosis concepto, etiología diagnóstico, clasificación, diferencias con las neurosis. Rev Colomb Psiquiatr. 1987;XVI(4):302-18.

Hirsch SJ, Hollender MH. Hysterical psychosis: clarification of the concept. Am J Psychiatry. 1969;125:7. Disponible en: http://tps.sagepub.com/cgi/content/abstract/40/4/562

Kohn R, Levav I, Caldas de Almeida JM, Vicente B, Andrade L, Caraveo-Anduaga JJ, et al. Los trastornos mentales en América Latina y el Caribe. Rev Panam Salud Publica. 2005;18:229-40.

Lagnes LL. Hysterical psychosis: the cross-cultural evidence. Am J Psychiatry. 1967;124:2.

León CA. El espanto: sus implicaciones psiquiátricas. Acta Psiquiat Psicol Amer Lat. 1963;9:207-17.

León CA. El estudio piloto internacional sobre esquizofrenia, sus implicaciones para América Latina. Acta Psiquiat Psicol Amer Lat. 1976;22:167-82.

León CA. El rescate del Alma. Actas Luso-Españolas Nerol Psiquiatr. 1984;12(4):233-46.

León CA, León A. Curso clínico y evolución de la esquizofrenia en Cali. Un estudio de Seguimiento de 26 años. Salud Mental. 1996;19:12-35.

León-Andrade C, Lozano A. Raíces culturales de la psiquiatría en el Ecuador [citado 1 Jul 1997]. Psiquiatría.Com [revista electrónica]. 1997;1(2). Disponible en: http://www.psiquiatria.com/psiquiatria/vol1num2/artic_2.htm

Marconi J. El delirio y sus estructuras psicopatológicas. Rev Chil Neuro-psiquiatr. 2000;38(1).

Roger B. Sociología de las enfermedades mentales. 10.ª ed. México: Siglo XXI; 1967.

Rubel AJ. El susto en Hispanoamérica. Am Indíg. 1967;XXXVII(1):70-89.

The International Pilot Study o Schizophrenia. WHO; 1973.

Tseng W. From peculiar psychiatric disorders through culture-bound syndromes to culture-related specific syndromes. Transcult Psychiatry. 2006;43:554-76.

Vega Delgado G, et al. El mundo mítico ritual y simbólico de la medicina y la salud. Cuenca: Universidad de Cuenca; 1995.

Yen J, Wilbraham L. Discourses of culture and illness in South African mental health care and indigenous healing. Part I. Western Psychiatric Power Transcul Psychiatry. 2003;40:542n. Disponible en: http://tps.sagepub.com/cgi/content/abstract/40/4/562

Yen J, Wilbraham L. Discourses of culture and illness in South African mental health care and indigenous healing. Part II. African Mentality, Transcul Psychiatry. 2003;40:562. Disponible en: http://tps.sagepub.com/cgi/content/abstract/40/4/562

SITUACIÓN DE LAS TOXICOMANÍAS EN LA AMÉRICA ANDINA

Luis Alfonzo

INTRODUCCIÓN

La región andina se encuentra ubicada geográficamente en el borde occidental del continente sudamericano, discurre de norte a sur y está definida por la Cordillera de los Andes, extendiéndose desde el Mar Caribe hasta la Patagonia en el extremo sur del continente. En su vertiente occidental está limitada por el Océano Pacífico, mientras que hacia el oriente lo hace con la región amazónica y las tierras llanas del sur (la Pampa).

Esta región se extiende por unos ocho millones de kilómetros cuadrados de territorio, agrupando siete países: Venezuela, Colombia, Ecuador, Perú, Bolivia, Chile y Argentina, en los cuales residen cerca de 170 millones de personas y que tienen marcados contrastes en sus características geográficas, sociales, económicas y culturales, no sólo entre un país y otro, sino incluso entre las regiones dentro de un mismo país.

Uno de los rasgos principales de esta región es la coexistencia de poblaciones indígenas autóctonas, cuya influencia puede ser muy notoria en países como Bolivia, con contingentes de inmigrantes provenientes fundamentalmente del continente europeo, en oleadas correspondientes a distintos momentos históricos desde la época de la conquista, y los africanos, que fueron traídos como esclavos, generando una variada mezcla de razas y culturas, que le dan un perfil particular a esta zona del mundo.

En las últimas décadas, como producto de sucesivas crisis económicas, se viene dando un proceso de migración inversa hacia Norteamérica y Europa principalmente, especialmente hacia España, pero también a otros países de la región, que actúan como polos de atracción para las poblaciones menos favorecidas o también como consecuencia de conflictos políticos y sociales. Esta circunstancia está modificando de manera sustancial muchos indicadores demográficos de esta región (tabla 1).

En relación con el tema de las drogas ilícitas, la región andina se ha identificado como quizá el principal centro de producción de estas sustancias en el hemisferio occidental; la droga más emblemática de la región andina es la cocaína, ya que en esta zona se encuentran ubicados los principales productores de hojas de coca (Colombia, Perú y Bolivia).

En el reciente Informe mundial sobre drogas de la Oficina de las Naciones Unidas contra la Droga y el Delito (ONUDD) (2007), se informa de que el mercado de

Tabla 1. Cuadro comparativo de indicadores de desarrollo en países de América Andina (2006)

	Bolivia
Población, total	9,3 millones
Crecimiento poblacional (% anual)	1,8
Expectativa de vida (años)	64,8
Tasa de fertilidad (nacimientos por mujer)	3,7
Tasa de mortalidad infantil (por 1.000 nacidos vivos)	52,0
Tasa de mortalidad en < 5 años (por 1.000)	65,0
Nacimientos atendidos por personal de salud calificado (% del total)	68,8
Prevalencia de malnutrición (% en niños < 5 años)	–
Prevalencia de VIH (% de poblacion edad 15-49 años)	0,1
Tasa de culminación educacion primaria (% grupo de edad relevante)	98,9
Matrícula en educación primaria (% bruto)	114,8
Matrícula en educación secundaria (% bruto)	80,0
Matrícula en educación superior (% bruto)	35,7
Proporción niñas/niños en educación primaria y secundaria (%)	97,5
Tasa de alfabetización en adultos (% de personas de 15 y más años)	–

Fuente: World Development Indicators database, April 2007.

la cocaína se ha mantenido estable, como resultado de los programas de erradicación intensiva, especialmente en Colombia, mientras que en Perú y Bolivia ha aumentado la producción, pero sin llegar a niveles alcanzados en décadas anteriores. A pesar de que los cultivos de coca se han reducido en extensión, la tecnología desarrollada ha permitido que se mantenga estable la producción de cocaína, al incrementar el rendimiento por hectárea de los cultivos y la cantidad de alcaloide extraído de la materia prima (tabla 2).

En la dinámica del negocio mundial de las drogas ilícitas, en la región andina coexisten los principales países productores, ya mencionados, con países cuyo nivel económico los convierte en mercados potenciales, como Chile y Argentina, pero también con países de tránsito de la droga hacia los mercados de Norteamérica y Europa, así como otros con un comportamiento «mixto», en los cuales puede haber producción a niveles relativamente bajos y también consumo, como es el caso de Venezuela y Ecuador.

Dadas las características particulares del tráfico y consumo de drogas, que conllevan una gran cantidad de actividades ilícitas, sumadas a los problemas relativos al nivel de desarrollo de los países del área, es notoria la carencia de sistemas confiables y actualizados de información que permitan tener una visión comple-

Chile	Colombia	Ecuador	Perú	Venezuela
16,5 millones	45,6 millones	13,4 millones	28,4 millones	27,0 millones
1,0	1,3	1,4	1,4	1,7
78,2	72,8	74,7	70,7	74,2
2,0	2,4	2,7	–	2,7
8,0	17,2	22,0	22,8	18,1
10,0	21,4	25,0	27,3	21,3
–	96,4	–	–	–
–	7,0	11,6	–	–
0,3	0,6	0,3	0,6	0,7
122,9	96,9	98,2	98,6	91,6
103,7	112,0	116,9	112,4	104,9
90,8	78,1	61,0	91,7	74,5
47,8	29,3	–	33,5	–
98,3	103,6	99,8	100,3	103,3
–	92,8	–	87,9	–

Tabla 2. Encuestas andinas sobre coca (2006)

	2005	Variación	2006
Cultivo global de coca	**159.600 ha**	-2%	**156.900 ha**
Colombia	86.000 ha	-9%	78.000 ha
Perú	48.200 ha	+7%	51.400 ha
Bolivia	25.400 ha	+8%	27.500 ha
Ecuador	no disponible		< 100 ha
Valor de cultivos de coca a «Puerta de Granja»	**1.330 millones de dólares**	-12%	**1,159 millones de dólares**
Colombia (productos de coca)	843 millones de dólares	-18%	694 millones de dólares
Perú (hojas de coca)	307 millones de dólares	-7%	285 millones de dólares
Bolivia (hojas de coca)	180 millones de dólares	0%	180 millones de dólares
Valor de cultivos de coca a «Puerta de Granja» en % del PTB			
Colombia	0,7%		0,5%
Perú	0,4%		0,4%
Bolivia	2,1%		2,0%
Producción global de cocaína	**980 t**	+0,4%	**984 t**
Colombia	640 t	-5%	610 t
Perú	260 t	+8%	280 t
Bolivia	80 t	+18%	94 t
Valor promedio de cocaína al mayor			
Colombia (en ciudades principales)	1.860 dólares/kg	-5%	1.762 dolares/kg
Perú (en regiones productoras)	897 dólares/kg	-8%	823 dólares/kg
Bolivia (en ciudades principales)	1.830 dólares/kg	+2%	1.870 dólares/kg
Ecuador	4.500 dólares/kg		no disponible
Erradicación de cultivos de coca reportada			
Colombia (aerosol y manual)	170.060 ha	+25%	213.371 ha
Perú (manual)	12.237 ha	+4%	12.688 ha
Bolivia (manual)	6.073 ha	-17%	5.070 ha
Ecuador (manual)	18 ha	no disponible	8 ha
Inacutaciones de cocaína (base y HCL) en Sudamérica	**379 t**		**no disponible**
Colombia	215 t	-18%	177 t
Perú	22 t	-10%	20 t
Bolivia	11 t	+27%	14 t
Ecuador	43 t	-12%	38 t

Fuente: UNODC/ICMP; 2007.

ta de la magnitud y gravedad del problema en la región, por lo que resulta casi imposible contar con estadísticas actualizadas sobre el consumo de drogas y sus consecuencias en la mayoría de los países.

Sin embargo, se vienen dando avances para corregir esta situación, como el caso de Chile y Argentina, en un sentido general y otros países que han desarrollado algunas fuentes de información. Desde la Comisión Interamericana para el Control del Abuso de Drogas de la OEA (CICAD/OEA), se viene apoyando, a través del Observatorio Interamericano sobre Drogas (OID), la creación y el fortalecimiento de observatorios nacionales que puedan suplir las necesidades de datos sobre el tema del consumo de drogas y sus consecuencias en los países de la región.

El OID realizó un Estudio Comparativo del Consumo de Drogas en Países Americanos, en una población de 3.500 estudiantes de educación media, con edades comprendidas entre 13 y 18 años, cuyos resultados se publicaron en el año 2006 y que muestra las siguientes conclusiones:

- La prevalencia de vida de consumo (que incluye consumo experimental y esporádico, sin necesariamente indicar dependencia) se estima en un 10%, para el último año en un 6% y para el último mes en un 3% (tabla 3).
- El consumo de drogas ilícitas por parte de estudiantes masculinos duplica o triplica al del sexo femenino (en drogas lícitas la diferencia es menos acentuada).
- A mayor edad, mayor proporción de consumidores.
- Los estudiantes que repiten dos o más cursos y los que tienen problemas de disciplina tienen mayor porcentaje de consumo.
- Vivir en el hogar con ambos padres está asociado a menor porcentaje de consumo.
- Los estudiantes de instituciones privadas presentan niveles más elevados de consumo que los de centros públicos.
- La marihuana es la droga ilícita más usada y duplica o triplica el porcentaje de uso de las otras drogas ilícitas.
- Los tranquilizantes se encuentran entre las drogas más consumidas.
- Los primeros contactos con drogas legales ocurren temprano en la adolescencia, mientras que el uso de las ilegales es más tardío.
- La percepción de daño para el tabaco y la marihuana es baja, y es muy frecuente la creencia de que es fácil conseguir drogas (OID/CICAD OEA, 2006) (fig. 1).

En un panorama caracterizado por el incremento general del consumo en la región andina, sólo Colombia permanece con niveles estables, mientras que Bolivia y

Tabla 3. Prevalencias de consumo de vida, año y mes por país de drogas seleccionadas

País	Prevalencia	Marihuana	Cocaína	Tranquilizantes	Estimulantes	Cigarrillos	Alcohol
Ecuador	Vida	8,4	1,2	5,9	3,5	61,2	62,4
	Año	4,7	0,6	2,3	1,8	37,1	42,2
	Mes	1,4	0,3	1,4	0,9	24,0	24,5
Paraguay	Vida	4,2	1,0	15,0	5,9	37,3	66,8
	Año	2,2	0,6	8,3	3,6	22,0	49,9
	Mes	1,3	0,4	5,6	2,5	15,0	32,6
Uruguay	Vida	12,4	2,6	15,7	6,2	56,1	78,9
	Año	7,4	1,7	8,1	4,1	41,6	67,2
	Mes	3,5	0,6	4,1	2,4	32,7	50,9
Venezuela	Vida	0,7	0,4	15,7	6,4	31,9	65,6
	Año	0,3	0,2	6,7	4,0	15,1	45,9
	Mes	0,1	0,2	4,3	3,6	10,1	25,4
Panamá	Vida	6,8	0,5	5,9	4,5	43,3	63,8
	Año	4,7	0,2	3,0	3,2	25,8	45,2
	Mes	2,5	0,0	1,9	2,3	16,7	28,8
Guatemala	Vida	5,7	2,2	14,5	5,2	49,9	50,5
	Año	2,7	1,0	6,2	2,3	26,7	30,6
	Mes	1,1	0,5	3,7	1,6	15,6	15,8
Nicaragua	Vida	6,8	2,1	15,0	10,3	50,2	59,0
	Año	3,3	1,1	7,5	6,7	28,7	37,7
	Mes	1,3	0,4	4,1	4,2	19,0	20,5

Figura 1. Prevalencias del consumo de cualquier droga en estudiantes.

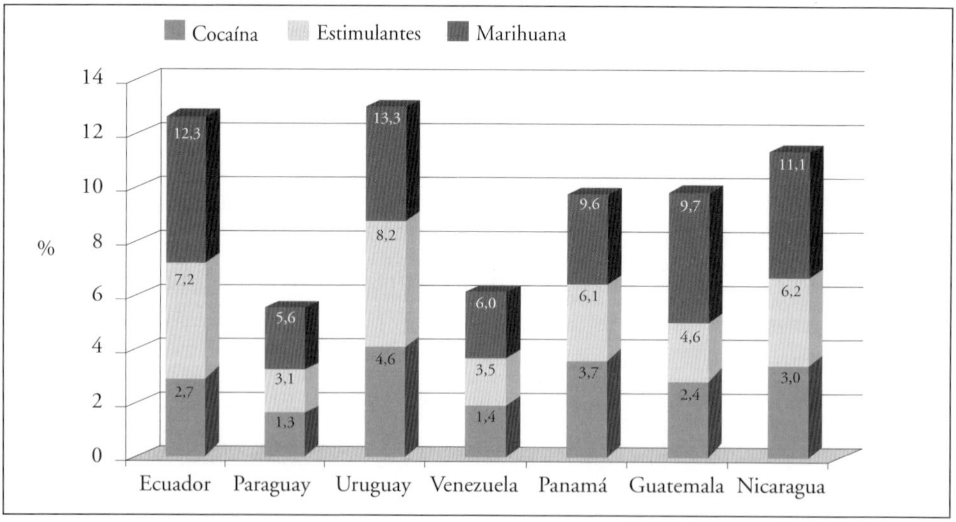

Fuente: OID-CICAD OEA (2006).

Venezuela presentan el mayor crecimiento. Se calcula que hay 2.247.000 de usuarios de cocaína en Sudamérica, y la demanda de tratamiento para problemas derivados del consumo de cocaína es del 48% de los casos, y de entre el 15 y el 26% para los derivados de la marihuana (World Development Indicators Database, 2007) (fig. 2).

Con respecto a otras sustancias, el cannabis muestra un importante aumento del tráfico en Bolivia y Chile, con mayor incremento en el consumo informado en Perú y Bolivia, y un moderado aumento en Ecuador y Argentina, mientras que se mantiene estable en Venezuela, Colombia y Chile (World Development Indicators Database, 2007) (figs. 3 y 4).

Hay informes de incremento del tráfico de éxtasis en la región, principalmente en Venezuela, con aumento del consumo en Perú, Bolivia y Argentina (World Development Indicators Database, 2007).

La situación general de consumo de sustancias ilícitas en la región andina, sus consecuencias y las medidas adoptadas en el campo de tratamiento por los países se caracteriza por:

- Edad de inicio en la adolescencia, alrededor de los 13 años, con una tendencia a disminuir la edad en ciertos conglomerados sociales de mayor riesgo.
- Aunque el inicio es principalmente con cannabis, en los informes de centros de tratamiento, son cada vez más frecuentes los usuarios que se inician con sustancias más «adictivas», como la cocaína.
- La sustancia ilícita más frecuentemente consumida es la marihuana, pero la que conduce a más personas hacia la búsqueda de tratamiento es la cocaína, cuyas presentaciones más frecuentes en el mercado son las siguientes:
  - Pasta básica («paco»).
  - Clorhidrato de cocaína.
  - Crack.
- Se identifican nuevos patrones de consumo, como respuesta a la introducción de sustancias en el mercado:
  - Heroína.
  - Drogas de diseño: éxtasis, MDMA.
- Incorporación de poblaciones no tradicionales al consumo, como el consumo cada vez más frecuente de marihuana entre la población femenina.
- Aunque cada vez es más diversa la oferta de tratamiento, sigue predominando la comunidad terapéutica como modelo de atención y existe un grave déficit de

Figura 2. Cambios registrados en el consumo de cocaína, 2005 (o último año del que se dispone de datos).

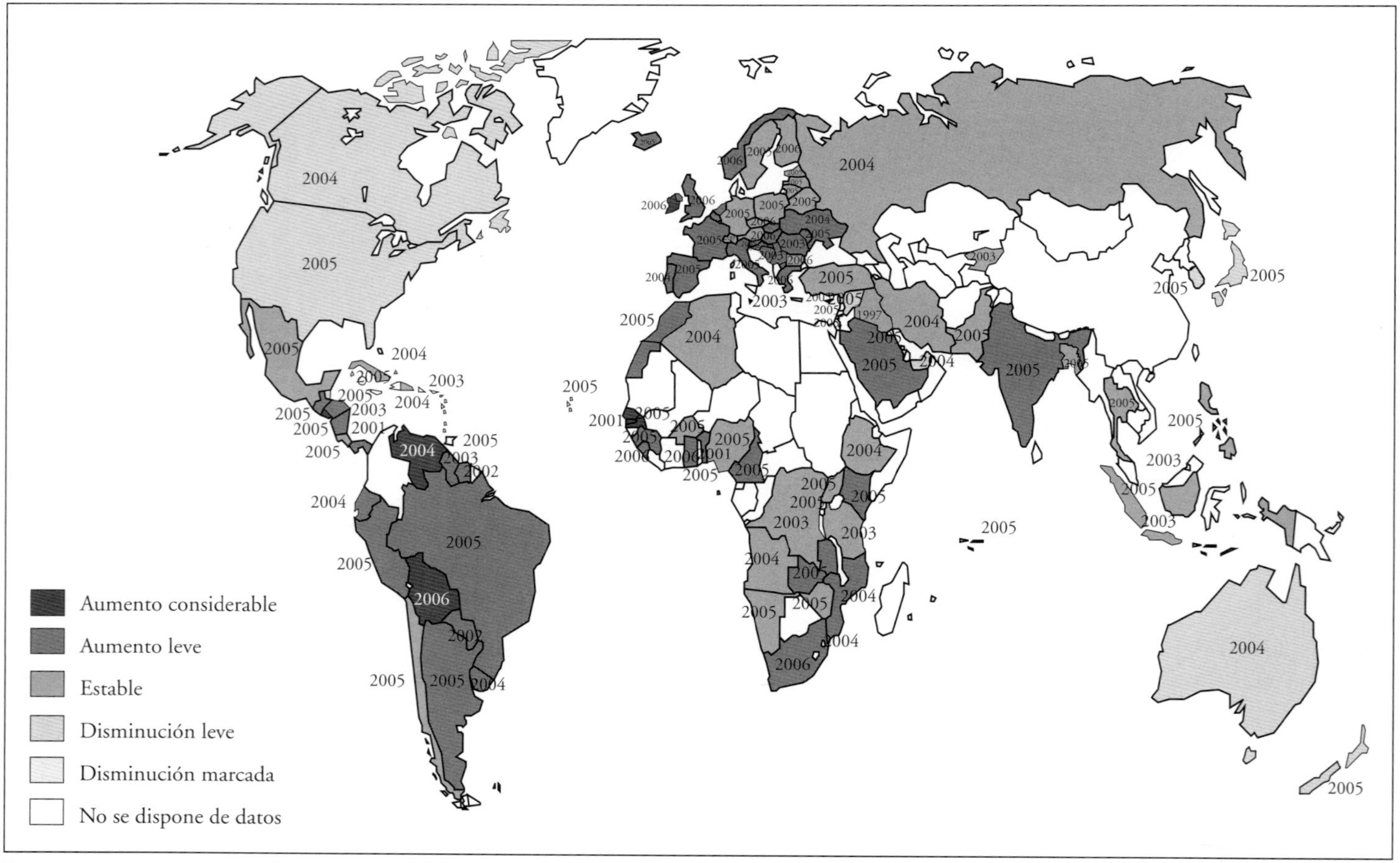

Fuente: UNOCD, 2007; p. 13.

Figura 3. Tráfico de hierba de cannabis, 2005 (países que informaron de la incautación de más de 100 kg).

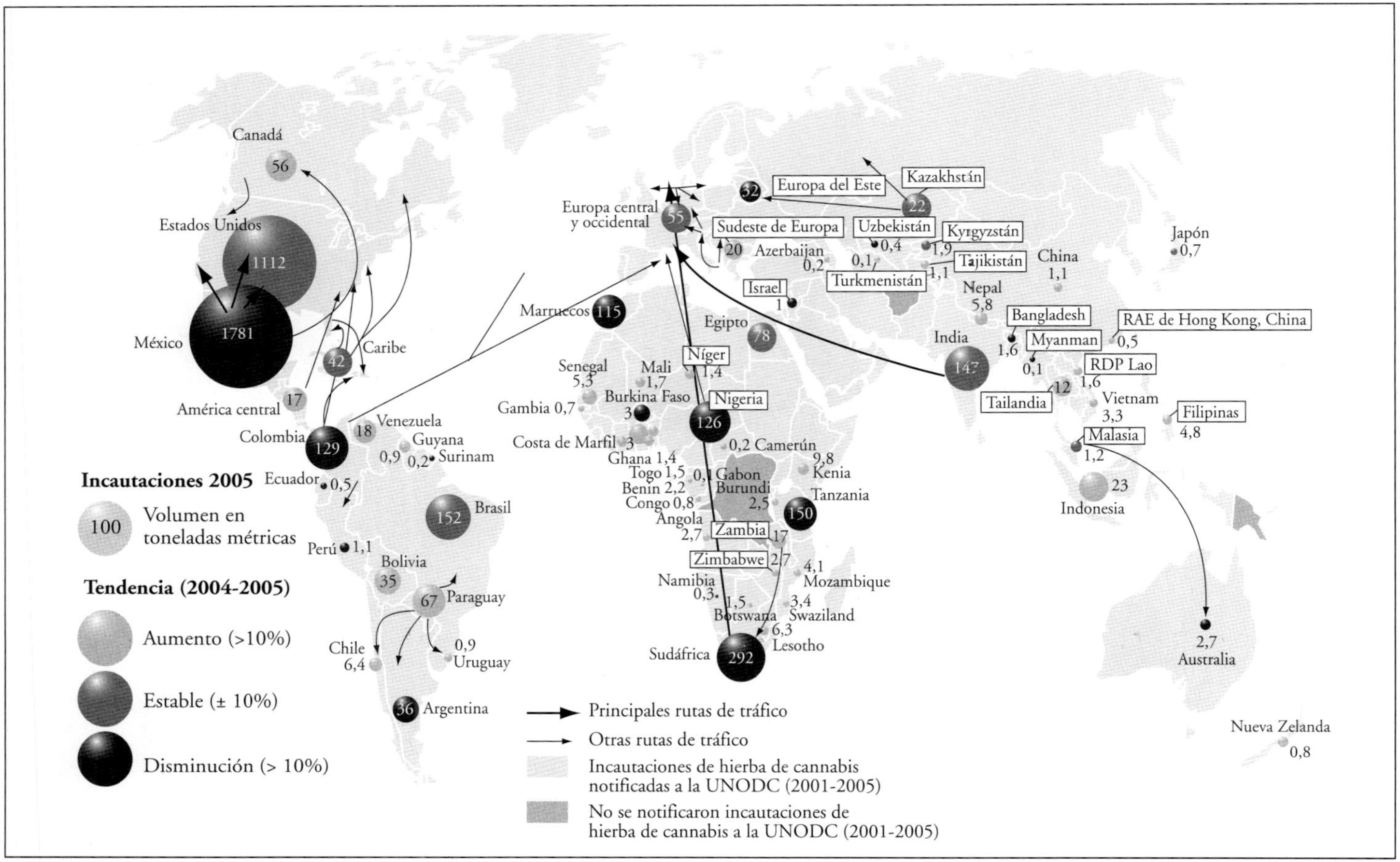

Fuente: UNOCD, 2007; p. 15.

Figura 4. Cambios registrados en el consumo de cannabis, 2005 (o último año del que se dispone de datos.

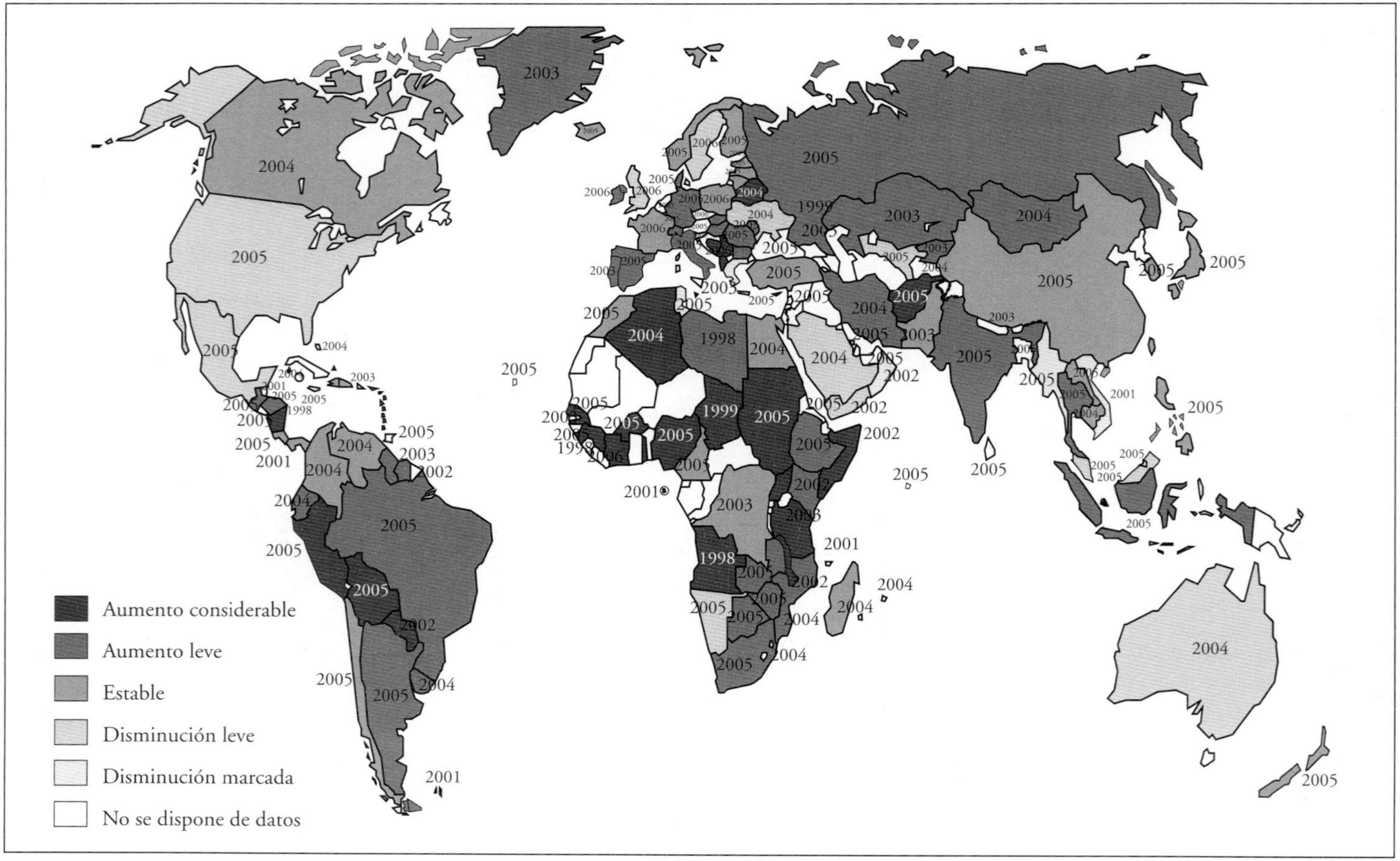

Fuente: UNOCD, 2007; p. 16.

personal profesional capacitado específicamente para el tratamiento y la rehabilitación de dependientes de las drogas.

- El acceso a tratamiento es limitado, generalmente restringido al sector privado, con escasas opciones y concentrado en los grandes centros urbanos.
- La oferta de servicios no está basada en la demanda, la cual se desconoce o se conoce sólo parcialmente.
- Los países andinos están haciendo un esfuerzo por regularizar la atención de los dependientes de drogas; a excepción de Bolivia, todos han aprobado normas oficiales que regulan la oferta de servicios, sin embargo no han alcanzado a desarrollar sistemas de evaluación de calidad de los dispositivos de atención.
- El tratamiento de la dependencia de drogas depende en buena medida de iniciativa de organizaciones privadas, con muy poco soporte de los sistemas de salud, y existe poca o ninguna conexión entre los servicios de tratamiento para problemas de drogas y la red general de servicios de salud.

ANÁLISIS DE LA SITUACIÓN POR PAÍSES

Argentina es el país más extenso de la región andina, con una extensión territorial de 2.766.890 km^2, y el segundo más poblado, con 39.144.753 habitantes y con una tasa de alfabetización del 97,1%, una de las más altas del continente. Aunque no se considera un país productor de sustancias ilícitas, se han producido en años recientes algunos decomisos y erradicado cultivos modestos de cannabis y coca. Es más bien un país de tránsito en el que los decomisos de cocaína (clorhidrato y pasta básica) han venido aumentando en los últimos años y esto parece ir paralelo a un incremento en el consumo. También se ha detectado una tendencia a la producción de estimulantes del tipo anfetaminas (SEDRONAR, 2006).

De acuerdo con la II Encuesta nacional sobre consumo (2004), el alcohol es la principal sustancia de abuso. Las bebidas alcohólicas son consumidas por un tercio de la población adolescente de ambos sexos, mientras que en población adulta, en los hombres alcanza el 90,4% y en mujeres el 77,3%. Esta misma encuesta señala un 11% de consumo de tabaco entre adolescentes de ambos sexos, y la proporción entre adultos es del 64,3% en hombres y del 52,7% en mujeres (CICAD, 2005) (tablas 4 y 5).

La edad promedio de inicio para el consumo de drogas ilícitas se ubica entre los 12 y los 13 años, y la más baja es para la marihuana, que se sitúa en los 11,9 años.

Tabla 4. Prevalencia del último mes por tipo de sustancias psicoactivas según sexo e intervalos de confianza del 95%. Población escolar de nivel medio. Total país 2005 (Argentina)

Sustancias psicoactivas	Sexo		Total	
	Varones	Mujeres	%	Intervalos de confianza
Tabaco	21,0	21,3	21,2	20,0-22,3
Alcohol	42,2	36,6	39,2	37,4-40,9
Tranquilizantes sin prescripción	1,9	2,0	1,9	1,7-2,1
Estimulantes sin prescripción	1,7	1,5	1,6	1,4-1,7
Solventes o inhalables	1,4	1,1	1,2	1,1-1,4
Marihuana	3,9	2,4	3,1	2,8-3,4
Pasta de coca	1,2	0,7	0,9	0,8-1,1
Cocaína	1,6	1,0	1,3	1,1-1,4
Alguna droga ilícita	5,2	3,4	4,2	3,9-4,6

Fuente: SEDRONAR, 2006.

Tabla 5. Prevalencia de consumo de sustancias psicoactivas en las últimas 6 horas anteriores al ingreso en salas de emergencia. Total país (Argentina) 2005

Sustancias	Cantidad de pacientes	%
Alcohol	1.314	11,0
Otras drogas	461	3,9
Tranquilizantes	238	2,0
Sedantes	159	1,3
Marihuana	123	1,0
Antidepresivos	66	0,6
Cocaína	44	0,4
Solventes e inhalables	38	0,3
Anfetaminas	20	0,2
Anticolinérgicos	20	0,2
Alucinógenos	11	0,1
Pasta base	7	0,1
Morfina	8	0,1
Flunitracepán	12	0,1
Crack	6	0,1
Heroína	5	0,0
Cristales	2	0,0
Éxtasis	3	0,0
Ketamina	5	0,0

Fuente: Segundo Estudio Nacional en Pacientes en Salas de Emergencia 2005 (SEDRONAR, 2006).

En menores de 16 años, la prevalencia de consumo de marihuana es del 0,7% y la de tranquilizantes es del 0,5%. Para población adulta, el informe de consumo de marihuana alcanza niveles que varían entre el 4,8 y el 9,5%. La cocaína ha comenzado a convertirse en la sustancia problemática de los últimos años, especialmente en población masculina, llegando a alcanzar el 4,4% (CICAD, 2005).

Particular atención ha recibido el inusitado incremento del consumo de pasta básica («paco») por sectores de la población urbana de Argentina, lo cual se ha asociado con la presencia de inmigrantes provenientes de países productores cercanos (Bolivia, Perú) y que están significando un incremento en la demanda de servicios de tratamiento.

Otra variación importante en cuanto a patrones de uso de drogas en Argentina es el uso de estimulantes (éxtasis, éxtasis modificado y GHB [gammahidroxibutirato]).

El Ministerio de Salud y la Secretaría de Programación para la Prevención de la Drogadicción y la Lucha contra el Narcotráfico (SEDRONAR) son los responsables de regular y controlar la gestión de programas de tratamiento, para lo cual han establecido un sistema de normas de obligatorio cumplimiento (CICAD, 2005).

Desde el año 2003 existen en Argentina 531 programas de tratamiento, que se ofrecen en 243 centros públicos y 180 privados. Estos centros atienden bajo las modalidades de terapias ambulatorias, residenciales y desintoxicación, un promedio de 195.867 pacientes al año (tabla 6).

Bolivia es uno de los países más pobres de la región, con una extensión territorial de un poco más de un millón de kilómetros cuadrados (1.098.580 km^2) y 9.226.511 habitantes, y un ingreso promedio per cápita de un dólar diario, sumado a una dramática desigualdad social, una de las peores del continente (el 65% de los habitantes vive en estado de pobreza), con un componente marcado de población indígena y una tasa de analfabetismo de más del 12%. Persisten problemas como la desnutrición, la mortalidad infantil y materna, la malaria, la enfermedad de Chagas, la tuberculosis, entre otras enfermedades infecciosas, así como la deficiencia crónica en servicios básicos (acueductos, alcantarillado, electricidad) (World Bank, 2007).

Esta situación ha generado durante los últimos años un clima de gran inestabilidad política y, aunque ha habido un leve incremento de sus ingresos por concepto de exportación de materias primas, la situación económica sigue siendo crítica (World Bank, 2007).

Tabla 6. Distribución porcentual de los pacientes de centros de tratamiento, según drogas consumidas durante la vida de acuerdo a la cronología de su uso. Registro Continuo de Pacientes en Tratamiento (Argentina 2004)

Sustancias	Droga de inicio	2.ª droga	3.ª droga	4.ª droga	5.ª droga	6.ª droga
Alcohol	44,5	29,3	11,0	8,9	4,7	3,6
Tabaco	23,2	22,5	6,1	3,6	4,7	4,1
Solventes o inhalables	4,1	3,8	8,5	8,5	10,0	10,3
Marihuana	18,6	19,9	33,2	12,6	3,4	2,6
Hachís	0,0	0,0	0,1	0,1	0,2	1,5
LSD	0,0	0,1	1,1	2,9	7,0	7,7
PCP	0,0	0,0	0,1	0,0	0,0	
Otros alucinógenos	0,0	0,2	0,2	1,5	2,8	3,6
Heroína	0,0	0,0	0,0	0,3	0,6	0,5
Opio	0,0	0,1	0,2	0,3	0,4	1,0
Morfina	0,1	0,1	0,2	0,3	0,6	1,0
Otros opiáceos	0,0	0,2	0,2	0,4	0,0	1,5
Cocaína HCL	4,6	11,5	19,1	26,8	22,6	15,5
Basuco, pasta de coca	0,6	2,8	3,9	6,1	6,8	9,3
Crack	0,0	0,0	0,1	0,3	1,1	1,5
Otros tipos de cocaína	0,0	0,1	0,0	0,4	0,6	1,0
Barbitúricos	0,5	0,1	0,7	0,9	0,2	
Benzodiacepinas	1,8	5,3	5,1	10,8	8,5	6,2
Ketamina	0,0	0,2	0,2	0,4	0,2	3,1
Flunitrazepam rohypnol	0,2	0,9	2,6	3,1	4,0	3,1
Otros tranquilizantes	0,6	2,3	5,3	8,9	12,3	10,8
Éxtasis (MDMA)	0,0	0,1	0,6	1,0	2,6	1,0
Anfetaminas	0,3	0,5	1,0	0,4	1,9	1,0
Otros estimulantes	0,1	0,1	0,2	0,8	1,5	3,6
Otras drogas	0,3	0,1	0,6	1,0	3,0	6,2
Total 100%	2.342	1.900	1.321	798	470	194

Cocaína HCL: clorhidrato de cocaína; LSD: dietilamida de ácido lisérgico; MDMA: metileno dioxid metaanfetamina; PCP: fenciclidina.

Es el tercer país productor de coca, con más de 10.000 hectáreas de cultivos ilícitos y un potencial estimado de producción de hojas de coca de 50.000 toneladas métricas, de 80 toneladas métricas de pasta base. Durante los últimos años se han venido incrementando los cultivos de cannabis.

No se dispone de estudios recientes que permitan conocer la prevalencia de consumo de drogas en la población general ni las consecuencias del mismo (CICAD, 2005).

Chile tiene la economía con el mayor ritmo de avance durante las últimas décadas, duplicando su ingreso y superando en crecimiento a la región. Tiene una extensión territorial de 756.950 km^2 y una población de algo más de 15 millones de habitantes, con una de las tasas de alfabetización más altas de América Latina. El crecimiento económico está teniendo su repercusión también en los indicadores sociales (alfabetización, matrícula escolar, mortalidad infantil, esperanza de vida que reduce a la mitad el nivel de pobreza, el más bajo de la región). Sin embargo, todavía persiste una situación en la que el 20% de sus habitantes se encuentra en situación de pobreza y la protección social está limitada sólo a los trabajadores formales; la desigualdad de la distribución del ingreso supone aún un serio problema (World Bank, 2007).

Es fundamentalmente un país receptor de drogas, la existencia de cultivos de cannabis es escasa y no hay evidencia actual de otros tipos de cultivo. Sin embargo, la disponibilidad de droga para consumo ha venido aumentando, lo cual puede evidenciarse por el incremento en los montos de droga decomisada, principalmente de cocaína (clorhidrato y pasta base), cannabis y, más recientemente, de éxtasis (CICAD, 2005).

Desde el año 1994, Chile viene realizando investigaciones seriadas para establecer la magnitud del consumo de sustancias ilícitas. El estudio de 2004 indica una prevalencia de 5,8% para el uso reciente de drogas (últimos 12 meses), señalando la marihuana como la sustancia más frecuentemente usada (5,3%), seguida por el clorhidrato de cocaína (1,36%) y la pasta base de cocaína (0,6%). Este mismo estudio señala que uno de cada cuatro consumidores recientes de marihuana presenta signos de dependencia, uno de cada tres para la cocaína (clorhidrato) y uno de cada dos para la pasta base. El mayor porcentaje de usarios se encuentra concentrado entre los 15 y 35 años de edad (CONACE, 2004).

Llama la atención el uso de psicofármacos sin prescripción médica, tranquilizantes o estimulantes. La tendencia señalada por los estudios es hacia la estabilización del consumo. La droga más utilizada por la población chilena es la marihuana y se observa un incremento del consumo entre la población femenina; sin embargo, sigue habiendo una brecha entre el consumo masculino y el femenino. Dentro de las tendencias, se menciona el aumento del uso de ketamina referido por usuarios de centros de tratamiento, así como en el consumo de éxtasis por parte de los adolescentes, especialmente del sexo masculino (CONACE, 2004).

Se ha logrado determinar una importante asociación entre muertes violentas y suicidios, con el consumo de drogas lícitas o ilícitas. Asimismo, se estableció la relación entre el consumo de alcohol y el fallecimiento por envenenamiento accidental y por accidentes de tránsito terrestre (CONACE, 2004).

Se estima que en la actualidad existen cerca de 150.000 personas con criterios clínicos de dependencia, 190.000 abusadores y 200.000 usuarios problemáticos.

Se observa una disminución en la percepción de riesgo en relación con el consumo de marihuana entre los jóvenes, a diferencia de lo que ocurre con la cocaína, con respecto a la cual la percepción se mantiene alta (CONACE, 2004).

Entre la población penal, se estima que de 37.000 personas que se encuentran recluidas, entre 5.000 y 9.000 presentan problemas de consumo que requieren algún tipo de tratamiento.

El tratamiento y la rehabilitación están establecidas en la Estrategia Nacional de Drogas, un modelo inserto en el sistema de salud pública, a través de un convenio entre el Consejo Nacional para el Control de Estupefacientes (CONACE), el Fondo Nacional de Salud (FONASA) y el Ministerio de Salud Pública (MINSAL) (CONACE, 2004).

Se han realizado análisis sistemáticos de los resultados de tratamiento, y se ha observado una reducción bastante importante de las prevalencias de consumo de sustancias posterior al tratamiento, incluso en aquellos casos en los que el mismo no ha sido completado totalmente; además, hay reducción de los comportamientos violentos, conductas delictivas y detenciones (CONACE, 2004).

El más reciente estudio (Encuesta Nacional de Hogares, 2007) muestra una estabilización del consumo de la mayoría de drogas en el país, en particular de cocaína y pasta base, manteniéndose una alta percepción de riesgo y una actitud crítica frente al consumo de las mismas. Llama la atención el incremento del consumo de marihuana entre jóvenes y adultos jóvenes, sobre todo de ingresos medios y altos, lo cual se acompaña de un aumento en la aceptación social de esta conducta (CONACE, 2007) (figs. 5 y 6).

Colombia es el segundo país en extensión en la región andina, con 1.138.910 km^2 de territorio y el primero en población, con cerca de 45 millones de habitantes. Presenta una base económica fuerte, que ha permitido mantener su crecimiento, a lo cual ha contribuido la reducción del clima de inseguridad que se vivió en el pasado. Ha incrementado su ingreso per cápita y la esperanza de vida, y se ha reducido la mortalidad infantil. Sin embargo, Colombia ha tenido que asumir el costo social del prolongado conflicto violento en que ha vivido las últimas décadas, con

Figura 5. Tendencia del consumo de marihuana en el último año según grupos de edad.

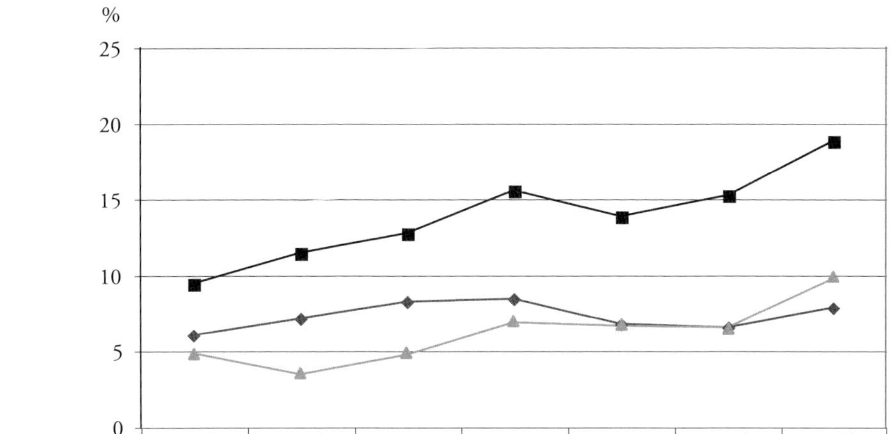

	1994	1996	1998	2000	2002	2004	2006
12 a 18	6	7,1	8,2	8,4	6,7	6,5	7,8
19 a 25	9,4	11,4	12,7	15,5	13,8	15,2	18,8
26 a 34	4,8	3,4	4,7	6,8	6,6	6,5	9,7

Fuente: Séptimo estudio nacional de drogas en población general de Chile, 2006.
Ministerio de Interior, CONACE, Chile.

Figura 6. Tendencia de la prevalencia en el último año del consumo de marihuana en estudiantes de educación superior, por sexo.

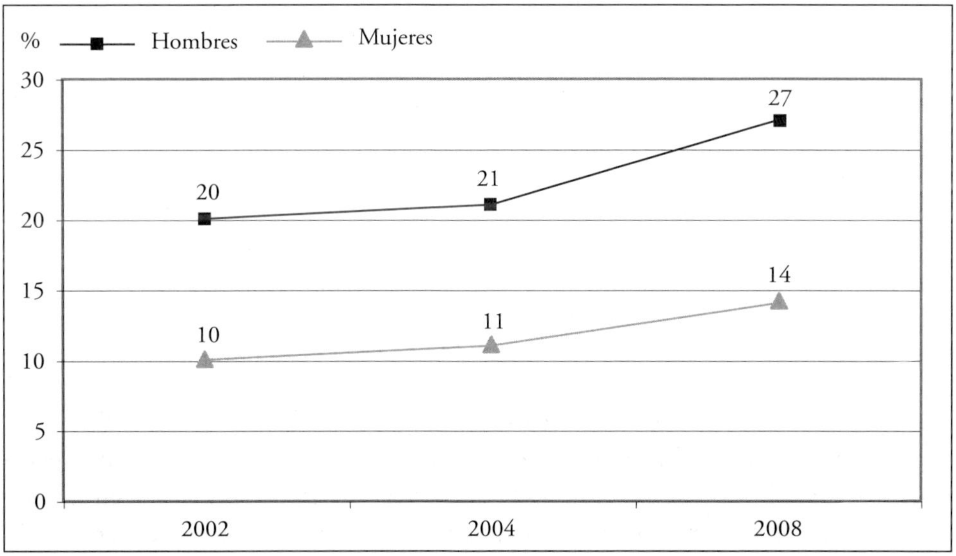

Fuente: Séptimo estudio nacional de drogas en población general de Chile, 2006.
Ministerio de Interior, CONACE, Chile.

enorme cantidad de desplazados, una tremenda desigualdad social y el control que ejercen sobre algunas zonas los grupos ilegales armados (World Bank, 2007).

Colombia es otro país con gran potencial de producción de drogas en la región, con unas 200 hectáreas para cultivo de cannabis, unas 90.000 hectáreas para coca y cerca de 4.000 hectáreas para amapola. Se estima que Colombia tiene capacidad de producir 500 toneladas métricas anuales de cocaína y unas 5 toneladas métricas de heroína (CICAD, 2005).

Ecuador es el país más pequeño de la región andina, con 256.370 km^2 y unos 13 millones de habitantes, y ha venido mostrando un enlentecimiento en la tasa de crecimiento económico que había tenido a principio de la década de 1990, como consecuencia de la interacción de varios factores naturales, políticos y sociales, que generaron una grave crisis a finales de la misma década, de la cual el país ha venido recuperándose paulatinamente, aumentando sus expectativas de vida, la matrícula escolar y disminuyendo la mortalidad infantil (World Bank, 2007).

La pobreza y la desigualdad siguen siendo un problema para Ecuador, y aunque ha mostrado signos de recuperación, su economía es vulnerable y depende casi exclusivamente de los ingresos por concepto de petróleo (World Bank, 2007).

Su ubicación próxima a los principales centros de producción (Colombia, Perú, Bolivia) y su producción autóctona explican la disponibilidad de drogas en Ecuador, país en el que para el año 2004 se incautaron 2,5 toneladas métricas de clorhidrato de cocaína y casi una tonelada de pasta básica, media tonelada de cannabis, alrededor de 300 kg de heroína y cantidades importantes de tabletas de éxtasis (las incautaciones varían de año a año, de cerca de 300 unidades a más de 2.500) (CICAD, 2005).

En el año 2002 Ecuador realizó una encuesta de estudiantes de secundaria, en la cual se detectó que el alcohol y el tabaco eran las sustancias más consumidas y que las prevalencias de drogas ilícitas eran similares a las referidas en el estudio del OID (CICAD, 2005). La edad de inicio promedio para el consumo de cualquier droga es de 13 años, y de 14 años para el caso de pasta básica de cocaína.

Perú es el segundo país más extenso de la región, con 1.285.220 km^2, y uno de los más poblados, con cerca de 27,5 millones de habitantes, con una tasa de analfabetismo cercana al 10%. El país, tras una grave crisis económica y política, ha iniciado un proceso de recuperación paulatina, pero sigue con una enorme desigualdad y niveles de pobreza significativos (World Bank, 2007).

Es el segundo productor de coca, con unas 30.000 hectáreas cultivadas de plantas de coca, el potencial de producción de cocaína de Perú es de unas 100 toneladas métricas de cocaína. Hay algunos informes de cultivos de amapola y cannabis (CICAD, 2005).

En un estudio de consumo en población general, realizado por DEVIDA en el año 2002, se señala al alcohol y el tabaco como las sustancias más consumidas. Entre las ilícitas destacan la marihuana y la cocaína. Llama la atención en este informe la marcada preponderancia del consumo masculino de drogas ilícitas (marihuana, cocaína, tanto en forma de clorhidrato como de pasta básica), la cual generalmente duplica al consumo femenino y también el porcentaje importante de consumo de tranquilizantes sin prescripción médica. Hay informes de inicio de consumo de éxtasis (DEVIDA, 2003) (fig. 7).

Figura 7. Prevalencia de vida del consumo de drogas ilegales y tranquilizantes.

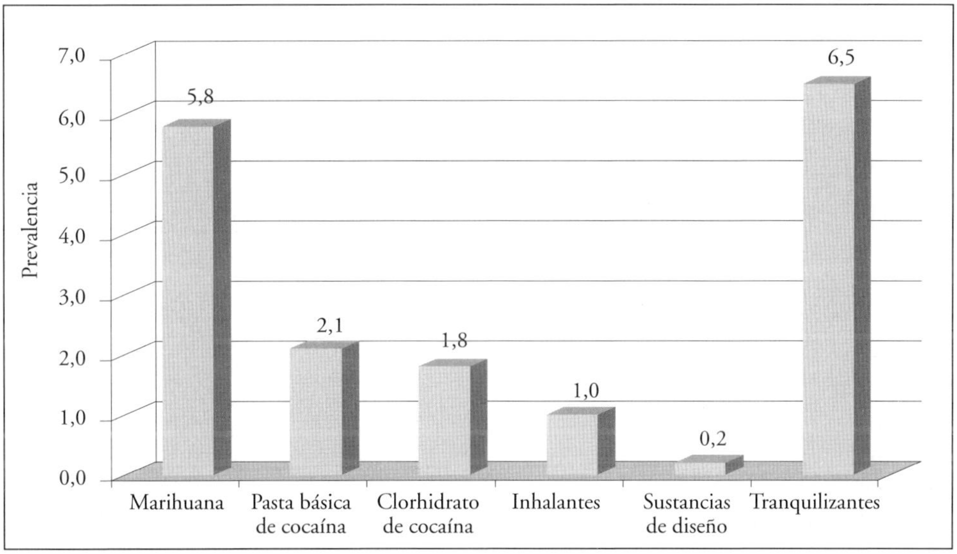

Fuente: DEVIDA (2003). II Encuesta Nacional de Prevención y Consumo de Drogas, 2002.

Venezuela tiene las mayores reservas de petróleo de América Latina y el Caribe, en un territorio de cerca de un millón de kilómetros cuadrados y 25 millones de habitantes, sumido en una crisis económica y política severa y prolongada, con problemas sociales como el crimen, la violencia, la pobreza extrema y la desigualdad. La bonanza petrolera ha permitido matricular cerca del 90% de los niños, brindar acceso a agua potable al 84% de la población y reducir la mortalidad infantil.

Es un país de intensos contrastes sociales, cuya situación de salud está por debajo de la de otros países con una situación económica similar, con altos niveles de pobreza, que están aumentando a pesar de los crecientes ingresos que por concepto de renta petrolera ha venido percibiendo el país, acentuando la desigualdad y el desempleo, cuyas políticas públicas no han podido revertir (World Bank, 2007).

Es un país principalmente de tránsito, pero también con un potencial de producción en las áreas fronterizas con Colombia. La cantidad de droga que pasa por el país puede estimarse tomando como base los montos incautados, los cuales han venido incrementándose año a año, con unas 30 toneladas métricas de clorhidrato de cocaína y cantidades relativamente bajas de pasta básica y crack, unas 10 toneladas métricas de cannabis, 500 kg de heroína y 60.000 tabletas de éxtasis.

Se han identificado nuevas tendencias en el consumo que han incrementado el consumo de éxtasis (CICAD, 2005) (tabla 7).

Tabla 7. Droga que más daño causa a los pacientes que asisten a los centros de tratamiento y rehabilitación en materia de drogas

Tipos de drogas	Número de casos	Porcentaje
01 Crack	3.175	48,97
02 Cocaína	1.219	18,80
03 Marihuana	769	11,86
04 Bebidas alcohólicas	430	6,63
05 Heroína	399	6,15
06 Basuco	267	4,12
07 Otras drogas	70	1,08
08 Cigarrillos	51	0,79
09 Cristales (metanfetaminas)	33	0,51
10 Sedantes	16	0,25
11 Rophinol	13	0,20
12 Antidepresivos	12	0,19
12 Éxtasis	12	0,19
13 Inhalantes	9	0,14
14 Opio	5	0,08
15 Alucinógenos	3	0,05
16 Anfetaminas	1	0,02
Total	**6.484**	**100**

Fuente: Estadísticas sobre consumo. Centros de Tratamiento. Venezuela, 2006.

COMENTARIOS FINALES

La compleja realidad de los países del área andina y las repercusiones del tráfico y consumo de drogas ilícitas en esta región constituyen un fenómeno que requiere ser analizado concienzudamente. Es indudable la relación existente entre los procesos vinculados a la producción y el tráfico de las distintas sustancias que se producen en la región, las estrategias de producción y mercadeo, así como los esfuerzos de los gobiernos para controlarlos, en la mayor o menor disponibilidad de sustancias para el consumo, con la variación de los patrones de uso y las características epidemiológicas de los trastornos adictivos.

En estos países, los problemas derivados del consumo de drogas lícitas e ilícitas, se han convertido en un serio problema de salud pública, cuyas consecuencias inciden negativamente en la calidad de vida de sus pobladores e imponen una pesada carga social a sus ya deficitarios sistemas de salud. El consumo de cocaína en sus distintas variedades, clorhidrato, pasta básica o crack, está asociado a perfiles de morbimortalidad que merecen ser estudiados y monitorizados estrechamente tanto en el interior de los países como en la región en conjunto, pero también en otras latitudes donde el fenómeno está adquiriendo características epidémicas.

El perfil de la situación de consumo de drogas en la región tiene una dinámica muy activa, con un agravamiento de los patrones de uso de marihuana, cocaína, heroína y drogas de diseño. En este aspecto se hace necesario desarrollar y fortalecer los observatorios nacionales, así como establecer mecanismos de cooperación que permitan el intercambio de experiencias exitosas en el manejo de los trastornos adictivos. Es significativo el esfuerzo que vienen haciendo los países del área andina en el desarrollo y fortalecimiento de sistemas de tratamiento para los consumidores y dependientes de las drogas, así como en la integración de los programas de tratamiento a la red general de servicios de salud.

BIBLIOGRAFÍA

CICAD/OEA. Mecanismo de Evaluación Multilateral (MEM). Informe de Evaluación del Progreso de Control de Drogas. Implementación de Recomendaciones de la Tercera Ronda de Evaluación. Organización de Estados Americanos (OEA). Comisión Interamericana para el Control del Abuso de Drogas CICAD. Washington, D.C.; 2005.

CICAD/OEA. Mecanismo de Evaluación Multilateral (MEM). Grupo de Expertos Gubernamentales (GEG). Argentina. Evaluación del Progreso de Control de Drogas 2003-2004. Comisión Interamericana para el Control del Abuso de Drogas CICAD. Washington, D.C.; 2004.

CICAD/OEA. Mecanismo de Evaluación Multilateral (MEM). Grupo de Expertos Gubernamentales (GEG). Chile. Evaluación del Progreso de Control de Drogas 2003-2004. Comisión Interamericana para el Control del Abuso de Drogas CICAD. Washington, D.C.; 2004.

CICAD/OEA. Mecanismo de Evaluación Multilateral (MEM). Grupo de Expertos Gubernamentales (GEG). Ecuador. Evaluación del Progreso de Control de Drogas 2003-2004. Comisión Interamericana para el Control del Abuso de Drogas CICAD. Washington, D.C.; 2004.

CICAD/OEA. Mecanismo de Evaluación Multilateral (MEM). Grupo de Expertos Gubernamentales (GEG). Bolivia. Evaluación del Progreso de Control de Drogas 2003-2004. Comisión Interamericana para el Control del Abuso de Drogas CICAD. Washington, D.C.; 2004.

CICAD/OEA. Mecanismo de Evaluación Multilateral (MEM). Grupo de Expertos Gubernamentales (GEG). Venezuela. Evaluación del Progreso de Control de Drogas 2003-2004. Comisión Interamericana para el Control del Abuso de Drogas CICAD. Washington, D.C.; 2004.

CICAD/OEA. Mecanismo de Evaluación Multilateral (MEM). Grupo de Expertos Gubernamentales (GEG). Colombia. Evaluación del Progreso de Control de Drogas 2003-2004. Comisión Interamericana para el Control del Abuso de Drogas CICAD. Washington, D.C.; 2004.

CICAD/OEA. Mecanismo de Evaluación Multilateral (MEM). Grupo de Expertos Gubernamentales (GEG). Perú. Evaluación del Progreso de Control de Drogas 2003-2004. Comisión Interamericana para el Control del Abuso de Drogas CICAD. Washington, D.C.; 2004.

CICAD/OEA. Estudio Comparativo del Consumo de Drogas en Países Americanos. Sistema Interamericano de Datos Uniformes sobre Consumo de Drogas (SIDUC) Observatorio Interamericano sobre Drogas. Área Estadística (OID) Secretaría Ejecutiva de la Comisión Interamericana para el Control del Abuso de Drogas CICAD. Washington, D.C.; 2006.

CONACE. Estrategia Nacional sobre Drogas 2003-2008. Gobierno de Chile. Consejo Nacional para el Control de Estupefacientes CONACE. Chile; 2003.

CONACE. Informe Anual de la Situación de las Drogas en Chile 2006. Gobierno de Chile. Consejo Nacional para el Control de Estupefacientes CONACE. Chile; 2006.

CONALTID. Plan de Acción de Reducción de la Demanda de Drogas 2005-2008. Comité de Coordinación Interministerial de Reducción de la Demanda de Drogas. CONALTID; 2005.

ONA. Estadísticas sobre Consumo de Drogas. Centros de Tratamiento. Venezuela 2006. Oficina Nacional Antidrogas ONA. Venezuela; 2006.

SEDRONAR. Estado de situación del consumo y tráfico de drogas en la Argentina. Secretaría de Programación para la Prevención de Drogadicción y Lucha contra el Narcotráfico. Argentina; 2006.

UNODC. World Drug Report 2007 [fecha de consulta 8 de junio de 2009]. Disponible en: http://www.unodc.org/pdf/research/wdr07/WDR_2007.pdf

World Bank. World Development Indicators Database; 2007.

ESTRATEGIA PARA LA MEJORA DEL TRATAMIENTO DE LA DEPENDENCIA DE DROGAS EN PAÍSES DE LATINOAMÉRICA Y EL CARIBE: ALGUNAS IDEAS PARA LA ACCIÓN

Luis Alfonzo

INTRODUCCIÓN

Los problemas derivados del consumo de drogas en países latinoamericanos y del área del Caribe constituyen un importante problema de salud pública, con un considerable impacto en la calidad de vida de sus poblaciones y que han requerido respuestas de los sistemas de salud de estos países, tanto del sector público como del privado.

Estas respuestas, en un principio espontáneas y posteriormente con mayor participación de los entes gubernamentales responsables de la salud pública, han sido insuficientes para responder de forma efectiva a las necesidades de tratamiento de la población afectada por el abuso y la dependencia de drogas. De aquí la preocupación creciente por desarrollar tratamientos más efectivos y accesibles a la mayoría de la población, pero también por incorporar a los programas de tratamiento el creciente conocimiento científico disponible, acerca de los mecanismos subyacentes de los trastornos adictivos y de las estrategias para su abordaje terapéutico.

Esta tarea de prestar servicios de tratamiento adecuados y accesibles a las personas con problemas derivados del consumo de drogas es un proceso complejo y dinámico que depende en buena medida de factores rápidamente cambiantes, como la oferta disponible de drogas de abuso, los patrones de utilización de éstas y una serie de condiciones económicas y sociales que determinan la manera como se organizan los servicios de salud para la población.

La producción y el tráfico de drogas en la región de Latinoamérica y el Caribe, principalmente cocaína y marihuana, y más recientemente heroína y estimulantes, sumado a factores de inestabilidad económica y política, condicionan la epidemiología de los problemas de abuso y dependencia de drogas en la región y la diversidad de la demanda de tratamiento. Algunos aspectos propios de la región, como el consumo de pasta base de cocaína en la región andina, niños y adolescentes en situación de alta vulnerabilidad, el fenómeno de las pandillas (maras) en Centroamérica, entre otros, coexisten con factores compartidos con otras regiones del mundo, como el abuso de alcohol y estimulantes entre adolescentes.

Los primeros programas de tratamiento puestos en marcha en la región se desarrollaron bajo el modelo de la comunidad terapéutica, con su esquema tradicional de tratamiento, de enfoque residencial, con estancia prolongada y bajo la responsabilidad de personal no profesional, generalmente adictos rehabilitados de programas de tratamiento, convirtiéndose en el paradigma de atención, cuya marcada influencia se mantiene en gran medida en los momentos actuales, modificándose por la progresiva incorporación de otras modalidades de tratamiento, como la atención ambulatoria, la incorporación de profesionales y la articulación con los servicios de salud pública.

La intensa dinámica del problema en la región de Latinoamérica y el Caribe hace necesaria la revisión periódica y la actualización de la orientación con la que se ofrecen servicios y programas de tratamiento para la dependencia de drogas, de forma que permita incorporar oportunamente los nuevos conocimientos que se producen diariamente acerca de las bases neurobiológicas del problema, sus implicaciones psicológicas y sociales, así como las opciones para atenderlos, la manera como evaluamos la prestación de servicios a los usuarios y sus resultados.

En la medida en que la magnitud del consumo se ha incrementado, lo ha hecho la presión de la demanda de tratamiento sobre los sistemas de salud, obligando a los gobiernos y responsables de políticas públicas a incorporar el tema de la gestión de programas de tratamiento para dependientes de drogas en sus agendas nacionales y a garantizar a esta población la mejor atención disponible como expresión del pleno disfrute del derecho a la salud y a la vida.

Este estado de cosas ha influido en que se haya producido un cambio significativo en cuanto a la valoración social de los trastornos por consumo de drogas y de su tratamiento. Al ser entendidos como un problema de salud pública, se reclaman respuestas por parte de los encargados de desarrollar políticas públicas de salud y bienestar social, así como también de las agencias reguladoras de la atención, quienes demandan indicadores que reflejen la calidad de los servicios que se ofrecen a la población afectada, ya sea en términos de procesos o de resultados.

En una región con importantes problemas sociales y una marcada desigualdad, los recursos destinados a desarrollar programas de tratamiento para la dependencia de drogas son limitados y casi siempre insuficientes, cuando no inexistentes por completo, para cubrir la demanda de atención. De aquí la importancia de poder contar con sistemas de registro que proporcionen información fiable, oportuna y comparable sobre la calidad de estos programas, de invalorable utilidad para quienes deben administrar los escasos fondos disponibles para el financiamiento o para la población que debe tomar decisiones con respecto a la selección de un programa para satisfacer su necesidad de tratamiento.

Los datos disponibles sobre la situación de la oferta de tratamiento en la región dan cuenta de una realidad que está lejos de cubrir estándares mínimos de calidad que permitan satisfacer la demanda de atención, por lo que en las correspondientes estrategias nacionales antidrogas se viene insistiendo en la definición de una agenda para la mejora de la calidad de los programas de tratamiento para el abuso y la dependencia de drogas.

Sin embargo, la preocupación generada por este tema no es exclusiva de los responsables de las políticas públicas de tratamiento, sino que también tiene su expresión en una serie de iniciativas particulares de los establecimientos o programas de tratamiento, así como de algunas organizaciones que los agrupan, en las cuales se han establecido comisiones de trabajo para definir estándares mínimos de operación, normas éticas y otros temas relacionados con la calidad de la atención.

Para el desarrollo de estas «agendas» es necesario tomar en consideración por lo menos tres aspectos fundamentales (McCorry, 2007), según los cuales hay que analizar la organización de los programas de tratamiento, evaluar la manera como vienen funcionando y proponer intervenciones orientadas al logro, la mejora y el mantenimiento de la calidad de la atención. Un esquema según el cual, en primer término, reconocemos el ideal de la atención, basado en las «buenas prácticas», que viene a ser lo mejor que somos capaces de ofrecer de acuerdo con la evidencia científica disponible.

En segundo lugar es necesario describir, caracterizar lo que hacemos, cómo está organizado nuestro programa de tratamiento o sistema de atención, cuáles son los recursos con los que cuenta y que conforman su estructura, cómo se articulan y dan lugar a los procesos que en definitiva constituyen la atención y se traducen en resultados del programa. Este segundo elemento está concebido como un proceso de evaluación, que nos permite conocer las necesidades de cambios en el programa.

En tercer lugar, se situará la propuesta de cambio necesario para mejorar lo que hacemos, nuestro programa de tratamiento (fig. 1).

Figura 1. Propuesta de cambio para mejorar el programa de tratamiento.

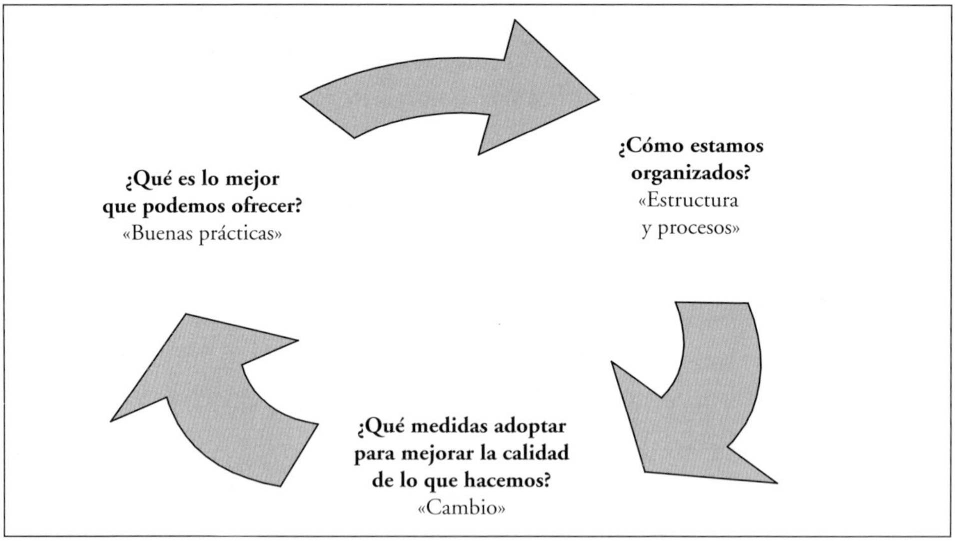

¿QUÉ ES LO MEJOR QUE PODEMOS OFRECER? «BUENAS PRÁCTICAS»

A través del incremento obtenido durante las últimas décadas en el conocimiento acerca del funcionamiento de nuestro cerebro, de las bases neurobiológicas de la conducta, ha aumentado también la información sobre las distintas entidades nosológicas, conocidas como «enfermedades o trastornos mentales», entre ellas los trastornos adictivos o relacionados con el consumo de sustancias psicoactivas, permitiendo entender algunos de los mecanismos fisiopatológicos subyacentes y postular medidas terapéuticas sobre esa base.

La comprensión de los trastornos por consumo de sustancias como alteraciones del cerebro no implica el desconocimiento de sus graves consecuencias sobre aspectos psicosociales. Por el contrario, el conocer las bases neurobiológicas de los trastornos mentales y de la conducta le ha abierto a quienes los sufren las puertas de los sistemas de salud, pasando de ser problemas «virtuales» a enfermedades reales con un sustrato concreto demostrable y por añadidura merecedores de tratamientos adecuados. Simultáneamente, la creciente evidencia sobre la eficacia de los distintos procedimientos terapéuticos se ha convertido en un argumento de peso para la transformación de la concepción y prestación de servicios de tratamiento para dependientes de las drogas.

Sin embargo, aunque esta avalancha de nuevos conocimientos ha suscitado el interés de los miembros de la comunidad científica y del público general, la transformación de los rígidos esquemas de tratamiento y el paso de los nuevos paradigmas surgidos de la evidencia científica a la implementación de intervenciones concretas en el campo terapéutico no está siendo un proceso fácil. El avance es lento y debe hacer frente a múltiples resistencias procedentes de diversos sectores involucrados tanto en el diseño de políticas, en la prestación de servicios de tratamiento e incluso por parte de algunas comunidades de usuarios de estos servicios.

Entre los intentos serios orientados a introducir cambios en la oferta de tratamiento en relación con este nuevo cuerpo de conocimientos sobre los trastornos por consumo de drogas, está el caso del Substance Abuse and Mental Health Service Administration (SAMHSA) de Estados Unidos, donde se han planteado la incorporación de nuevas herramientas terapéuticas a través de la identificación y el registro de «buenas prácticas», calificándolas según los fundamentos que las sustentan en prácticas «prometedoras», «efectivas» o «modelos», con las cuales han organizado un directorio nacional de referencia (NREPP SAMHSA).

Otro aspecto interesante de este proceso es la identificación de aquellos componentes esenciales o «principios activos» del tratamiento, mediante la revisión de la evidencia disponible o el criterio de los expertos, quienes seleccionan aquellas intervenciones cuyas características las califican para ser objeto de recomendación y de inclusión como prioridades en un sistema de atención.

En el año 2005 se organizó el National Quality Forum (NQF, 2005), el cual convocó expertos en el área de tratamiento, quienes identificaron siete categorías de programas de «alta prioridad», así como un grupo de «prácticas inefectivas» (NQF, 2005), refiriéndose a un conjunto de prácticas o abordajes terapéuticos generalmente inefectivos y que «no deben ser ofrecidos como un componente rutinario del tratamiento»; esta iniciativa marca un hito en el proceso de hacer más objetivo el proceso de valoración del tratamiento, un terreno en el que históricamente han pesado más los criterios tradicionales, por encima de la evaluación sistemática sobre la base de los hechos (Power et al., 2005).

A partir de los aportes realizados por el NQF, se han propuesto, bajo el marco del enfoque de calidad aplicado al tratamiento de la dependencia de drogas, un conjunto de condiciones que aparecen asociadas a una mayor probabilidad de éxito en los resultados del tratamiento y en el grado de satisfacción de los usuarios de los servicios. El tratamiento, más que una intervención concreta y aislada, es concebido como un *continuum* de atención, el cual incluye desde una perspectiva histórica o longitudinal, todos aquellos procesos que tienen lugar desde el primer contacto entre los potenciales usuarios y el servicio de atención, tanto en el caso de que éstos acudan al servicio procurando ser atendidos o que el contacto se produzca como consecuencia de la iniciativa del proveedor de cuidados que busca activamente potenciales clientes para el tratamiento. Se consideran también como parte de este *continuum* las estrategias de evaluación, el tratamiento propiamente dicho y las medidas de rehabilitación, reinserción social, hasta el cuidado a largo plazo de casos crónicos.

De acuerdo con los criterios de NFQ, un tratamiento «de calidad» en primer lugar debe ser *seguro*, implicar el menor número de riesgos potenciales y eventos adversos para quienes participen en el mismo, debe ser ofrecido en el momento *oportuno*, sin retrasos que pongan en peligro la recuperación, debe ser probadamente *beneficioso*, lo cual debe poder medirse a través de procedimientos e indicadores fiables. El tratamiento debe cumplir con las expectativas razonables de los usuarios y ser percibido de manera *satisfactoria* por éstos. Debe ser *asumible económicamente*, con criterios mínimos de coste-efectividad, *accesible* a todos aquéllos que lo requieran y orientado prioritariamente a la satisfacción de las *necesidades de los usuarios* (tabla 1).

Deben evitarse los «huecos» en la prestación de servicios, la cual debe ser *continua*, de manera que el usuario se sienta respaldado por el sistema de atención, del cual recibe respuesta al requerirlo, durante las 24 horas, todos los días de la semana. Para que esto pueda darse, responsables de brindar la atención —hacedores de políticas y prestadores de servicio— deben conocer fielmente las necesidades

Tabla 1. Criterios de calidad del NFQ (National Quality Forum)

Categorías de programas de tratamiento de «alta calidad»/National Quality Forum (NQF, 2005)

1. **Cribado** *(screening)*. Evaluación sistemática del abuso de alcohol en todos los pacientes atendidos en servicios de salud general y mental (incluidos atención primaria y servicios de urgencias), utilizando herramientas probadamente efectivas y específicas para una población dada (la evidencia de soporte para cribado de abuso de otras drogas no es tan sólida)

2. **Intervención inicial breve.** En todo paciente que resulte positivo al cribado debe realizarse una intervención breve por parte de un miembro del personal de salud entrenado en esta técnica, la cual debe incluir evaluación, atención de seguimiento y, si es necesario, referencia a servicios especializados y monitorización

3. **Prescripción para servicios.** Todo paciente evaluado y diagnosticado de trastorno por consumo de sustancias psicoactivas debe recibir una recomendación escrita en la que se explica el plan de tratamiento al paciente. Debe contemplarse una reevaluación sistemática y referencia a los servicios apropiados para atender los problemas del paciente, incluida una nueva indicación de servicios, si es necesaria

4. **Intervención psicosocial.** Debe iniciarse en todo paciente referido a un centro especializado de tratamiento para trastornos por uso de sustancias:
   - Entrevista motivacional
   - Terapia de incremento motivacional
   - Terapia cognitivo-conductual
   - Terapia estructurada de familia y de pareja
   - Manejo de contingencias (incentivos motivacionales)
   - Terapia de refuerzo comunitario
   - Terapia de facilitación de 12 pasos

5. **Farmacoterapia.** Debe considerarse la farmacoterapia centrada en la adicción para todo paciente diagnosticado de dependencia al alcohol o a los opiáceos. Este tratamiento debe ser proporcionado en adición o directamente ligado al tratamiento psicosocial

6. **«Enganche» y retención de pacientes.** Personal especializado debe promover sistemáticamente el «enganche» del paciente en tratamiento y mejorar su permanencia en el mismo. Se consideran al «enganche» y retención como importantes componentes del tratamiento exitoso de pacientes con trastornos por consumo de sustancias psicoactivas

7. **Manejo de recuperación y tratamiento crónico.** Los pacientes tratados por trastornos por consumo de sustancias psicoactivas deben incluirse en programas a largo plazo y de mantenimiento. Los servicios médicos de atención primaria deben brindar apoyo y supervisión a la recuperación en curso en colaboración con el especialista en trastornos adictivos que está manejando el problema. A largo plazo, los médicos de atención primaria deberán asumir la responsabilidad del cuidado general, con referencias a y en coordinación con el especialista en tratamiento, cuando sea necesario

Continúa

Tabla 1. Criterios de calidad del NFQ (National Quality Forum) *(continuación)*

«Prácticas inefectivas»/National Quality Forum (NQF, 2005)

- **Ninguno de los siguientes, como tratamiento único** para trastornos por consumo de sustancias psicoactivas:
  - Acupuntura
  - Terapia de relajación
  - Grupos educativos
  - Monitorización biológica del uso de drogas
- **Desintoxicación** (como tratamiento aislado del síndrome de dependencia)
- **Terapia psicodinámica individual**
- **Terapia de grupo no estructurada**
- **Confrontación** (como principal enfoque terapéutico)
- **Expulsión** de un programa de tratamiento en respuesta a una recaída

de los usuarios y éstos, a su vez, deben recibir la información necesaria y pertinente sobre sus problemas, así como sobre las opciones disponibles de tratamiento.

La información que reciben los usuarios debe contener la orientación sobre el contenido y los procedimientos del tratamiento, las ventajas y desventajas de cada modalidad, sus riesgos y beneficios potenciales, de manera que promueva su participación y facilite su compromiso con el tratamiento.

El diseño de una propuesta de tratamiento debe considerar el contexto, la «organización externa» y cómo se articula el programa con los distintos recursos disponibles, de manera que permita garantizar en la mayor medida posible la accesibilidad y disponibilidad del servicio para los usuarios, así como la integración entre distintos enfoques o intervenciones terapéuticas y un aspecto muy importante, la coordinación con los servicios de salud en general (fig. 2).

La definición de un modelo o «ideal» de tratamiento sirve de marco referencial con la finalidad de poder comparar, de la manera más objetiva posible, la utilidad o bondad de un programa de tratamiento. Este patrón de comparación debe incluir la definición de medidas específicas, que permitan la evaluación de los distintos componentes de la oferta en áreas clave de desempeño.

Este marco referencial se ha definido en muchos países bajo la forma de regulaciones o «normas mínimas de tratamiento», las cuales, sin embargo, no siempre

Figura 2. Recomendaciones del Institut of Medicine para la atención de la salud (2005).

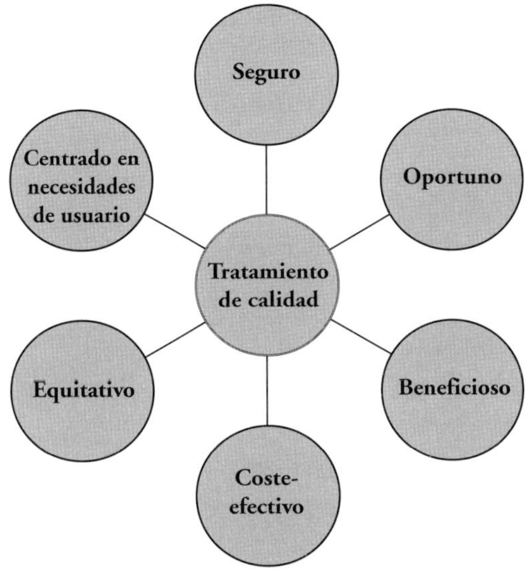

logran alcanzar el cometido propuesto, es decir, servir como estándar de calidad para la mejora de la atención, al no haberse desarrollado los correspondientes instrumentos y metodologías de verificación de su cumplimiento.

Con el propósito de arrojar luz sobre los elementos que deben considerarse en el diseño de un sistema de tratamiento de calidad, para la dependencia de drogas, se pueden extrapolar recomendaciones como las del Institute of Medicine (2005) para la atención de salud en general. En este grupo de recomendaciones se propone una participación más activa de los usuarios en su proceso de tratamiento, así como una serie de derechos que le asisten al someterse a la experiencia terapéutica (Institute of Medicine, 2005) (tabla 2).

La efectividad de un programa de tratamiento es, sin duda, el aspecto más importante de la evaluación del mismo, ya que se refiere a su utilidad para resolver de manera satisfactoria las necesidades de atención. Es importante saber si un tratamiento funciona y cuáles son los elementos que determinan o influyen de manera importante en los resultados de un programa de tratamiento. En este sentido, es interesante la aportación de algunas organizaciones como el Instituto Nacional de Drogas (NIDA, 2001), el cual ha recogido en un documento de referencia el

Tabla 2. Decálogo del Instituto de Medicina (IOM, 2005). Diez reglas para guiar el rediseño de la atención en salud

1. ***Continuum* de la atención**/tratamiento basado en una continua relación de ayuda. El sistema responde las 24 h
2. Tratamiento **adaptado a las necesidades** de los usuarios/satisfacción individualizada de las necesidades
3. **Información completa** al paciente sobre sus problemas y opciones de tratamiento/comunicación efectiva sobre el sistema de usuarios
4. Ejercicio de **control sobre decisiones** que le afectan en cuanto a tratamiento, por parte del paciente
5. Decisiones clínicas **basadas en la evidencia** (mejor conocimiento científico disponible). No hay variaciones ilógicas entre terapeutas o entre servicios
6. **Seguridad** (control de riesgos) dentro del sistema de tratamiento. Mecanismos de prevención y mitigación de errores. Paciente a salvo de daños iatrogénicos
7. **Acceso amplio a información** por parte de usuarios, sobre procedimientos, técnicas, prácticas de tratamiento, desempeño de los servicios (garantía de decisiones informadas). Registros de seguridad, prácticas basadas en la evidencia y satisfacción de usuarios
8. El sistema de salud **anticipa las necesidades de los pacientes**, en vez de reaccionar a los eventos (visión pro-activa)
9. Uso **eficiente** de los recursos. No se malgastan los recursos ni el tiempo de los pacientes
10. **Colaboración activa** entre terapeutas e instituciones para el intercambio apropiado de información y la coordinación de la atención

consenso de expertos sobre los «principios» de un tratamiento efectivo. Dicho documento recoge buena parte del conocimiento acumulado por parte de los clínicos expertos que atienden a personas con problemas por consumo de drogas (tabla 3).

LA MEDICIÓN DEL DESEMPEÑO Y LOS RESULTADOS

La puesta en práctica de estrategias orientadas a mejorar la calidad de los servicios de tratamiento implica la implementación de una serie de cambios en las organizaciones que trabajan en tratamiento y rehabilitación. Es imprescindible que estos cambios sean adecuadamente registrados y ello implica el diseño de metodologías que permitan valorar los procesos que conforman el tratamiento y los resultados obtenidos con el mismo. Es necesario hacer uso de la evidencia científica disponible para superar los desafíos que la naturaleza misma del problema adictivo plantea a los responsables de planificar y proveer servicios de tratamien-

Tabla 3. Principios de tratamientos efectivos. NIDA (2001)

- **No hay un solo tratamiento** que sea apropiado para todas las personas
- El tratamiento debe estar **fácilmente disponible** en todo momento
- El tratamiento efectivo debe abarcar las **múltiples necesidades** de la persona, no solamente su uso de drogas
- El plan de tratamiento del paciente debe ser **continuamente evaluado** y, en caso necesario, modificado para asegurar que el plan se adapte a los cambios de las necesidades de la persona
- Para que el tratamiento sea efectivo, es esencial que el paciente lo continúe **durante un período adecuado** de tiempo
- La **terapia individual de grupo** y otros tipos de terapia de comportamiento constituyen **componentes críticos** del tratamiento efectivo para la adicción
- Para muchos pacientes, los **medicamentos** forman un elemento importante del tratamiento, especialmente cuando se combinan con los diferentes tipos de terapia
- En el caso de individuos con **problemas de adicción** o abuso de drogas, que al mismo tiempo tienen **trastornos mentales**, se deben tratar los dos problemas de una manera integrada
- La **desintoxicación** médica es solamente la primera etapa del tratamiento para la adicción y por sí misma, hace poco para cambiar el uso de drogas a largo plazo
- El tratamiento **no tiene que ser voluntario para ser efectivo**
- El **posible uso de drogas** durante el tratamiento debe ser **constantemente supervisado**
- Los programas de tratamiento deben incluir **exámenes para el VIH/sida, las hepatitis B y C, la tuberculosis** y otras enfermedades infecciosas, conjuntamente con la terapia necesaria para ayudar a los pacientes a modificar o cambiar aquellos comportamientos que les ponen a ellos o a otros en riesgo de ser infectados
- La recuperación de la drogadicción puede ser un proceso **a largo plazo** y frecuentemente requiere **múltiples rondas** de tratamientos

to, entre ellos el carácter orgánico de los trastornos —cuyas bases neurobiológicas han sido documentadas ampliamente— y su evolución crónica, igualmente el prejuicio y estigma de que son objeto tanto los dependientes de drogas como las personas e instituciones que trabajan en su tratamiento, quienes deben hacer frente al escepticismo y la desconfianza.

Se han propuesto indicadores que permitan registrar estas mediciones sobre los resultados del tratamiento de las intervenciones terapéuticas, los cuales deben cubrir las diversas áreas desde las que se aborda la compleja problemática de los consumidores de drogas. Entre los indicadores propuestos se describen algunos referidos a la morbilidad (especialmente la psiquiátrica), la frecuencia de uso de drogas, el cumplimiento en lo laboral y en la actividad educativa, la incursión en actividades delictivas, detenciones, las condiciones de vivienda, la vinculación al tratamiento, la accesibilidad de los servicios y la satisfacción de los usuarios, entre otros (www.nationaloutcomemeasures.samhsa.gov/outcome/index).

Con el propósito de contar con datos fiables que arrojen luz sobre los resultados del tratamiento se han llevado a cabo experiencias interesantes durante las últimas décadas. Uno de los estudios más renombrados es el Drug Abuse Treatment Outcome Studies (DATOS), realizado en la década de 1990. Del análisis de los informes de este estudio se desprende una serie de conclusiones, entre las que destacan la utilidad del tratamiento, su racionalidad coste-efectiva, en especial de los tratamientos que logran mantener vinculados a los pacientes durante largos períodos (más de 3 meses).

La capacidad de un programa para captar y mantener pacientes en tratamiento se considera en estas publicaciones como un indicador clave de la calidad de los servicios, así como también la capacidad de los usuarios del programa para comprometerse con los cambios que exige el tratamiento y que se ha considerado un predictor de cumplimiento exitoso durante el mismo (Franey y Ashton, 2002). Se hacen importantes recomendaciones acerca de la utilidad de los grupos de autoayuda como apoyo en el tratamiento, desde el inicio del mismo, manteniéndose durante su transcurso y también en el período postratamiento, como elemento de prevención de recaídas. Sin embargo, y a pesar de estos interesantes hallazgos, persisten incógnitas acerca de los factores que determinan que los usuarios se comprometan y decidan permanecer en tratamiento, lo cual es un reto aún vigente para los proveedores de servicios y responsables de políticas (fig. 3).

Se han tratado de identificar diferentes momentos del proceso de tratamiento, en los cuales hay intervenciones que pueden ser clave para los resultados de un programa; en el esquema precedente se ilustran tres fases: pretratamiento, tratamiento y postratamiento, a los que corresponden distintas estrategias, objetivos, intervenciones y actores, sobre los cuales pueden definirse acciones de monitorización y proponer modificaciones orientadas a mejorar su calidad (tabla 4).

¿CÓMO ESTAMOS ORGANIZADOS? ANÁLISIS DE LA ESTRUCTURA Y LOS PROCESOS DEL PROGRAMA DE TRATAMIENTO

La atención que recibe una población con consumo problemático de drogas depende de cómo estén organizados los programas de tratamiento que la brindan, en lo relativo tanto al alcance de sus servicios como a su accesibilidad, entre otras características. De aquí la importancia de poder sistematizar la estructura sobre la

Figura 3. Modelo explicativo del proceso de tratamiento (Dwayne Simpson).

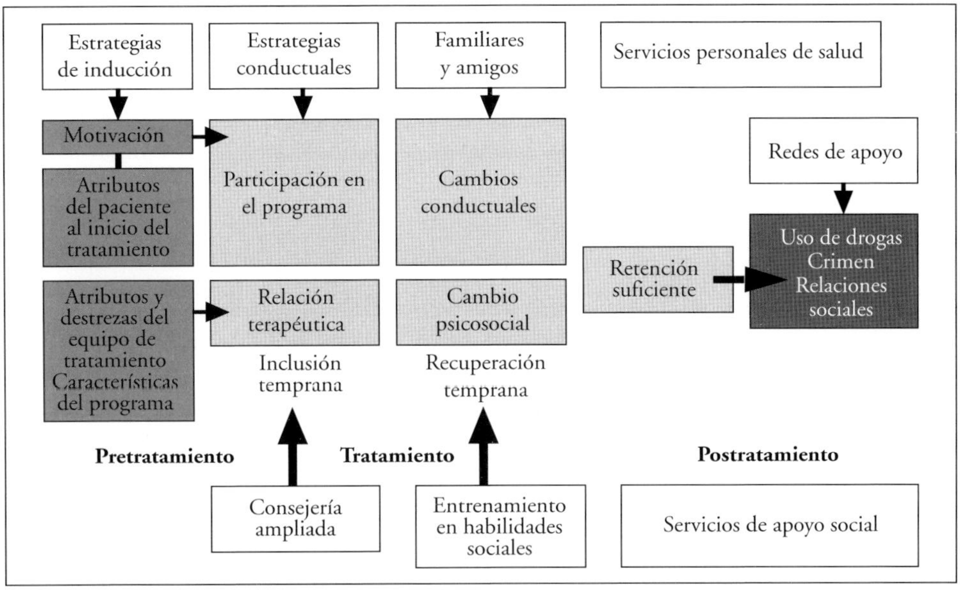

Modificada de Drug & Alcohol findings; 2007.

cual se establece la prestación de servicios y la dinámica de los procesos que constituyen la atención, poderlos describir de manera que sean comparables y precisar sus similitudes o diferencias con otros programas, evaluar su funcionamiento y, sobre todo, sus resultados, como relatamos anteriormente.

Podemos distinguir dos niveles de organización: por una parte, la estructura del programa, su «organización interna», la manera como se articulan los diferentes componentes del tratamiento. Este nivel se corresponde en buena parte con lo que anteriormente hemos llamado «contenidos del tratamiento» y es en esencia el núcleo del programa (OMS, 2000).

El otro nivel de organización, no menos importante que el anterior, tiene que ver con la manera como se inserta el programa de tratamiento en su contexto, y a esto lo podríamos llamar «organización externa». En primer lugar interesa conocer cuáles son los vínculos que establece un programa específico con el resto de las organizaciones especializadas en servicios de tratamiento para la dependencia de drogas, si está integrada en una red y si existen mecanismos formales de enlace, tales como convenios o acuerdos para la derivación de casos. También es relevante la coordinación con otras instituciones o programas, no necesariamente especializados en el tema de dependencia de drogas, incluyendo dentro de esta

Tabla 4. Medidas nacionales de resultados

Dominio	Resultado	Salud mental
Reducción de morbilidad	Abstinencia del uso de drogas/alcohol	No aplicable
	Disminución en la sintomatología psiquiátrica	En desarrollo
Empleo/educación	Incremento/retención en el empleo o retorno/permanencia en la escuela	Perfil ocupacional de usuarios adultos Perfil educacional (por asistencia a la escuela) de niños y jóvenes
Delito y justicia criminal	Descenso en la implicación con la justicia criminal	Perfil de usuarios según la relación con el sistema judicial penal y juvenil
Estabilidad de residencia	Incremento en la estabilidad de residencia	Cambio del perfil de usuarios según su situación de vida (incluyendo estatus de indigencia «*homeless*»)
Conectividad social	Incremento del apoyo social/conectividad social	En desarrollo
Acceso/capacidad	Incremento en el acceso a los servicios (capacidad de los servicios)	Número de personas atendidas según edad, sexo, grupo étnico
Retención	Incremento de la retención en tratamiento	No aplicable
	Reducción en la utilización de camas psiquiátricas/salud mental	Disminución en la tasa de readmisiones en hospitales psiquiátricos del Estado dentro de los 30 a los 180 días
Percepción del tratamiento	Percepción del servicio por los clientes	Clientes reportando positivamente sobre resultados
Coste/efectividad	Coste-efectividad Coste promedio	Número de personas recibiendo servicios basados en la evidencia/número de prácticas basadas en la evidencia brindadas por el Estado
Uso de prácticas basadas en la evidencia	Uso de prácticas basadas en la evidencia	

Fuente: SAMHSA.

Medidas	
Abusos de sustancias	
Tratamiento	**Prevención**
Reducción en/no cambio en la frecuencia de consumo en la fecha del último servicio comparada con la fecha del primer servicio	Uso en últimos 30 días (no uso/reducción en el uso) Riesgo percibido/daño de uso Edad de inicio Percepción de actitudes de desaprobación
No aplicable	No aplicable
Incremento en/ausencia de cambios en el número de empleados o de escolarizados en la fecha del último servicio en comparación con el primer servicio	Percepción de las políticas en el lugar de trabajo; suspensiones y expulsiones relacionadas con uso de sustancias Asistencia y enrolamiento
Reducción en/ausencia de cambios en el número de arrestos en los últimos 30 días a partir de la fecha del primer servicio hasta el último servicio	Choques de autos, lesiones y crímenes relacionados con consumo de alcohol
Incremento en/ausencia de cambios en el número de usuarios con residencia estable desde la fecha del primer servicio hasta el último servicio	No aplicable
En desarrollo	Comunicaciones de la familia acerca del uso de drogas
Recuento no duplicado de personas atendidas Tasa de penetración comparada con población con necesidad de tratamiento	Número de personas atendidas según edad, sexo, grupo étnico
Duración de estancia desde la fecha del primer servicio hasta la fecha del último servicio	Número de programas y estrategias basadas en la evidencia
Recuento no duplicado de personas atendidas	Porcentaje de jóvenes que ven, leen o escuchan mensajes de prevención
No aplicable	No aplicable
En desarrollo	No aplicable
Número de estados proporcionando tratamiento para el abuso de sustancias dentro de un rango aprobado de costo por persona según el tipo de tratamiento	Servicios de tratamiento proporcionado dentro de los rangos de costo
En desarrollo	Número total de programas y estrategias basados en la evidencia

categoría un número importante de instituciones, entre las que destacan los servicios de salud, los de apoyo y los de asistencia social.

Aunque ambos niveles de organización son importantes para la atención, entendida como *continuum*, es posible identificar momentos en el proceso de tratamiento en los cuales es de mayor relevancia un nivel de organización que el otro.

La organización interna tiene un mayor impacto en el momento del tratamiento propiamente dicho, ya que ella define el tipo de tratamiento que se ofrece, su filosofía y objetivos, la conformación del equipo responsable del mismo y las características ambientales del establecimiento donde se da la atención.

Es necesario identificar cuál es el beneficiario principal de la atención, si la misma se restringe al consumidor de drogas o si también incluye algunos actores de su entorno, tales como la familia o grupo de pares. Asimismo, se considera el tipo de procedimientos que caracteriza la intervención terapéutica, ya sean procedimientos físicos, farmacológicos, psicoterapéuticos, de orden sociocultural o combinaciones variadas entre estos recursos y si estos procedimientos son manejados por profesionales especialistas o personal con capacitación específica para ello.

Un programa de tratamiento puede estar organizado con la finalidad de reducir el impacto del consumo, a través de su reducción o supresión total, pero también puede incluir la intervención sobre sus causas y consecuencias. Con estos fines se definen las distintas intervenciones o procesos, que constituyen la dinámica funcional del programa, en una agenda que va implementando las diferentes acciones terapéuticas con el objeto de ir alcanzando las distintas metas de tratamiento en sucesivas fases. Podemos identificar un conjunto de intervenciones que tienen lugar en una misma fase, de manera simultánea o complementaria, así como otras que van teniendo lugar según se vaya avanzando en el proceso de tratamiento, de forma secuencial.

Dada la complejidad de los trastornos por consumo de sustancias, es necesario que en la organización de los programas de tratamiento se combinen intervenciones de diferente índole, con objetivos complementarios, ya sea en un mismo tiempo o en diferentes momentos del proceso. Esto implica la combinación de modalidades de tratamiento residenciales y ambulatorias, con distintos grados de intensidad y duración, la participación de equipos integrados por profesionales y no profesionales, debidamente acreditados, incluidos algunos ex pacientes rehabilitados, así como diferentes dispositivos de atención, que van desde unidades de atención inmediata (centros de desintoxicación y servicios de urgencias), salas de hospitalización, consultorios, hasta unidades residenciales, campos deportivos o talleres de formación profesional o nivelación académica.

La organización externa no es menos compleja y está determinada por una serie de factores sociales, culturales, políticos y económicos del medio ambiente circundante y cuya influencia incide de manera variable en el funcionamiento del programa de tratamiento. Dentro de estas variables el tema de la financiación del programa es uno de los más importantes, pero también la valoración social del problema del consumo y su tratamiento, las regulaciones que se establecen desde el punto de vista político y administrativo respecto al funcionamiento de los programas, la manera como están organizados los servicios de salud y el tipo de competencia que tienen en el campo del tratamiento de la dependencia de drogas. También es relevante la manera como un programa de tratamiento se vincula con los otros servicios, si funciona de manera aislada o pertenece a algún tipo de red.

Los factores mencionados van a tener una marcada influencia en cuanto al perfil de los usuarios de los servicios y el tipo de atención que éstos reciban, su alcance, cobertura y continuidad en el tiempo, en resumen, en su calidad.

La evaluación es un componente indispensable en el proceso de mejora de la calidad del tratamiento brindado a los dependientes de drogas. Es necesario estimar el grado en el que un servicio es capaz de realizar las tareas asignadas, es decir, hasta qué punto se han alcanzado los objetivos fijados para su funcionamiento dentro de su plan de tratamiento, la pertinencia de las intervenciones terapéuticas, el impacto en el paciente y su entorno familiar y social, así como también la repercusión en la morbilidad y en la atención que prestan otros servicios, en relación con los indicadores descritos. Para ello debe contarse con una metodología de evaluación que permita caracterizar los servicios y su organización (estructura y procesos), pero también su comparación con estándares de atención adaptados para hacerlos válidos en el contexto de cada país, estableciendo niveles de calidad, identificando áreas exitosas y problemáticas, orientando las recomendaciones necesarias para la superación de las deficiencias y los ajustes que deben realizarse en el proceso de cambio en las organizaciones.

¿QUÉ MEDIDAS ADOPTAMOS PARA MEJORAR LA CALIDAD DE LO QUE HACEMOS? EL CAMBIO

La evaluación sistemática de un programa o sistema de tratamiento conlleva necesariamente propuestas de transformación de la manera de funcionar del mismo, con el objeto de poder incorporar aquellas nuevas técnicas y procedimientos terapéuticos basados en los avances científicos que se van sumando día a día, necesarios para la mejora de la atención. Esto es un proceso dificultoso que suele encontrar no pocos tropiezos y que requiere el desarrollo de estrategias orientadas al cambio, para ser aplicadas en los diferentes niveles de las organizaciones responsables de los programas de atención. Para ello hay que tener en cuenta tanto la estructura y dinámica interna de la organización como las probables influencias externas relacionadas con estos cambios (Simpson y Dansereau, 2007).

La permanencia en el tiempo y el crecimiento de un programa de tratamiento requiere una considerable capacidad de adaptación a los diversos cambios que se dan en el marco jurídico e institucional que rige al tratamiento, así como también a la creciente competencia que se viene dando entre los diferentes actores vinculados al área de tratamiento, en la búsqueda de un mejor desempeño y ejercer un liderazgo en el área. Este proceso de transformación y adaptación es, en muchos sentidos, un proceso análogo a la selección natural, donde sólo van a sobrevivir aquéllos que tengan mejores aptitudes, los más preparados para evolucionar y asimilar los cambios de una manera positiva.

No importa cuán lógico y necesario pueda parecer un proceso de cambio, las resistencias al avance de este proceso no son cosa rara. De manera análoga al comportamiento habitual de los pacientes que solicitan atención en los programas de tratamiento para dependientes de drogas, estas organizaciones se resisten al cambio de su manera de «ser y hacer las cosas», requiriendo una enorme cuota de motivación para atreverse a hacerlo, para asumir la transformación de aquéllo con lo cual se identifican y que defienden como símbolo de su existencia, enfrentando la tensión generada por este proceso que viven como amenazante. La solución satisfactoria de este conflicto organizativo requiere un abordaje disciplinado en el cual se identifiquen adecuadamente y se atiendan sistemáticamente las prioridades, de manera que el proceso de cambio pueda ser mantenido el tiempo necesario.

La conducción de este proceso en las organizaciones precisa un estilo de liderazgo poderoso y efectivo, pero también una serie de habilidades que deben poseer y ser capaces de desarrollar quienes trabajan en el programa. Asimismo influirán los patrones de relación existentes, los recursos de que puedan disponer, la intensidad de las presiones desde el interior de la organización y desde el entorno para el cambio, la capacidad de tener una visión del papel de la organización, el grado de tolerancia y compromiso hacia las nuevas reglas y, por supuesto, de la complejidad y magnitud del cambio propuesto (RNCTTA:ATTC, 2002).

Es útil poder identificar oportunamente aquellos componentes del tratamiento que juegan un papel significativo en la calidad del mismo, construir indicadores que permitan hacer una adecuada monitorización de los mismos durante el proceso de mejora de la atención. La propuesta de la «Red para la mejora del tratamiento de la adicción» (NIATx) identifica los siguientes «ingredientes críticos» y sus correspondientes indicadores de monitorización:

- Reducción de los tiempos de espera para acceder al tratamiento/aumento en la tasa de admisiones a tratamiento.
- Reducción de la inasistencia a las sesiones de evaluación/aumento en la tasa de continuación en el tratamiento.

La calidad de un programa de tratamiento no se apoya sólo en lo bien diseñadas que están sus intervenciones, sino también en el grado en que éstas impactan en la población diana. Si tomamos el ejemplo de un potente fármaco con propiedades antibióticas, para que se considere efectivo, debe ser tomado por los pacientes, en el momento oportuno, a la dosis efectiva y durante el tiempo necesario.

Si tenemos en cuenta el carácter crónico y progresivo de los trastornos por consumo de drogas, es necesario intervenir de manera que podamos modificar aquellas conductas patológicas a tiempo de que puedan prevenirse las secuelas que generan mayor carga de discapacidad o deterioro en el futuro. En este sentido, cualquier circunstancia o factor que sea responsable de retraso en la atención o de interrupción en el curso del tratamiento, puede representar una seria amenaza y un factor de agravamiento del daño asociado con el problema de consumo. La detección e intervención oportuna de estos factores, incluido el rediseño del trabajo realizado por la organización de tratamiento, puede orientarse a maximizar y optimizar el acceso a los servicios, así como a la resolución de las variables que favorecen la interrupción del tratamiento, orientando las intervenciones a incrementar la permanencia de los pacientes en el tratamiento, durante el tiempo necesario para alcanzar el cambio hacia la mejoría.

En el modelo mencionado se considera al equipo de tratamiento como un usuario más del servicio. Desde otra perspectiva, puede ser considerado también un «cliente» y es fundamental su participación, compromiso e implicación en el proceso de cambio que supone la mejora de la atención.

Cuando las autoridades de un país o sus instituciones asumen el reto de elevar la calidad de la atención que brindan a su población afectada por el consumo de drogas, es imprescindible identificar con claridad los campos en los que se van a llevar a cabo las intervenciones, las prácticas administrativas que serán objeto de ajustes para mejorar los indicadores (p. ej., facilitar el ingreso de los pacientes en el sistema, agilizar las citas para las entrevistas de evaluación, mejorar el clima organizativo, reducir la tensión entre los miembros del equipo, eliminar obstáculos para la culminación de las tareas en la organización, etc.).

Es importante hacer una revisión crítica de la quizás excesiva importancia que se otorga a la capacitación en los procesos de mejora de la atención brindada a dependientes de drogas, teniendo en cuenta la inestabilidad de los equipos de tratamiento, resultante de una alta tasa de rotación de personal. Es característico en nuestros establecimientos de atención que los miembros del equipo terapéutico deban desempeñar sus labores en un clima organizativo adverso, con presupuestos muy limitados, que obligan a trabajar con baja remuneración o retrasos en los pagos, condiciones ambientales precarias, elevados niveles de estrés y frustración, sumado a la poca eficiencia de muchos de los procesos administrativos y de manejo clínico, que van mermando significativamente el compromiso en el trabajo.

No pocas veces, sobre todo en el campo de las organizaciones no gubernamentales (ONG), se recurre a la utilización de personal voluntario, conformado por personas que han salido del programa de tratamiento o pertenecientes a alguna congregación religiosa que sirve de marco institucional al programa de tratamiento. Esta práctica permite contar con recursos para la atención a muy bajo costo, pero también con poca calificación profesional, aunque quizá con gran motivación a la participación.

Esta circunstancia coloca la capacitación en un territorio incierto, al proponerla como la solución ideal para los problemas que deben afrontarse en el campo del tratamiento. Es necesario capacitar, pero es un recurso insuficiente y con alcances limitados, si no va acompañado de otras medidas que permitan mayor estabilidad del equipo asistencial y mejorar el clima de la organización.

La propuesta del NIATx recomienda que las organizaciones que pretendan emprender un proceso de cambio para mejorar su desempeño como prestadores de servicios de tratamiento, inicien una labor de identificación de las necesidades de los usuarios, que le permitan entenderlo e involucrarlo también en el proceso. En este sentido promueven definir y recorrer «la ruta del usuario», realizando el proceso que deben seguir los demandantes de servicios, identificando los puntos críticos sobre los que hay que actuar.

Se hacen, además, recomendaciones relativas al proceso de planificación del cambio, tales como la definición de objetivos que alcanzar para resolver los problemas más importantes que han sido identificados, la selección de conductores del proceso, con condiciones de liderazgo positivo, el establecimiento de alianzas con otros actores que pueda servir de apoyo, emprender un proceso de monitorización a corto plazo con estrategias de medición de los cambios que permitan evaluar su pertinencia y utilidad, así como hacer los ajustes que sean necesarios. Un aspecto que no hay que descuidar en relación con este enfoque es el de asumir las medidas necesarias para hacer que los cambios emprendidos puedan mantenerse el tiempo necesario, hacerlos estables y que puedan integrarse en el funcionamiento habitual de la organización.

Desde la perspectiva de los responsables de desarrollar políticas nacionales de tratamiento, esta estrategia implica la definición de un «plan nacional de mejora del tratamiento», en el cual participen actores clave, tales como las comisiones nacionales de drogas, los ministerios de salud y las ONG que trabajan en tratamiento. A esta iniciativa pueden contribuir otras organizaciones, tanto del sector público como del sector privado, ya sea porque tengan la experiencia de haber realizado procesos equivalentes o porque puedan, desde su campo de acción, apoyar los cambios en el sistema, por ejemplo, con medidas que favorezcan la entrada de pacientes en tratamiento o que faciliten el proceso de rehabilitación e integración social posterior al tratamiento.

Para los entes reguladores la agenda de calidad es una oportunidad para ejercer el liderazgo en el campo del tratamiento de la dependencia de drogas y es necesario establecer un comité intersectorial integrado por aquéllos con competencias específicas relacionadas con el tema, para el desarrollo de un programa de mejora de calidad. Los actores fundamentales de este proceso deben ser identificados, motivados y comprometidos a participar, promoviendo una alianza entre ellos. En la región latinoamericana hay algunas experiencias interesantes de alianzas muy provechosas entre los sistemas de salud y comisiones de drogas, con las asociaciones de ONG que brindan tratamiento. Es interesante la incorporación de representantes de la comunidad, en especial de los usuarios y familiares.

El compromiso de las distintas organizaciones con la mejora de la calidad es fundamental en este proceso, para evitar que sea percibido como una intervención punitiva de algunos sectores en detrimento de otros, debe insistirse en el carácter positivo de la evaluación y de cómo a través de este proceso se establece una relación de ganar-ganar para todos los participantes.

El plan de mejora de la atención o el establecimiento de una «agenda de calidad», como ha sido mencionado por algunos autores (McCorry, 2007), conlleva el establecimiento de una estrategia sistemática de evaluación de los procesos que están involucrados en el tratamiento y, por supuesto, un análisis de los resultados. Es necesario establecer alianzas con otros sectores más familiarizados y con mayor experiencia en el campo de la investigación, como las universidades, para profundizar en el análisis de estos datos y elaborar propuestas que de allí se deriven. Los resultados de esta actividad tienen una utilidad potencial, no sólo para la evaluación del tratamiento por parte de los sectores comprometidos, sino que también sirven de argumento para sensibilizar a las distintas instancias acerca de la necesidad del cambio, desde el personal que trabaja en los servicios y los usuarios de éstos, hasta los responsables de asignar recursos y definir políticas de atención a la población.

Una vez que se cuenta con suficiente evidencia acerca del funcionamiento del sistema de tratamiento o del programa de tratamiento, según el nivel en que estemos abordando el tema, la primera etapa del proceso de cambio se desprende de la decisión de los responsables de emprender los cambios necesarios, incorporar nuevas ideas y procedimientos. En esta fase se da un proceso también de intercambio de información desde los diferentes niveles comprometidos, acerca de las necesidades percibidas de entrenamiento para el cambio y sobre las expectativas acerca de las consecuencias que este proceso puede tener sobre el campo de la oferta de tratamiento, en especial de algunos asuntos relativos al manejo de los programas y la filosofía de los mismos.

La implementación del proceso de cambio implica una serie de acciones como la definición de programas de entrenamiento, elaboración de guías y manuales para las organizaciones, la monitorización de la ejecución y la introducción de ajustes de acuerdo con los resultados observados. Esta fase da paso a un proceso posterior en el cual los cambios emprendidos son asimilados por la organización e incorporados a su funcionamiento habitual, a la rutina diaria de funcionamiento y tienden a permanecer en el tiempo, asimilados a la estructura y dinámica organizativa.

Es recomendable, en el proceso de promover un cambio en el sistema de organización de los servicios de tratamiento o en programas aislados de tratamiento, realizar una evaluación previa de las condiciones que tiene dicho sistema para emprender procesos de cambio. En el campo organizativo, la Texas Christian University ha desarrollado un programa que permite conocer las condiciones en los programas de tratamiento para la dependencia de drogas, que pueden facilitar o entorpecer los esfuerzos para la transición hacia otros modos de funcionamiento; este programa ha recibido el nombre de Organizational Readiness for Change (Disposición organizativa para el cambio) (Lehman et al., 2002) e incluye la administración de instrumentos especialmente diseñados para tal fin, con una metodología definida de aplicación y análisis, que permite medir necesidades de la organización en distintas áreas, identificar problemas susceptibles de ser atendidos, necesidades de capacitación, fuerzas que impulsan el cambio de la organización, recursos con los que cuentan, características del equipo de tratamiento y aspectos del clima organizativo. A través de esta metodología o de enfoques equivalentes es posible tener una apreciación más ajustada a la realidad de la oferta de tratamiento y a la flexibilidad de este sistema de prestación de servicios a la introducción de ajustes y la transferencia de tecnología en la búsqueda de mejores resultados con el tratamiento de la dependencia de drogas.

COMENTARIOS FINALES

El proceso de mejora de la calidad de la atención prestada en el tratamiento para dependientes de drogas implica una tarea compleja que requiere el compromiso y la disciplina de los diferentes actores implicados. Dicho proceso conlleva la intervención a varios niveles, desde los servicios donde se presta directamente la atención y en los que la opinión de los usuarios y prestadores es de enorme relevancia, hasta los niveles de toma de decisiones sobre políticas públicas sobre tratamiento.

Es posible concebir este proceso de cambio como una estrategia sistemática, en la cual la evaluación y descripción de procesos y resultados resulta de enorme utilidad, así como la incorporación de nueva tecnología aplicada al mejor conocimiento de los trastornos adictivos y a las intervenciones probadamente eficaces en su tratamiento.

En la región de América Latina y el Caribe se viene dando un proceso paulatino de concienciación y sensibilización acerca de la problemática del consumo de drogas y de la necesidad de desarrollar sistemas de tratamiento que satisfagan las crecientes necesidades de la población afectada, lo cual traerá sin duda beneficios a los países.

Es posible, a partir de las experiencias que se vienen dando en otras regiones, desarrollar estrategias de fortalecimiento institucional y transferencia de tecnología, susceptibles de ser utilizadas por los países de Latinoamérica y el Caribe para la mejora de sus sistemas de tratamiento, pero dicho proceso implica a su vez, superar los diferentes obstáculos que se oponen al cambio en esta materia.

Por último, en el trabajo con los países hay que insistir en la necesidad de mantener una monitorización permanente sobre la situación de demanda de tratamiento, dada la intensa dinámica de este problema en la región, con el fin de proponer los cambios necesarios en la oferta de servicios y mantenerlos actualizados para responder en la manera más cercana y eficiente posible a las necesidades de los usuarios.

BIBLIOGRAFÍA

CICAD/OEA-OPS/OMS. Normas de atención. La dependencia de drogas y su tratamiento. Una experiencia en las Américas. Octubre 2000.

Franey C, Ashton M. The grand design lessons from DATOS. Drug Alcohol Find. 2002;7:1-19.

Institute of Medicine of the Nacional Academies. Decálogo del Instituto de Medicina, IOM, 2005. Disponible en: http://www.iom.edu/CMS/3809/19405/30836.aspx

Lehman W, Greener J, Simpson D. Assessing organizational readiness for change. J Subst Abuse Treat. 2002;22:197-209.

McCorry F. Quality and performance improvement: What's a program to do? Sci Pract Perspect. 2007;3:37-45.

NIDA. Principios de tratamiento para la drogadicción: una guía basada en investigaciones. Natl Inst Drug Abuse; 2001.

Power EJ, Nishimi RY, Kizer KW. Evidense-based treatment practices for substance use disorders. Washington, DC: National Quality Forum; 2005.

Red Nacional del Centro de Transferencia de Tecnología en Adicción. El libro del cambio. Un esquema para la transferencia de tecnología. Kansas City: Addiction Tecnology Transfer Center National Office; 2002.

SAMHSA. National Outcome Measures (NOMs) [fecha de consulta 28 de agosto de 2009]. Disponible en: www.nationaloutcomemeasures.samhsa.gov/outcome/index.asp (citado en McCorry F. Quality and performance improvement: what's a program to do? Sci Pract Perspect. 2007;3:37-45).

Simpson D, Dansereau D. Assessing organizational funtioning as a step toward innovation. Sci Pract Perspect. 2007;3:20-8.

MIGRACIÓN DE ZONA ANDINA EN ESPAÑA: ELEMENTOS PSICOSOCIALES PARA TRABAJADORES DE SALUD MENTAL

Pau Pérez-Sales

INTRODUCCIÓN

El presente trabajo revisa los datos existentes sobre epidemiología de trastornos mentales no psicóticos en población inmigrante de zona andina en España, y se analizan en profundidad las especificidades que este grupo de población presenta para el trabajador de salud español, especialmente en tres aspectos: impacto silenciado de la violencia política, especificidades culturales y cambios en las dinámicas familiares asociados a los proyectos migratorios.

INMIGRANTES DE ZONA ANDINA: ¿DE QUIÉN HABLAMOS?

La *inmigración en España* es, desde la década de 1990, un fenómeno de gran importancia en la demografía y la economía nacionales. Según el censo del Instituto Nacional de Estadística (INE) de 2006, el 9,27% de la población de España es de nacionalidad extranjera. A ello hay que sumar el cada vez mayor número de personas que, habiendo nacido en el extranjero, han obtenido la nacionalidad española, de las que la mayoría son latinoamericanas (fig. 1).

Figura 1. Estatuto legal de personas nacidas fuera del Estado español.

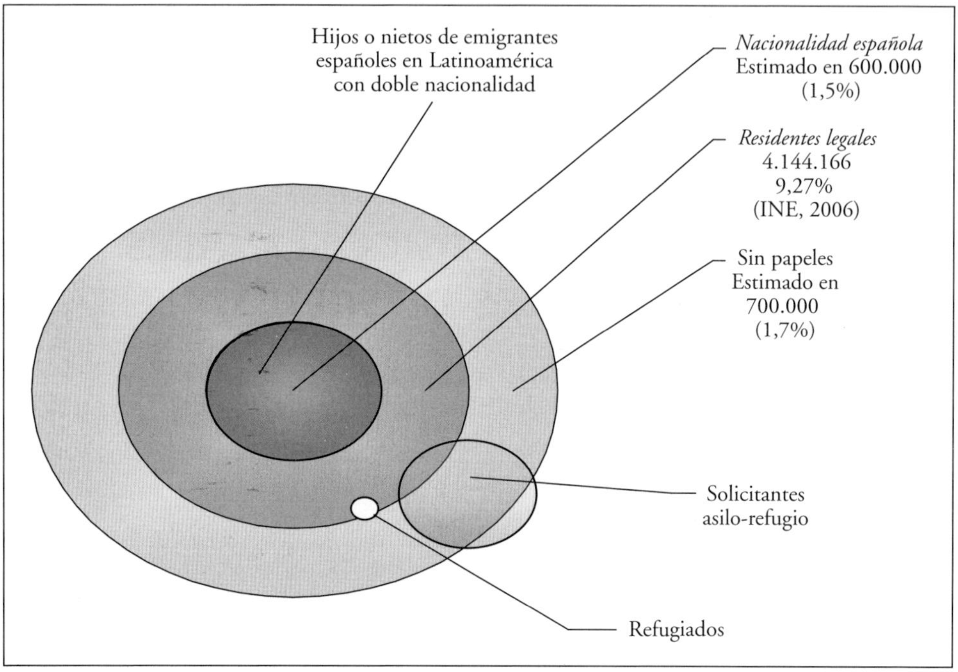

Estas cifras, siguiendo los sucesivos censos del INE, triplican las de hace sólo 5 años (1.370.657 [3,33% del total de población]) y son siete veces superiores a las de hace apenas 10 (542.314 [1,37%]). Desde el año 2000, España ha presentado una de las mayores tasas de inmigración del mundo (de tres a cuatro veces mayor que la tasa media de Estados Unidos, ocho veces más que la francesa) y ha sido, tras Estados Unidos, el segundo país que más inmigrantes ha recibido en números absolutos. Esta inmigración no se ha distribuido por igual. El 44,81% de todos los inmigrantes censados en España se concentra en tan sólo tres provincias (Madrid, Barcelona y Alicante), donde la población inmigrante se estima que ronda ya el 15% de la población total. Mientras que en Alicante se trata de inmigración comunitaria, en Madrid y Barcelona se concentra la extracomunitaria, si bien en Cataluña hay el doble de personas procedentes de África (magrebíes y subsaharianos) que de Latinoamérica y en Madrid sucede, en cambio, lo contrario: la inmigración es, esencialmente, latina. Así, por ejemplo, el 34% de todos los ecuatorianos residentes en España en el año 2005 se encuentran en la

Comunidad de Madrid. Aunque, según el censo del INE de 2006, el país del que proceden un mayor número de inmigrantes sea Marruecos (alrededor de 600.000 personas, [13,59%]), en España, la mayoría de los inmigrantes provienen, como zona geográfica, de Iberoamérica (1.500.785; el 36,21% del total de extranjeros afincados en España) y de éstos, la práctica totalidad de los países de Sudamérica central (zona andina, selva y costa). Procedentes, por este orden, de Ecuador (11,13%), Colombia (6,40%), Argentina (3,63%), Bolivia (3,37%), Perú (2,31%) y Brasil (1,75%). Teniendo en cuenta que la inmigración argentina está en relación con la reciente crisis económica del país y está en franca disminución, la inmigración latinoamericana es, esencialmente, de los países de zonas andinas. Hay que señalar, sin embargo, que el porcentaje de inmigrantes procedentes de Iberoamérica es aún mayor debido a que pueden acogerse a convenios de doble nacionalidad por ser hijos o nietos de españoles, y porque tienen mayor facilidad para nacionalizarse que el resto de extranjeros.

La población de estas zonas ha venido en diferentes momentos. Mientras que inicialmente, entre los años 2000 y 2006 hubo una inmigración masiva desde Ecuador, en la actualidad hay un aumento proporcionalmente muy superior de personas procedentes de Bolivia y Paraguay, en gran medida porque hasta hace poco no requerían visado para entrar al país. El flujo de colombianos ha sido constante por las condiciones políticas y de violencia del país, que no han cambiado sustancialmente.

En la inmigración latinoamericana hay mayor porcentaje de mujeres que de hombres tanto entre quienes proceden de Sudamérica (un 53,42% de mujeres) como de Centroamérica (59,42% de mujeres). Se trata de una población mucho más joven que la autóctona, el 30,19% de los extranjeros tienen entre 25 y 34 años, frente a un 17,44% del conjunto de la población. Dado que hay un efecto del cerca de un millón de europeos «jubilados» que viven en la costa de Alicante, el promedio de edad del colectivo andino es mucho más joven si cabe, y que trabaja mayoritariamente en profesiones de muy baja cualificación y remuneración (hostelería en hombres y mujeres y servicio doméstico en mujeres). Los inmigrantes representan el 45% del total de nuevas afiliaciones a la Seguridad Social en el año 2005, lo que supone un balón de oxígeno para ésta y para la economía española en general que debe gran parte del crecimiento sostenido de su producto interior bruto (PIB) a esta población que aporta una importante fuerza de trabajo a muy bajo coste. Se trata de una población, como decimos, joven y saludable, que por tanto aporta un caudal importante de recursos a la tesorería de la Seguridad Social y conlleva, en cambio, un gasto sanitario muy escaso. Dado el casi nulo porcentaje de población dependiente o con minusvalías de tipo físico o psíquico entre el colectivo inmigrante, se trata de un grupo social que, en conjunto y contra lo que dicta el discurso del «sentido común», comporta un saldo positivo de ingresos frente a gastos en las arcas de la ciudadanía. Construcción, hogar, hostelería y agricultura son sectores en crecimiento por la existencia de una población laboral flotante dispuesta a trabajar temporalmente por salarios poco competitivos y que aporta, en general, con sus impuestos, más de lo que recibe.

La población de esta zona que llega corresponde a estratos de clase media urbana del país de origen. No corresponde a un campesinado de Ecuador, Bolivia o Perú, sino que procede de Quito, Guayaquil o Bogotá. Mientras el campesinado andino o de selva es, en muchos lugares, «monohablante» indígena (quechua, aymara) o bilingüe, y mantiene sistemas de etnomedicina y organización social y comunitaria muy cerrados y apegados a la tradición. Se trata, por lo mismo, de población que ha realizado desplazamientos internos masivos derivados de la violencia política (masacres y ejecuciones sumarias a manos de Sendero Luminoso y el Ejército Peruano en los departamentos de Ayacucho, Andahuaylas, Huancavelica o Apurimac, en Perú, con desplazamientos de alrededor de un millón de personas de las comunidades andinas a capitales departamentales y de éstas a Lima; acciones paramilitares [Autodefensas Unidas], del ejército colombiano y de la guerrilla [ELN y FARC] en Colombia con un mínimo estimado conservador de dos millones de desplazados de las zonas del norte y centro a Bogotá, Cali o Medellín; políticas de erradicación de cultivos de coca en Bolivia o Colombia con desplazamientos internos en zonas de selva, explotación minera por transnacionales norteamericanas en amplias zonas andinas de Ecuador y desplazamientos masivos de alrededor de 700.000 personas en la frontera entre Colombia y Ecuador según cifras de ACNUR entre el año 2004 y 2007, etc.). Se estima que el 10% de la población de la zona ha sufrido desplazamientos internos masivos fruto de la violencia política, las acciones de transnacionales con intereses mineros, de extracción de crudo o madera, o las políticas de erradicación de cultivos ilícitos.

Muchas de estas personas (especialmente en el caso colombiano) forman parte del contingente migratorio, si bien las personas de las zonas empobrecidas que huyen en condiciones extremas forman bolsas de pobreza en los cinturones urbanos de las capitales departamentales o las grandes urbes y la posibilidad de llegar a Europa se reserva para la población de clase media y urbana. Se trata, por tanto, del segmento de población andina, de costa y selva con mayor cercanía lingüística y cultural a la población autóctona española.

Esto, unido a que aún no se ha agotado la capacidad de generación de empleo de la economía española (lo que, siguiendo lo ocurrido históricamente en países como Alemania o Francia en décadas anteriores, ocurrirá tarde o temprano) ha facilitado que el proceso se haya desarrollado sin generar graves tensiones sociales, y que la integración latina haya sido, hasta ahora, razonablemente armónica. El español medio no ve al latinoamericano como un competidor por recursos, sino como un trabajador fiable, honesto y barato que le ha permitido pasar, como veíamos por los datos de afiliaciones a la seguridad social, de trabajador autónomo o por cuenta ajena, a pequeño empresario.

ESTUDIOS EPIDEMIOLÓGICOS SOBRE SALUD MENTAL EN PACIENTES DE ZONA ANDINA, SELVA Y COSTA EN ESPAÑA

En la actualidad no existen grandes estudios de prevalencia de patología mental en población general en España. La mejor aproximación a un estudio de prevalencia global es el estudio ESEMeD (Alonso et al., 2004a; Alonso et al., 2004b) realizado en una muestra de más de 10.000 personas, usando herramientas estandarizadas de la Organización Mundial de la Salud, que no señala en sus análisis resultados significativamente diferentes de prevalencia para población autóctona e inmigrante. En el *Estudio de Salud de la Ciudad de Madrid 2005* (Consejería de Sanidad, 2006) sobre una muestra de 8.504 entrevistas, 1.190 (14,4%) corresponden a inmigrantes. Pese a que sus condiciones globales de vivienda y acceso a bienes son sistemáticamente peores que los de los autóctonos, no existen diferencias en la media del GHQ-12 entre ambos grupos, con un estimado de «posibles casos» de depresión-ansiedad del 22 y el 19%, respectivamente (no significativa). Paradójicamente, y controlando el efecto de sexo, edad y nivel de estudios, el 4,2% de inmigrantes, frente al 10% de autóctonos han acudido a un centro de salud mental, lo que sí resulta estadísticamente significativo y confirma tendencias ya señaladas sistemáticamente en estudios previos (Comelles y Bernal, 2007). Mientras que el 54% de niños inmigrantes menores de 16 años se consideran «muy felices», lo son el 66,2% de los autóctonos ($p < 0,01$), sin que se tengan datos desglosados por zonas geográficas.

Carecemos, por tanto, de datos objetivos que permitan avalar ni la hipótesis de la *hipersalud* (jóvenes, sanos y resistentes) de la población inmigrante ni las hipótesis que plantean *endemismos* (como el denominado «síndrome de Ulises» u otras nosologías recientes de la inmigración). En todo caso, resulta ilustrativo, como marco de reflexión, el reciente metaanálisis de Swinnen y Selten (Swinnen y Selten, 2007) que muestra, tomando como base un número muy pequeño de estudios existentes en la literatura internacional anglosajona, que no existen evidencias concluyentes para el incremento del riesgo relativo de trastornos del estado de ánimo asociados a la migración. En el caso de la población andina en España, como decíamos antes, la combinación de un proceso migratorio voluntario con una búsqueda de refugio en contextos de gran violencia social y política, con un trayecto migratorio menos traumático que el de otros colectivos (como el africano), un desarraigo cultural parcialmente atenuado (por la, en este momento, alta concentración de personas del país de origen y las políticas existentes hasta ahora de agrupamiento familiar, que las nuevas leyes prevén limitar), y una remarcable congruencia cultural entre la matriz de origen y la receptora, junto a la baja presión en la sociedad receptora para hacer una asimilación en términos de renuncia a la identidad de origen, hace que se trate de colectivos migrantes con mayores posibilidades de enfrentar con éxito los factores de riesgo psicosocial a que se ven sometidos. Asumiendo, como hacen la mayoría de autores que trabajan en migración, que la lectura que deba hacerse es más, probablemente, desde la vivencia migratoria en cuanto a transición vital que requiere mecanismos de adaptación y de aprendizaje de nuevas habilidades, que desde un modelo psiquiátrico medicalizante que intente deslindar «patologías de la migración», el colectivo latino tiene algunas especificidades que detallaremos más adelante, sin constituir un colectivo de especial riesgo frente a otros grupos con mayores tasas de marginalidad y dificultades para desarrollar sus estrategias de resistencia y adaptación.

Disponemos en nuestro país de (algunos, pocos) datos de utilización de servicios, de perfil de demanda y de perfiles diagnósticos en dispositivos, y descripciones nosológicas y patografías con un gran valor humano y de aproximación a la vivencia del otro, pero de los que no pueden inferirse estimados de conjunto. Se trata de una asignatura pendiente: tener datos epidemiológicos culturalmente sensibles, es decir, elaborados con metodologías que combinen la mirada académica occidental (perspectiva *etic*) y la mirada culturalmente congruente del que llega (perspectiva *emic*). Un reto que debería asumir, por su magnitud, alguna de las administraciones sanitarias.

Lo que queda, por tanto, son aproximaciones parciales, que ofrecen alguna luz con sombras, sobre el tema. En la tabla 1 se resumen los estudios publicados en España que, abordando específicamente el colectivo andino o con una mirada más global a la inmigración latinoamericana, pueden ayudar en esa aproximación.

Los trabajos referenciados muestran un conjunto de datos pobre: el conjunto de pacientes latinos, como la población inmigrante en general, está infrarrepresentada en los dispositivos normalizados de la red (centros de atención primaria, centros de salud mental y unidades de hospitalización de agudos), los que consultan corresponden a población asentada en el país, con estancias medias superiores a los 18-24 meses, y en general por motivos, en términos sindrómicos, muy similares a las de la población autóctona, sin que aparezcan, epidemiológicamente, datos que avalen una especificidad. El seguimiento al alta es más irregular, con altas tasas de abandono.

Algunos datos apuntan a que la población oculta, sin papeles, estimada en la tercera parte de los residentes de otros países, está aún más infrarrepresentada, siendo un colectivo que, como muestran los datos sociológicos, enfrenta una acumulación muy superior de estresores psicosociales y en los que algunos datos sugieren niveles de ansiedad y problemas afectivos que podrían incluso duplicar el de los inmigrantes con papeles, en una lógica no por esperable menos relevante.

ESPECIFICIDADES DEL CONTEXTO ANDINO

La epidemiología no tiene nombre ni apellidos, pero las personas que acuden a los dispositivos de atención primaria, servicios sociales o salud mental sí. Existen algunos elementos relevantes que cruzan la realidad de los países andinos que resultan de la máxima relevancia en el acercamiento profesional desde el trabajo psicosocial y la salud mental. Queremos destacar tres que nos parecen especialmente claves y que abordaremos con mayor profundidad: la violencia social y política que marca la realidad de los países de la zona y que tiene un papel decisivo en muchos de los proyectos migratorios, la especificidades de la matriz cultural quechua-andina referidas a la salud mental y las nuevas estructuras de familias divididas en ambos lados del mar generadas por los procesos migratorios.

El contexto de violencia política: efectos psicosociales del desplazamiento forzado

La violencia política y el desplazamiento forzado constituyen, desde un punto de vista de vulnerabilidad psicosocial, el principal elemento, en nuestra opinión, que cruza la realidad andina. En Colombia el desplazamiento forzado (derivado del accionar de grupos paramilitares, del ejército, las guerrillas o el narcotráfico) y las consecuencias económicas de pauperización y ruptura del tejido social que

Tabla 1. Estudios publicados sobre la salud mental de la población inmigrante en España

	Dispositivo/fechas
Ochoa E, Vicente N, Díaz H (2004)	Pacientes inmigrantes atendidos en CSM Torrejón (derivados en el 100% de casos desde atención primaria) y pacientes de la Unidad de Hospitalización Breve del Hospital de Alcalá de Henares entre 1 junio 2001 y 31 de mayo 2002 (5,3% de población extranjera con papeles en censo local)
Barro S, Saus M, Barro A, Fons M (2004)	27 inmigrantes sin papeles (50% latinoamericanos) atendidos de manera subsecuente en una consulta de atención primaria de una ONG Test de ansiedad y depresión de Goldberg
Quintero J, Clavel M (2005)	Urgencias Hospital Fundación Jiménez Díaz (Madrid) entre diciembre 2002 y diciembre 2003
Jiménez D, Sánchez S, Zazo J, Arias F, Soto A (2006)	Ingresos en Unidad de Hospitalización Breve del Hospital de Alcorcón (Madrid) en los años 2004 y 2005
Sancho C, Lliteras M, Vázquez MD, Del Agua E (2006)	Pacientes migrantes atendidos en un centro de atención primaria de Salud a lo largo del año 2005 (n = 300)
Vivanco E, Hernández S, Rodríguez MT, Villarde ML, García O, Cobos AM (2006)	Ingresos en el Hospital Psiquiátrico de Basurto durante el año 2003
Matamala P, Crespo A (2004)	Población atendida en el CSM de Vallecas (Madrid) entre diciembre 2002 y febrero 2003

Resultados	Características
Población inmigrante: 3,2% de consultas al CSM y 4% de ingresos en la Unidad de Agudos. Mayoritariamente subsaharianos y de países del Este – Patologías similares a los españoles. No TEPT ni T somatización	– Ausencia de latinos (ningún paciente de zona andina en CSM y sólo uno en UHB) – Población atendida (no latina) integrada (más de 2 años de estancia media en España en ingresados y de 10 años en CSM) con características similares a la española
El 51,9% puntúa por encima de 4 en ansiedad y el 40,7% de 3 en depresión (aproximadamente doble de la población general catalana)	– Población con múltiples factores de riesgo psicosocial: el 70% sin otros familiares en España, el 67% en pisos compartidos, el 32% viviendo en la calle, el 56% sin trabajo
Infrarrepresentación de inmigrantes (15% urgencias psiquiátricas siendo el 19,36% de población) y de latinos (30% de urgencias; 60% del total de inmigrantes)	– Menor número de cuadros de ansiedad y depresión que población española, mayor número de cuadros de agitación y agresividad y tentativas autolíticas
Infrarrepresentación de inmigrantes (5,38% del total de ingresos)	– Aproximadamente la tercera parte de las psicosis tóxicas en la población magrebí. En población latina, perfil diagnóstico similar al de españoles
El 19,33% presenta «trastornos mentales», especialmente síndrome ansioso-depresivo, con perfiles similares a los reportados en la población autóctona	
Infrarrepresentación de pacientes latinoamericanos. El 4,5% del total de ingresos corresponde a inmigrantes (1,3% estimado de población inmigrante en el país vasco en el 2003) a expensas, sobre todo, de cuadros tóxicos en ciudadanos magrebíes	– Los latinos que ingresan son mayoritariamente mujeres, con trabajos marginales, consumo de tóxicos (60%), baja cobertura familiar o de amigos (50%), con pareja (50%) y problemática social (40%) – 40% no siguen controles al alta y 35% lo hacen de modo errático
Infrarrepresentación (6% de pacientes inmigrantes [25% de Ecuador, 6% de Bolivia, 5% de Colombia, 3% de Perú] frente al 9,5% de población inmigrante). Incidencia anual población autóctona: 11,34‰; inmigrantes: 6,48‰	– 63% ansiedad-depresión, 15,8% somatizaciones, 13,2% síntomas psicóticos. – Estancia media prolongada (2,4 años). El 65% de los inmigrantes de la muestra tienen problemas «sociales, familiares, laborales, económicos, legales y de rechazo social»

Continúa

Tabla 1. Estudios publicados sobre la salud mental de la población inmigrante en España *(continuación)*

	Dispositivo/fechas
García M, Poyo F (2006)	Población inmigrante que demandó atención en el Hospital Psiquiátrico R. Lafora de la Comunidad de Madrid entre los años 1996 y 2004
Gotor L, González C (2004)	Comparación de una muestra de 60 pacientes inmigrantes (41% latinoamericanos) frente a 120 control dados de alta entre Octubre 2000 y Marzo 2001 en los Hospitales Principe de Asturias (Alcalá de Henares), Universitario de Getafe, Jose Germain y Fundación Jiménez Díaz (Madrid)

conllevan, afectan a cerca del 10% de la población, que se concentra, de manera masiva, en enormes bolsas de población desarraigada en la periferia de las grandes ciudades. Así, el municipio de Soacha, en las afueras de Bogotá, ha triplicado su población en los últimos años a expensas de los desplazamientos masivos, y aglutina con superpoblación, invasión de zonas montañosas de alto riesgo de deslaves y cifras de pobreza extrema a más de 500.000 personas (Médicos sin Fronteras, 2006). En Perú (Cahiers Amérique Latine Histoire et Mémoire, 2005) y Bolivia (Vacaflores, 2004) se han dado fenómenos de migración interna masiva similares que han duplicado la población de las zonas marginales urbanas.

La población desplazada vive en una situación conformada por varios ejes:

1. Procedencia de situaciones extremas de amenaza y de riesgo (violencia política o pobreza). En Perú, la población de las comunidades habla de «las violencias» que sufren. Engloban la pobreza y la violencia política bajo una misma categoría conceptual (v. Informe de la Comisión de Verdad y Reconciliación, 2005).
2. Ausencia de mecanismos de protección (trabajo, redes de intercambio, transacción, solidaridad y afecto).

Resultados	Características
– No dan datos de incidencia – Los diagnósticos más frecuentes en la urgencia y al ingreso, son trastornos por agitación y descompensaciones psicóticas (como corresponde al tipo de hospital). Un 35% al alta eran diagnosticadas como «psicosis sin especificar», mostrando dudas diagnósticas. En pacientes latinos mayor frecuencia de trastornos afectivos que de psicóticos	
Peor continuidad de cuidados. Tres veces más posibilidades de no acudir a la cita de seguimiento tras el alta hospitalaria (35% frente a 13%; OR = 3,59 [1,68-7,67])	El principal factor es la ausencia de familiares cercanos o de red social de apoyo (aumento de 10 veces el riesgo relativo de no acudir). Las dificultades económicas aumentan en tres veces el riesgo, aumentando hasta ocho veces con ingresos mensuales inferiores a 240 €

3. Pérdida de los referentes naturales de interpretación de la realidad. Impacto traumático en términos de cambios en la visión del mundo y las relaciones humanas (confianza en los demás, seguridad, construcción de proyecto vital, etc.). Diversos estudios muestran cómo se han perdido en las últimas dos décadas las formas de trabajo comunitario y solidaridad en las comunidades altoandinas. Así, el *miskipay* era un tiempo de trabajo dedicado por algunos hombres de las comunidades en las chacras de las viudas, en el rato antes de la caída del sol y camino a su casa, lo que permitía a éstas sobrevivir. La violencia política la ha hecho desaparecer creando una situación crítica de abandono y desnutrición en los adultos mayores en general, especialmente aquéllos cuyos hijos han migrado (Theidon, 2004a).
4. Ruptura identitaria, pasando de manera involuntaria y en pocas horas de ser campesinado rural autosostenido a ser población urbana marginal, no sólo desempleada, sino sin posibilidades de ocupación más allá de la venta callejera o el acarreo.

A ello hay que añadir el impacto directo de la violencia, que es casi siempre una violencia oculta.

Violencia cotidiana

En los centros de salud mental y en las consultas de atención primaria cada vez más se exploran, de manera sistemática, las situaciones de fallecimientos y duelo al realizar el genograma o hablar del contexto familiar. La existencia de hechos traumáticos, en cambio, no se explora de modo sistemático. Esto tiene una lógica: se trata de hechos frecuentes (el 70% de la población general española ha pasado por algún tipo de experiencia traumática) y generalmente resueltos con los propios recursos de la persona (Pérez-Sales, 2006). Pero el tipo de hechos traumáticos de la realidad europea (accidentes de tráfico o laborales en su mayoría) no guardan relación con la realidad de los hechos traumáticos de la población inmigrante. Por dar sólo algunos datos orientativos:

El Programa de las Naciones Unidas para el Desarrollo (PNUD), en su Informe sobre Desarrollo Humano del año 2000 estimaba que aproximadamente entre el 60 y el 70% de las mujeres en Colombia había sufrido de modo personal alguna modalidad de violencia (maltrato físico, psíquico o sexual). No obstante, menos de la mitad buscaba ayuda y apenas el 9% denunciaba la agresión (PNUD, 2000). En Bolivia, la tasa de violaciones *denunciadas* en mujeres de 15 o más años, según cifras oficiales es de 102,8 por 100.000 mujeres, 15 veces superior a la cifra española (7,2 por 100.000) (PNUD, 2000). Diversos estudios señalan, por ejemplo, prevalencias estimadas de violación sexual de entre el 2 y el 10% de la población rural altoandina, siendo éstas vividas en silencio (y, por tanto, nunca denunciadas) por el estigma asociado a la mujer que denuncia (golpizas por parte del marido, rechazo y señalamiento de parte de la comunidad, etc.).

El conflicto armado colombiano ha dejado más de 50.000 asesinados, varias decenas de miles de desaparecidos de los que apenas ahora se empieza a saber algo con el hallazgo en zonas de desmovilización de paramilitares de enormes fosas comunes y cementerios clandestinos donde se acumulan decenas de cadáveres. Hasta hace poco en Colombia se producía una media de seis secuestros diarios y la cifra sigue siendo elevada. La sociedad colombiana convive con la violencia a diario desde hace 30 años. El 80% de colombianos han sido víctimas directas del conflicto o conocen a alguna víctima directa. Una idea de la magnitud de la guerra es el hecho de que en los últimos 10 años, el crecimiento de los principales actores ilegales del conflicto ha sido del 157% en cifras oficiales de Presidencia de la República (Presidencia de la República de Colombia, 2003), mientras la población ha crecido al ritmo del 1,9% anual. Si se suman a los 32.000 combatientes estimados entre FARC, ENL y AUC, los 240.000 integrantes del ejército y la fuerza pública, los 183.000 vigilantes privados y los alrededor de 3.000 «gatilleros» al servicio del narcotráfico, el crimen organizado o las pandillas urbanas, *la violencia organizada emplea al 2,5% de los trabajadores colombianos, y en especial, a casi el 9% de la población ocupada en el área rural.* Pero la violencia colombiana, además, no es una violencia cualquiera. La base de datos *Noche y Niebla* del CINEP, centro de derechos humanos de la congregación jesuíta en Colombia, muestra cómo la violencia se ejerce, de modo sistemático, usando las formas máximas y más crueles de terror:

- Usurpación de tierras históricas a través de amenazas, ejecuciones o masacres, con cambios de titularidad y sin posibilidad sencilla de retorno.
- Signos constantes de ensañamiento u horror (hallazgo habitual en las masacres de exposición pública de mujeres embarazadas, niños y ancianos muertos, y campesinos adultos con signos de tortura, mutilaciones etc.).
- Ejecuciones como forma de crear pánico en comunidades especialmente simbólicas (como San José Apartadó u otras que intentan posicionarse como áreas «fuera del conflicto»).
- Connivencia del gobierno y el ejército con los grupos paramilitares, según los propios informes de la oficina del Alto Comisionado de Naciones Unidas para los Refugiados en Colombia y las recientes e inesperadas sentencias, después de más de dos décadas de denuncias, de la Corte Suprema de Justicia (El País, 2007).

Sandra

Este testimonio procedente de una sesión de trabajo de una paciente que consulta por cuadros de migraña repetidos, surgió a partir de la cuarta entrevista. No constaba en los motivos de consulta y es una muestra, menos rara de lo que pudiera parecer, de la realidad colombiana.

«Mi marido había escapado ya de varios atentados porque se cuidaba mucho. Sabían de su actividad. Vivíamos cambiando de casa con frecuencia. [...] Ese día viajábamos en autobús de línea. Era pronto el duodécimo cumpleaños de mi hija mayor. Yo estaba embarazada de la pequeña. Mi marido estaba preocupado porque sabía que había movimientos del ejército y paramilitares en la zona. De pronto paró el autobús un grupo armado. Él se dio cuenta enseguida del peligro y de un salto cambió de asiento y se alejó de mí para protegerme. Subieron tres hombres que sin mediar palabra empezaron a disparar. Los conté. Fueron más de veinte disparos. La sangre me salpicó por todos lados. Él salió medio muerto ya y yo detrás. Me escondí en la caseta mientras lo ultimaban en la calle. Él sabía dónde estaba y su última mirada fue para mí, como disculpándose porque tuviera que ver esto. Yo me quedé a su lado, abrazada varias horas. Hasta que un camión se detuvo y me llevó a casa. Cuando llegué mi otra hija ya no estaba. Ellos llegaron antes y la habían secuestrado. [...]. La tuvieron durante tres meses. Intentamos saber de ella por todos los cauces, pero las informaciones eran contradictorias. Cuando finalmente la localizamos, mi hermano asumió la negociación con ellos porque a mí me buscaban también para matarme. Mi hermano logró pactar un precio para la entrega con los paramilitares. [...] Tuvimos que vender casi todo y la liberaron finalmente. Habían estado usando sexualmente a la niña durante todos esos meses [...]. Al día siguiente de la liberación fueron a buscar a mi hermano a su casa y ellos mismos lo mataron. Aún no sabemos por qué, probablemente como un daño más a la familia, para dejarnos a todos vivos y a la vez muertos. A mi hija le duele casi tanto el horror de lo que vivió en el secuestro como saber que su tío murió por lograr salvarla [...]. Ahí empezó la persecución y vivir escondidas las dos [...]» (*M.E.C.* Madrid. Mayo de 2006. Tanto ella como su hija han visto rechazada la solicitud de asilo y refugio presentada en su nombre por la ONG Comisión Española de Ayuda al Refugiado [CEAR] al Ministerio del Interior en el año 2005).

Violencia social, violencia política y pobreza

Todo este conjunto de violencia social y política ha provocado que los índices de pobreza rural se hayan duplicado en Colombia en los últimos 30 años, pasando a afectar, en indicadores del PNUD, desde el 40 hasta el 87% de la población, con un desempleo urbano estimado de entre el 13 y el 21%, y con un sector informal o de rebusque que ocupa a dos de cada tres trabajadores (PNUD, 2003). Esto ha abierto las puertas para que la población campesina y marginal de la ciudad migre en busca de una vida mejor. Se estima que en la actualidad más de 3.500.000 colombianos (un 8% de la población total del país) han emigrado, siendo Estados Unidos y España los receptores prácticamente mayoritarios de este éxodo. Se trata de un éxodo considerado en las cifras oficiales como emigración económica, cuando Colombia es un país productor de petróleo con una agricultura y una ganadería ricas y con una de las rentas per cápita más altas del continente, que no debería tener flujos migratorios al exterior.

En realidad se trata de un éxodo derivado de la guerra, silenciado por los propios emigrantes por miedo y que no empezará a aparecer en la consulta de salud hasta que no se vayan construyendo vínculos de confianza entre profesional y paciente y éste sienta que quien está delante conoce la realidad política del país y distingue la naturaleza de los diferentes actores armados. El miedo cruza la vivencia del día a día en Colombia (Médicos sin Fronteras, 2006) y los patrones de autocuidado y seguridad se mantienen también en el país de acogida, donde los organismos de derechos humanos —como Amnistía Internacional— saben y así lo han informado al gobierno español, que los grupos paramilitares tienen presencia organizada en Madrid y Barcelona y mantienen un control de la diáspora colombiana vinculada al sector de derechos humanos. A esta negación colectiva de la realidad de un éxodo de guerra, derivado de la violencia política y de las violaciones sistemáticas a los derechos humanos contribuye el propio gobierno español que ha suscrito diversos acuerdos de colaboración con los sucesivos gobiernos colombianos que no incluyen cláusulas de derechos humanos y que, sistemáticamente, ha venido negando el estatuto de asilo o refugio a solicitantes colombianos, incluso en el caso de solicitudes avaladas por Amnistía Internacional (que tiene un programa especial de apoyo a Defensores de Derechos Humanos amenazados) o la Comisión Española de Ayuda al Refugiado (CEAR). El caso de Sandra no es anecdótico.

Así, Colombia es el *principal país de origen de los solicitantes de asilo en España*. Sólo en el año 2005 se cursaron 984 solicitudes correspondientes a 1.656 personas, lo que supone aproximadamente el 30% del total de solicitudes que recibe el gobierno español. Pese a tratarse de casos documentados y en muchos casos avalados por ONG de derechos humanos, sólo se concedieron 43 solicitudes (el 4,8% del total). No deja de sorprender que, pese a ello, más de 30.000 colombianos lo han seguido intentando, tozudamente, en la última década. Esta proporción de concesiones es muy inferior a la de concesiones de otros gobiernos del norte de Europa, y contrasta con el más del 30% de concesiones de asilo a solicitantes procedentes de Cuba, el 50% de Irak o el 70% de Guinea Ecuatorial: el conflicto colombiano es, también, un conflicto invisibilizado en España.

Esta situación conlleva un impacto negativo en los connacionales que llegan. A la crisis de identidad que supone la emigración y el exilio hay que sumar el cuestionamiento identitario que supone pasar de ser un luchador social y político o un refugiado político a ser un inmigrante económico más, que no sólo no puede tener a su pasado como elemento estructurador de la realidad, sino que debe ocultarlo. En este sentido nos viene permanentemente a la cabeza la situación de N.C., sociólogo colombiano de gran prestigio que tuvo que huir junto a su familia por amenazas de muerte en el año 2001 y que reside, desde entonces, en Madrid. Desde hace 2 años y en el momento de escribir estas líneas, trabaja, dolorosa paradoja, como vigilante de seguridad privada en el metro. Nunca se le ha concedido, por parte del gobierno español, el estatuto de asilado, pese a cumplir todos los criterios de la convención de Ginebra.

Diferencias entre inmigración y desplazamiento interno

La inmigración y el desplazamiento interno o el exilio comparten elementos comunes (desarraigo, pérdidas, separación), pero tienen diferencias sustanciales en el cuestionamiento identitario que conllevan, que se resumen en la figura 2.

Figura 2. Diferencias entre inmigración y desplazamiento interno.

- Suele haber una *historia personal* de ansiedad, rumores, amenazas o situaciones traumáticas directas, que son las que han provocado el desplazamiento o la emigración
- La *huida* se produce con frecuencia en un contexto de persecución y de peligro
- Hay una *pérdida*, generalmente brusca, de todo lo que definía la vida de la persona, sin posibilidad de adaptación, rituales de marcha o despedida o preparación para la posible vuelta
- Hay un *desarraigo*, con lo que no puede recurrirse a tácticas sociales usadas previamente para enfrentar situaciones difíciles
- Se trata de una *situación involuntaria*. El refugiado, a diferencia del emigrante, no va a la búsqueda de oportunidades y busca por tanto la integración cuanto antes, sino que es empujado fuera de su hogar y busca regresar a su patria en el menor tiempo posible, por lo que todo aquéllo que sugiera una integración será vivido con frecuencia como una traición.

Y pese a todo, en resistencia

Con todo lo anterior no se pretende transmitir una visión del refugiado (reconocido legalmente o no como tal) o del inmigrante como alguien especialmente vulnerable. Ya hemos visto que epidemiológicamente, y dentro de la escasez de estudios, no hay datos que corroboren esta idea, al menos como grupo. Pretendemos, con todo lo anterior, llamar la atención sobre lo que Richard Mollica (Mollica, 1999) denomina «la historia detrás de la cortina» de muchos inmigrantes andinos. De hecho, sabemos que el impacto de la violencia sobre la visión de uno mismo y el mundo tiene mucho que ver con las expectativas previas de la persona sobre cómo se espera que sea ese mundo. En contextos de violencia crónica, como el de la mayoría de zonas andinas, no se espera que el mundo sea, exactamente, benevolente, seguro y justo y, por tanto, hay fuertes elementos de resistencia a la adversidad procedentes del propio proceso de creación de identidad social (Pérez-Sales, 2006).

Los datos sociológicos parecen apuntar en esta dirección. Pese a todo el horror, a la lucha diaria por la supervivencia, a la necesidad de desplazarse o migrar, si se atiende a los datos del Human Values Survey (Inglehart et al., 2004), nunca deja de impactar suficientemente que Colombia presente una de las tasas más elevadas de percepción subjetiva de felicidad del mundo, 2,5 veces superiores a las españolas, y tasas de satisfacción con la vida también superiores. La violencia también enseñará, queremos suponer, a resistir (tabla 2).

Tabla 2. Datos del Human Values Survey

	España	Perú	Colombia
Felicidad (%, «muy feliz»)	20%	31%	47%
Satisfacción con la vida (%, 7-8-9 sobre 10)	65%	50%	85%
¿Qué tan importante es la familia en su vida? (%, «muy importante»)	86%	83%	86%
¿Con qué frecuencia visita a sus padres? (%, semanalmente o más)	49%	61%	43%
Confiar en otros (%, «puede confiarse en la mayoría de la gente»)	32%	11%	11%
¿Qué tan importante es la religión en su vida?	19%	53%	49%
Piensa en el sentido de la vida (%, «con frecuencia»)	22%	54%	70%

Human Values Survey. La mayoría de datos corresponden a la oleada del año 2000. No hay datos de Ecuador ni de Bolivia.

Cultura quechua-andina: los elementos culturales

La cultura es uno de los elementos que componen el mapa identitario de la persona, entendida la identidad como la visión que tiene la persona de sí mismo y de sí mismo como actor en el mundo, conformado desde la infancia a través de un proceso dialéctico de la persona con el entorno. La cultura, como matriz identitaria, es contextual, dinámica y parcial, surgida de un proceso activo consciente (introspección) y de procesados inconscientes de información. La cultura es una particular visión del mundo, del sí mismo y los otros, y de los modos de comportamiento y respuesta apropiados en cada una de estas esferas adquirida en la primera infancia por un proceso de endoculturación (Pérez-Sales, 2005).

Una cultura puede observarse desde dos perspectivas: la del que la vive *(emic)* y la del observador externo *(etic)*. Así, el «susto» puede estudiarse desde una perspectiva *émica* si se recogen descripciones del mismo, se estudian las causas que la gente cree que tiene y los tratamientos usados. Y puede hacerse desde una perspectiva *ética* considerándolo una variante local de reacción de ansiedad y viendo las características que lo asemejan y distinguen de otras reacciones de ansiedad que conocemos. Mientras la antropología psiquiátrica es el estudio de las concepciones relacionadas con la mente y su enfermar desde una perspectiva multiétnica, es decir, desde cada cultura, a la psiquiatría transcultural compete el estudio comparativo de los trastornos mentales a través de la culturas, es decir, una perspectiva *etic* (Pérez-Sales, 2005). La perspectiva *etic* nos permite acercarnos a las personas desde la mirada epidemiológica, científica y legal. La perspectiva *emic* es la que debería competernos en el día a día del trabajo con la gente.

El concepto de «salud mental»

La cultura andina tradicional es ajena al concepto de salud mental. No entiende que pueda haber un enfermar humano en el que se separen las aflicciones del cuerpo de las aflicciones de la mente y las aflicciones sociales. Si en la actualidad se utiliza es dentro de los procesos de asimilación pragmática de conceptos que permiten obtener recursos que realizan las culturas indígenas (tabla 3).

Tabla 3. Diferencias culturales entre las poblaciones andina tradicional y española respecto al concepto de salud mental

	Sociedad española	Sociedad andina tradicional
Origen de las aflicciones	Agente *interno* (Quiebre personal) Es necesario recuperar los mecanismos internos desbordados	Agente *externo* (Agente físico —frío/calor, agua, etc.— o sobrenatural) El *mal* como personificación de la enfermedad que ha penetrado y hay que expulsar
Inicio	En la *mente*	En el *cuerpo* (*enfermarse*)
Modelo cultural	Problemas biológicos Problemas personales o de relación	Problemas biológicos (temperatura, alimentos). Problemas de relación (envidia). Transgresión de normas familiares o comunitarias Proceso terapéutico como respuesta a la necesidad de restaurar los equilibrios rotos

La expresión de las emociones, congruentemente con esto, tenderá a ser integral: con el cuerpo en su conjunto. Los fenómenos de cansancio crónico, algias múltiples o los trastornos disociativos o conversivos (especialmente las seudocrisis, convulsiones y pérdidas de conciencia, etc.) siguen teniendo una importancia enorme como formas adecuadas socialmente de expresión del distrés. No debe interpretarse, desde una mirada *etic*, como una falta de recursos emocionales, una falta de mecanismos maduros de afrontamiento o la existencia de una alta prevalencia de personalidades «histéricas», sino como una expresión adecuada al medio de simbolizar las aflicciones con el cuerpo. Es la cultura occidental la que ha «cognitivizado» el enfermar humano.

La memoria corporal del sufrimiento: *llakis, iquyaska*

Kimberly Theidon muestra en su brillante análisis antropológico del concepto de *llakis* en el altiplano andino (Theidon, 2004a) que sirve de guía a esta sección cómo la sociedad andina (como las indígenas en general) tiene una *memoria corporal del sufrimiento*, entendido éste en un modo integral (fruto de la violencia, la pobreza o la soledad). Esta y otras categorías andinas del malestar, *siempre expresadas a través del cuerpo*, traducen generalmente, en el marco de sociedades de base comunitaria, trastornos en las relaciones sociales. Son males con un fuerte componente religioso. Separar las esferas de la experiencia en categorías (Tierra-ser humano; fuerzas espirituales-concepciones seculares; mente-cuerpo) significa colocar ante los ojos una barrera que impide la comprensión del sufrir (psicológico, le llamaría un occidental) andino. Entender esto como *somatización* y añadirle las connotaciones que de ello tiene la psiquiatría académica es, además de falaz, injusto.

Para el DSM-IV, la *somatización* implica la expresión corporal de un trastorno mental, se enmarca en la misma esfera de lo disociativo y lo conversivo, como formas de expresión del distrés que aparecerían como equivalentes ante la escasa capacidad de elaborar y enfrentar la realidad de la persona. Esta idea debe ponerse en tela de juicio en el marco de culturas, como la alto andina, que consideran inadecuada y socialmente sancionada la expresión verbal de emociones negativas por su potencial de enfermar a la persona y a quienes escuchan, y que entiende el cuerpo como un espacio de *memoria viviente del dolor*, en el que las sucesivas aflicciones van *penetrando* en la persona y permaneciendo en ella. Hablar de dolores corporales asociados a la pobreza, la soledad, las muertes por violencia u otros es el modo *correcto, adaptado y normal* de hacer recuento del dolor individual, familiar y social.

El *corazón* aparece como el órgano más importante alrededor del que giran el cuerpo y la mente. Los *llakis*, pensamientos dolorosos que consumen a la persona hasta agotarla y producirle la muerte, pasan una y otra vez por el corazón, debilitándolo. Cuando el corazón se inunda de *llakis*, «el cuerpo se tapa». La expresión: *¿cómo está tu corazón?* del mundo indígena, equivalente al *¿cómo estás?* occidental, no es, pues, una pregunta retórica. El corazón puede estar *irritado*, y la *irritación del corazón* es también un mal en sí mismo.

Theidon (ibid pág. 66) (Theidon, 2004a) recoge el testimonio de doña Felicitas Figueroa. Ella y sus hijos vieron la muerte del padre (descuartizado), tomado por senderista por otras personas de la comunidad. «Vieron cómo mataban a su papá. Entonces desde ese tiempo se encontraban como en un sueño [*muspaypi qina*] y se ponían a llorar. Se enfermaban mucho y [murieron mis tres hijos] poco a poco de los *llakis*. [...] Se volvieron enfermizos y se murieron. Se volvieron locos. Dios los recogió para que ya no sufran más». Los *llakis* son pensamientos que interrogan por qué, recuerdos que no salen del corazón que vuelven una y otra vez y se apoderan del cuerpo, y si no se logra sacarlos, la persona irá languideciendo y morirá.

En contra de lo que pudiera parecer, el mutismo de la población quechua, tal como ocurre entre la población maya o la tzeltal, esconde en realidad un pensamiento lleno de tiempo, en rumiación constante. Múltiples palabras aluden en las lenguas originarias a la *pensadera*, a la imposibilidad de dejar de pensar y al peso de la memoria y el recuerdo.

Las *emociones negativas* (tristeza, rabia, angustia, etc.) se consideran *enfermedades en sí mismas*, y como tal son tratadas. Cuando la pena es máxima la persona siente *iquyaska* (debilidad), una sensación de agotamiento profundo. Entonces el cuerpo empieza a claudicar («Hemos llorado tanto que hemos perdido la vista por *iquyaska*»; Jiménez et al., 2006). Mientras en el puesto de salud el *iquyaska* es visto como síntoma de la anemia crónica, la desnutrición y la altura, para los comuneros, acostumbrados a vivir en condiciones físicas duras y con poca alimentación, el *iquyaska* es la fatiga que provoca el sufrimiento. En el mismo sentido se expresa: «Me he muerto dos veces por el dolor» o «Estuve muerta durante más de una hora», indicando pérdidas de conciencia temporal que la cultura quechua entiende como estados de *muerte transitoria* y que una lectura académica reinterpretaría como estados disociativos. En la misma línea la expresión *muspaypi quina* (vivir como en un sueño; volverse loco) que usan muchas personas para referirse a los años del desplazamiento, de la violencia, cuando la realidad era incomprensible, irreal, fuera de los parámetros normales de análisis. Se vivía «como en un sueño», y esto se asocia a dolores de espalda, de cabeza, dolores de matriz o consumos desmesurados de alcohol, sobre todo por la noche, «para poder dormir» (Theidon, 2004b).

En las zonas del altiplano boliviano y en las comunidades quechua-hablantes de Perú o el norte andino de Argentina hay una actitud socialmente normada de desconfianza, propia de sociedades pequeñas rurales y exacerbada por la dureza del medio, las condiciones extremas de vida y el aprendizaje de siglos de maltrato y expolio por quienes sucesivamente han ido llegando a las zonas. Una queja habitual de las personas de ONG que trabajan en zonas andinas es que la gente «miente», «engaña». En realidad no se trata de mentiras, sino de formas estratégicas de comunicación en contextos crónicamente adversos. Una respuesta de rechazo y desconfianza, de mutismo o las respuestas abiertamente evasivas o de engaño estudiado hacia quien pregunta (aunque sea el médico o el maestro) responde a una actitud que busca la autoprotección y que, como decimos, es, en muchos lugares, la respuesta social normada.

La cultura quechua sanciona asimismo gravemente la expresión de emociones frente a la adversidad, considerando que dichas actitudes debilitan a la persona y a quienes escuchan el relato y porque el relato puede ofender a la tierra, la *pachamama*. El silencio, por tanto, no es signo de carencia de capacidad de expresión, sino de respuesta adecuada al duro contexto social y comunitario.

El concepto de muerte y pérdida

El concepto de muerte es, asimismo, sustancialmente diferente. La tabla 4 sintetiza algunas de las principales diferencias entre la visión occidental y la visión indígena de la muerte (Pérez-Sales, 2005; Pérez-Sales et al., 2000).

Desde esta óptica los procesos de duelo tienen una lectura de transición en el rol de los vivos. Ello no significa que la pena sea menor, sino que el conjunto de significados atribuidos cambia.

Evangelismo y cultura andina

Cabe señalar, por último, como gran parte de la cultura andina (como está ocurriendo también en zonas de selva colombiana, en áreas urbanas y rurales de Ecuador o Bolivia), que la religión católica está siendo desplazada de modo masivo por cultos de carácter evangélico. Gran parte de la inmigración participa de cultos pentecostales, iglesias adventistas o de los testigos de Jehová. El debate sobre por qué este cambio está abierto y es difícil encontrar un consenso. En un extremo hay quienes lo ven como un síntoma de la descomposición cultural y la penetración norteamericana. Desde otra lectura, y en zonas en que la iglesia católica ha tenido presencia muy escasa o su rol ha sido ambivalente, y donde se percibe una agudización de los problemas sociales (consumo de alcohol, violencia de género, *maras*

Tabla 4. Diferencias entre las visiones occidental y andina de la muerte

Sociedad española	Sociedad andina tradicional
– La persona está muerta o viva	– Se aceptan numerosos estadios de transición durante los cuales el fallecido aún está presente. Hay muchas *gradaciones* de la muerte y ritos de pago a ancestros – En consecuencia hay vías de comunicación con quien está en estos estadios de transición
– El ritual funerario como transición *para la persona que queda* y ante la comunidad	– Transición para la persona que muere. Toda la colectividad debe apoyar *al finado* en el momento más difícil de su vida
– El funeral es un acto privado – Se acepta y en ocasiones estimula la expresión pública de llanto	– El funeral es un acto social y comunitario (a) de apoyo al fallecido en su transición (b) de reajuste comunitario – Se inhibe la expresión social del dolor
– La muerte es un problema sanitario. Se encarga el hospital primero, y la funeraria después, de manejar todo lo referente a los restos	– La muerte es un tema familiar y de la comunidad («nuestros muertos»)
– Tendencia a conceptualizarlo como incapacidad médica (incapacidad para prolongar más la vida): no es rara la búsqueda de culpables. Sentimientos de rabia proyectada	– Tendencia a conceptualizarlo como provocado por otros (a través de influjo, mal, etc.) y a consultar para conseguir conocer al responsable. Sentimientos de rabia proyectada

y otras formas de violencia juvenil, pérdida de respeto a ancianos, etc.), los cultos evangélicos se han postrado como formas de religiosidad popular que han abordado estos problemas con dureza, permitiendo reestructurar comunidades que se percibían como viviendo en el caos. Allí donde el Estado no llega o llega sin impartir justicia ni actuar como referente ético, los cultos evangélicos han ofrecido una moral rígida y sin concesiones, que recuerda mucho al control social que típicamente ejercía la comunidad andina sobre sus miembros cuando funcionaban las estructuras sociales y las formas de organización social y comunitaria, y que quizá por ello ha atraído cada vez a más y más gente hacia ellas.

Inmigración: nuevos patrones de respuesta familiar. El caso ecuatoriano

La inmigración latina ha conllevado un tercer fenómeno que queremos destacar. La existencia de familias *divididas*. El caso ecuatoriano es el numéricamente más abundante. En la actualidad las remesas de emigrantes constituyen la segunda fuente de ingresos de Ecuador, un país por otra parte con potencial de recursos naturales e industriales susceptible de mayores cotas de desarrollo. En un estudio realizado en Guayaquil sobre razones para la emigración a España mostraba que el 56% lo hacía para «buscar trabajo», el 20% para «mejorar los ingresos», el 10% siguiendo a otro miembro de la familia. El proyecto migratorio ecuatoriano es, generalmente, un proyecto *familiar*. El conjunto de la familia decide mandar a uno o más de sus miembros (generalmente una mujer joven o una pareja joven) durante un período transitorio (de 2 a 10 años) con el fin de proveer de recursos al resto de la familia para aumentar su nivel global de vida (pagar estudios a los hijos, acceder a una vivienda en propiedad o poder adquirir algún tipo de negocio a la vuelta). Resulta, por tanto, frecuente, que la persona que migra lo haga dejando «al cargo» del resto de la familia a niños (en ocasiones incluso menores de 3 años) o dejando a la pareja en la confianza del retorno. Las políticas de reagrupación familiar han hecho que muchas de estas personas que vinieron solas hayan ido progresivamente «trayendo» a otros miembros de la familia, inicialmente jóvenes adultos en edad de trabajar y también con proyectos migratorios transitorios.

En un estudio sobre desestructuración familiar y migración en familias ecuatorianas mostraba cómo de los menores de edad cuyos padres salían del país el 41,7% quedó bajo la responsabilidad de sus abuelos, el 30,6% bajo la tutela de la madre y el 8% sólo del padre; el 19,7% restante con otros parientes como tíos, hermanos e inclusive personas sin parentesco consanguíneo y/o jurídico (Maldonado, 2003). Esto significa, además de la necesidad de *entender* la separación, la aparición de nuevas reglas familiares, nuevas adaptaciones y normas. En un estudio cualitativo sobre psicopatología adolescente en jóvenes ecuatorianos hijos de padres emigrados, se citan las reacciones que recoge el cuadro anexo (Boloña et al., 2006) (fig. 3).

En otras ocasiones los niños viajan con alguno o con ambos padres, o son «enviados» en edad adolescente cuando éstos han logrado una cierta estabilidad económica. El perfil de problemas detectados coincide en buena medida con la del estudio realizado en Guayaquil, con dificultades añadidas. Mientras allá quienes quedaron como familia de referencia pueden hacer la función de soporte y transmisión de seguridad para lograr la transición de rol, en España se trata con frecuencia de padres con dobles jornadas laborales, que apenas comparten tiempo con los hijos, quienes, fuera del horario escolar, quedan al cargo de vecinos o simplemente en la calle. Las dificultades, por tanto, son mayores.

Figura 3. Reacciones en jóvenes ecuatorianos hijos de padres emigrados (Boloña, et al., 2006)

a. Miedo y ansiedad, alteraciones vegetativas y/o somáticas
b. Autorrecriminaciones y actitud defensiva en la vida
c. Baja autoestima, inseguridad, sensación de ser rechazado y haber sido abandonado
d. Rabia e irritabilidad
e. Proceso de duelo complejo. Aumento del número de tentativas suicidas
f. Baja tolerancia a la crítica. Rechazo a las normas e impulsividad
g. Sensación de ser diferente a sus coetáneos; vergüenza y aislamiento social
h. Bajo rendimiento académico y/o deserción escolar
i. Falta de adaptación a la realidad; ambivalencia y desconfianza
j. Consumo de sustancias psicoactivas, conductas violentas y/o de grupo

«Cuando mi madre se fue, mi hermano no se acordaba de ella, cuando se fue quedó pequeño, cuando volvió ya no era tan apegado a mi madre como sí lo era a nosotros y a mi padre, sentía mi madre el rechazo del pequeño, se desapegó porque estuvo separado cuatro años de ella. [...] Es el precio que se paga por venirse.» (Verónica, 19 años [Cedeño, 2005]).

«Cuando regresé yo [...] especialmente en el último, el más pequeño [...] sólo se acercaba a nosotros un poco por interés digamos, ya cuando le daba algo, pagándole algo, se acercaba, pero ya de así el cariño como es no [...] estuvo ya más encariñado con la persona con la que se quedó [que no era de la familia]» (Carmen, 45 años [Allgaüer-Hackl, 2005]).

«Tan pronto como su padre se fue, los chicos quedaron con un tremendo dolor en el corazón; no dormían, no comían; no salían de la cama y se negaban a ir a la escuela. Al principio tenían pena, luego ésta se convirtió en ira, éstos son los nervios (Allgaüer-Hackl, 2005)».

Existen escasos estudios sobre el impacto de las «dobles familias», a uno y otro lado del océano. La fragmentación familiar resultante y las múltiples situaciones que conlleva constituyen probablemente el mayor reto desde el punto de vista de salud mental de la inmigración ecuatoriana en España.

REFLEXIONES FINALES: INMIGRACIÓN, DE LA VULNERABILIDAD A LA RESISTENCIA

No puede considerarse al inmigrante como un ser frágil y vulnerable, cuya condición va a requerir *per se* un tratamiento psicológico en centros especializados.

Probablemente se ajuste más a la realidad verlos como un grupo de personas, por lo general jóvenes y resistentes, que en algunos casos tuvieron que huir de situaciones de violencia y buscar refugio, aunque vienen de contextos en que el uso social de la violencia no es inhabitual (Colombia, Perú), y que en otros desarrollaron proyectos migratorios de carácter económico (Ecuador, Bolivia) y por tanto están, de algún modo, motivados a lograr su propósito como sea, porque de ello depende el pago de las deudas que dejaron, su orgullo personal, el futuro prometido, la suerte de sus familiares, etc. En el caso de los inmigrantes con estatuto de residente, a diferencia de los refugiados o de los inmigrantes *sin papeles*, la mayoría de autores coinciden en pasar de un modelo de vulnerabilidad a uno de adaptación y resistencia y de una visión asistencialista o psicologicista a esquemas de apoyo instrumental práctico y de potenciación de las fortalezas individuales y colectivas. Esto, unido al miedo a la expulsión y al estigma asociado de los colectivos más vulnerables, quizás explique por qué la mayoría de centros de atención psicológica a inmigrantes tienen muchos problemas para encontrar pacientes, por qué hay una infrarrepresentación de los mismos en los datos estadísticos y de utilización de servicios que presentábamos al inicio. Junto a ello, la hipótesis del sentido común; el inmigrante reproduce, inicialmente, los patrones de uso de servicios del país de origen. En ninguno de ellos existen sistemas gratuitos de atención primaria de salud. El Estado sólo brinda atención de urgencias y atención gratuita a indigentes. El resto queda en manos de seguros privados. No es de extrañar que ésta sea, en los 2 años iniciales, el patrón de uso de los inmigrantes latinoamericanos.

Las nuevas entidades sindrómicas propuestas basadas en modelos de duelo múltiple, aunque tienen el innegable valor de llamar la atención de las administraciones y la sociedad en general hacia el sufrimiento de algunos grupos de inmigrantes, corren el riesgo de ofrecer una visión patologizante del fenómeno migratorio. En este sentido, cabe postular un proceso de *negociación de miradas*. ¿Cómo se percibe el otro? ¿Qué le trae al dispositivo? ¿Tener una historia traumática es estar traumatizado?

Quizá cuando estamos ante narrativas de alguien que percibe su identidad como la de alguien que está en el *camino*, en el *proceso* dentro de ese proyecto migratorio, forzar una narrativa de reflexión y recreación en el sufrimiento que no viene, necesariamente, desde el otro sino desde nuestras propias concepciones del otro como víctima, puede tener un efecto victimizante, contrario al buscado. Cabe en este sentido preguntarse si la migración es una enfermedad, si el estrés aculturativo o el duelo cultural son enfermedades (Eisenbruch, 1991). Si el otro se percibe a sí mismo como «enfermo» y en qué posición se le coloca por parte de quien le atiende.

En este sentido, las demandas instrumentales deberían generar respuestas instrumentales y la mirada al proceso, esencialmente psicosocial y comunitaria.

Factores premigratorios frente a factores posmigratorios

Cabe en este sentido recordar en este punto el ya clásico estudio de Silove et al. de seguimiento longitudinal de personas solicitantes de asilo político en Australia, en el que se observa cómo en análisis de regresión múltiple, las dificultades para legalizar su situación, los interrogatorios, la percepción de rechazo, el aislamiento o el desempleo son mejores predictores de síntomas postraumáticos, de ajuste y de duelo que las mismas experiencias de detención o tortura previas a la solicitud de asilo (Silove et al., 1997; Silove et al., 2000). La realidad posmigratoria española viene marcada, en este sentido, por algunos elementos muy relevantes:

- Menor nivel educativo que la población nativa.
- Débil agrupación familiar.
- Precariedad laboral.
- Condiciones de vivienda, hacinamiento, derecho a la intimidad.
- Cierto aislamiento social.
- Estigmatización social.
- Irregularidad administrativa y legal.
- Temores a la detención, expulsión o traslado al país de origen (sin papeles).
- Desinformación sobre sus derechos.
- Negación de estatus de asilo y refugio y negación de la identidad social y política.

Resulta por tanto lógico que el reclamo de la mayoría de personas que acuden a los dispositivos de salud tenga que ver con la mitigación de estos factores, que son en definitiva los que explican los síntomas de ansiedad, depresión o somatización que presentan. Ser capaces de atender a esta demanda desde una mirada social y comprensiva, que no vea estos factores como responsabilidad de las áreas de trabajo social sino como parte de la respuesta integral al sufrimiento humano es, probablemente, el mayor reto que presentan, hoy por hoy, en el campo de la salud mental, los inmigrantes procedentes de zona andina.

Servicios culturalmente competentes para personas procedentes de estas zonas deberán tener en cuenta, entre otros factores, el impacto de las experiencias traumáticas y la violencia política, el decisivo rol de la cultura y las formas de expresión somática del distrés emocional y los nuevos patrones de estructura familiar y las complejas consecuencias que conllevan en términos de salud mental.

BIBLIOGRAFÍA

Allgaüer-Hackl H. Las repercusiones de la emigración en la familia ecuatoriana y las perspectivas. En: VVAA. Migración, discriminación y derechos humanos. Bogotá: Antropos; 2005.

Alonso J, Angermeyer MC, Lépine JP. The European Study of the Epidemiology of Mental Disorders (ESEMeD) project: an epidemiological basis for informing mental health policies in Europe. Acta Psychiatr Scand. 2004a;109(S420):5-7.

Alonso J, Angermeyer MC, Bernert S, Bruffaerts R, Brugha TS, et al. Prevalence of mental disorders in Europe: results from the European Study of the Epidemiology of Mental Disorders (ESEMeD) project. Acta Psychiatr Scand. 2004b;109:21-7.

Barro S, Saus M, Barro A, Fons M. Depresión y ansiedad en inmigrantes no regularizados. Aten Primaria. 2004;34(9):106.

Boloña RM, Saad E, Saad J. Depresión en adolescentes y desestructuración familiar en la ciudad de Guayaquil, Ecuador. Revista Colombiana de Psiquiatría. 2006;25(2):149-66.

Cedeño M. La situación de los inmigrantes ecuatorianos residentes en Sevilla (España). En: VVAA. Migración, discriminación y derechos humanos. Bogotá: Antropos; 2005.

Comelles JM, Bernal M. El hecho migratorio y la vulnerabilidad del sistema sanitario en España. Humanitas. 2007;13:1-25.

Eisenbruch M. From Post-traumatic stress disorder to cultural bereavement: diagnosis of southeast asian refugees. Soc Sci Med. 1991;33(6):673-80.

El escándalo de la 'parapolítica' en Colombia. Madrid: El País; 20-02-2007.

Garcia M, Poyo F. Inespecificidad en el diagnóstico psiquiátrico en la atención a población inmigrante. INTERPSIQUIS; 2006.

Gotor L, Gonzalez C. Psychiatric hospitalization and continuity of care in immigrants treated in Madrid (Spain). Soc Psychiatry Psychiatr Epidemiol. 2004;39:560-8.

Informe Anual del Sistema Nacional de la Salud 2005. Consejería de Sanidad de la Comunidad de Madrid, 2006.

Inglehart R, Basañez M, Diez-Medrano J, Halman L, Luijk R, editors. Human Beliefs and Values. A cross-cultural sourcebook base on the 1999-2002 values surveys. México: Siglo XXI editores; 2004.

Jiménez D, Sánchez S, Zazo J, Arias F, Soto A. Ingresos de inmigrantes en una unidad de hospitalización psiquiátrica breve. An Psiquiatr. 2006;22(3):111-5.

Maldonado N. Situación familiar de los hijos de emigrantes que asisten a la escuela «Alonso de Mercadillo» de la ciudad de Loja en el año 2002. Guayaquil: Universidad Católica de Santiago de Guayaquil; 2003.

Matamala P, Crespo A. Pacientes inmigrantes en un Centro de Salud Mental Comunitario. INTERPSIQUIS; 2004.

Médicos sin Fronteras. Vivir con miedo. El ciclo de la violencia en Colombia. Bogotá/Amsterdam: Médicos sin Fronteras; 2006.

Mesa nacional sobre desplazamiento - SEPIA. Balance del proceso de desplazamiento por violencia política en Perú. Amérique Latine Histoire et Mémoire. 2002;5.

Mollica R. Efectos psicosociales y sobre la salud mental de las situaciones de violencia colectiva. En: Pérez-Sales P. Actuaciones psicosociales en guerra y violencia política. Madrid: Ed. ExLibris; 1999.

Ochoa E, Vicente N, Moreno H. Asistencia psiquiátrica a inmigrantes: demanda en un centro de salud mental y hospitalización. Psiquiatria.com 2004;8(3).

Pérez Sales P. Psicología y psiquiatría transcultural. Bases prácticas para la acción. Bilbao: Desclee de Brower; 2005.

Pérez-Sales P, Bacic R, Duran T. Muerte y desaparición forzada en la Araucanía: una perspectiva étnica. Santiago de Chile: Ed Lom; 2000.

Pérez-Sales P. Trauma, culpa y duelo. Hacia una psicoterapia integradora. Bilbao: Desclee de Brower; 2006.

Presidencia de la República de Colombia. PNUD. Informe 2003. Bogotá.

Programa de las Naciones Unidas para el Desarrollo. El conflicto, callejón con salida: informe nacional de desarrollo humano para Colombia, 2003. Notre Dame: University of Notre Dame Press; 2003.

Programa de las Naciones Unidas para el Desarrollo. Informe sobre desarrollo humano 2000. Madrid: MundiPrensa; 2000.

Quintero J, Clavel M. Emigrantes, inmigrantes y estrés. Interpsiquis; 2005.

Sancho C, Lliteras M, Vázquez MD, Del Agua E. Estudio de prevalencia en población inmigrante. An Psiquiatr. 2006;22(2):67-71.

Silove D, Sinnerbrink I, Field A, Manica-Vasagar V, Steel Z. Anxiety, depression and PTSD in asylum-seekers: associations with pre-migration trauma and post-migration stressors. Br J Psychiatry. 1997;170:351-7.

Silove D, Steel Z, Watters C. Policies of deterrence and the mental health of asylum seekers. JAMA. 2000;284:604-11.

Swinnen S, Selten JP. Mood disorders and migration. Br J Psych. 2007;190(1):1906-10.

Theidon K. Hemos aprendido a tomar. En: Theidon K, editor. Entre prójimos: el conflicto armado interno y la política de la reconciliación en el Perú. Lima: Instituto de Estudios Peruanos; 2004.

Theidon K. Los males del campo: epistemologías corporales. En: Theidon K, editor. Entre prójimos: el conflicto armado interno y la política de la reconciliación en el Perú. Lima: Instituto de Estudios Peruanos; 2004.

Vacaflores V. Migración interna en Bolivia: causas y consecuencias. La Paz: Plural Editores; 2004.

Vivanco E, Hernández S, Rodríguez MT, Villarde ML, García O, Cobos Ana M. Reflexiones sobre inmigración y psiquiatría: el reto de la inmigración para la enfermería. ¿Estamos preparados? Rev Norte Salud Ment. 2006;23:63-74.

INVESTIGACIÓN EN PSIQUIATRÍA Y PSICOLOGÍA TRANSCULTURAL

LA INVESTIGACIÓN EN PSIQUIATRÍA TRANSCULTURAL

Margarita Alegría y María Torres

INTRODUCCIÓN

Este capítulo trata las consideraciones conceptuales y metodológicas necesarias para realizar investigación en el área de psiquiatría transcultural, con un énfasis en la población de los países andinos. Específicamente tratamos seis puntos centrales: a) la traducción, adaptación y validación de instrumentos; b) la nosología y su aplicabilidad a la población; c) los modelos teóricos y su reformulación dado el contexto y la población del estudio; d) la metodología: quién se incluye, cómo y cuál es el grupo de referencia, al igual que cuánto se agregan o se desagregan los grupos incluidos en el estudio; e) la interpretación: ¿cómo se explica el fenómeno?, y f) ¿Cómo se usa la información para mejorar los servicios y hacerlos culturalmente competentes?

INVESTIGACIÓN TRANSCULTURAL EN PSIQUIATRÍA

En las últimas dos décadas la psiquiatría transcultural ha afrontado el dilema de usar medidas estandarizadas para evaluar la correlación de los trastornos psiquiátricos y la necesidad no cubierta de la atención en salud mental, al mismo tiempo que se reconoce la necesidad de establecer si estas correlaciones de interés son relevantes (relevancia cultural) y si son interpretadas de forma similar (equivalencia cultural) por la población étnica minoritaria (Alegría et al., 2004b).

Dada la ausencia de recomendaciones específicas respecto a la investigación transcultural, y la falta de acuerdo respecto al alcance de las revisiones que deberían ser incorporadas en los instrumentos de investigación para poder obtener equivalencia cultural y relevancia cultural, la mayoría de los estudios en salud mental realizados hasta la fecha continúan basándose en la suposición de universalidad de la experiencia estadounidense mayoritaria. Además, a pesar de que existen pruebas consistentes de que muchas medidas parecen funcionar de forma distinta para los diferentes grupos étnicos, pocos investigadores están probando si los instrumentos que están usando tienen una fiabilidad y validez similares entre grupos étnicos y raciales.

Los estudios previos transculturales proponían una comprensión de la cultura desde dos perspectivas diferentes llamadas el *paradigma emic-etic*. La perspectiva *emic* propone una evaluación de lo que ha sido estudiado desde el mismo contexto cultural, y se centra en explicar el sentido de lo que se ha estudiado y su asociación con otros factores culturales dentro de la cultura en sí misma. Por otra parte, la perspectiva *etic* propone la evaluación de un fenómeno «desde fuera de la cultura». El estudio del fenómeno se realiza comparándolo con otras culturas y se centra menos en la cultura dominante. Ambas perspectivas se han evaluado de forma crítica en la literatura. Las limitaciones identificadas en la investigación transcultural basada en la propuesta *emic* incluyen posibles sesgos observacionales y falta de generalización. Las limitaciones identificadas en la investigación transcultural *etic* denotan que esta aproximación puede enfatizar la fiabilidad (al estandarizar las medidas) a expensas de la validez. Varios investigadores han ideado estrategias que intentan integrar las perspectivas *emic* y *etic* en una metodología de investigación general que sea tanto válida como generalizable a nivel cultural. Para estos investigadores el objetivo es producir instrumentos que logren la equivalencia de los fenómenos psicológicos entre poblaciones diferentes lingüística, cultural y contextualmente; permitiendo comparaciones inherentes a la perspectiva *etic*; haciéndolo de forma culturalmente sensible que haga posible la identificación de características culturales específicas dentro de los grupos (la perspectiva *emic*).

El Estudio Nacional Americano de los Latinos y Asiáticos

A lo largo de este capítulo los autores se aproximarán con ejemplos específicos recogidos de la investigación realizada usando la muestra latina del Estudio Nacional Americano de los Latinos y Asiáticos (NLAAS; Alegría et al., 2004a); un estudio nacional epidemiológico que estima la prevalencia de los trastornos psiquiátricos y el uso de los servicios de salud mental en una muestra representativa de población asiática y latina. El NLAAS es uno de los tres estudios hermanados que llevó a cabo la National Institute of Mental Health (NIMH) Collaborative Psychiatric Epidemiology Surveys (CPES; Colpe et al., 2004). Los otros dos estudios incluyen el National Comorbidity Survey-Replication (NCS-R; Kessler y Merikangas, 2004) y el National Survey of American Life (NSAL; Jackson et al., 2004). El NLAAS, como estudio transcultural que es, ofrece muchos ejemplos de cómo los investigadores buscaron obtener la equivalencia cultural y la relevancia cultural en la conceptualización y la operacionalización en sus preguntas de investigación integrando los paradigmas *etic* y *emic*, concretamente en relación con los roles de raza/etnicidad, nivel socioeconómico, contexto ambiental y contexto cultural para las poblaciones latinas.

La muestra del estudio de latinos del NLAAS cuenta con 2.554 latinos. Las entrevistas de la muestra latina del NLAAS se realizaron tanto en inglés como en español por entrevistadores bilingües cualificados. La recogida de datos tuvo lugar entre mayo de 2002 y noviembre de 2003 (Pennell et al., 2004) con una respuesta final del 75,5% de la *ratio* para la muestra latina del NLAAS (Heeringa et al., 2004). Los datos relacionados con la información del estudio en cuanto al diseño, instrumentación y metodología del NLAAS, así como los datos publicados del NLAAS, se pueden encontrar en la página web del Collaborative Psychiatric Epidemiology Suerveys (CPES), disponible en: http://www.icpsr.umich.edu/CPES/index.html.

TRADUCCIÓN, ADAPTACIÓN Y VALIDACIÓN DE INSTRUMENTOS

La traducción y adaptación de las medidas usadas en el NLAAS

El modelo utilizado para la traducción y adaptación de las medidas diagnósticas del NLAAS se basó en las equivalencias culturales de los distintos dominios (descritos por Bravo et al., 1991): semánticos (asegura que los instrumentos están traducidos de forma precisa en las distintas lenguas), contenido (asegura que el contenido de los instrumentos es relevante para la población a estudio), equivalencia técnica (asegura que se utilizan diseños similares para los instrumentos en las diferentes culturas, y que las distintas estrategias de medición aplicadas obtienen un efecto similar en las distintas culturas) y equivalencia de criterios/conceptual (asegura que el mismo constructo teórico se evalúa en cada cultura, y que las interpretaciones de los resultados es similar cuando se evalúa en concordancia a las normas de cada cultura) (Flaherty, 1987; Gaviria et al., 1985). A pesar de que muchas traducciones evitan traducciones palabra por palabra (lo cual puede llevar a afirmaciones engorrosas y significados confusos), otros problemas sutiles pueden acontecer cuando la cultura y la lengua del que responde entran en juego (Malgady y Zayas, 2001). Aun cuando los comités bilingües coinciden en la palabra óptima para un término en inglés, y cuando la retrotraducción puede captar el concepto original desde la traducción, los que responden pueden construir diferentes gradaciones o responder alternativas en la reciente versión traducida. Las diferencias entre lenguas o entre culturas en cuanto a juzgar la gravedad de los síntomas o su impacto en el funcionamiento pueden llevar a representaciones diferentes de los criterios de enfermedad, que en concordancia influyen en la prevalencia total de los trastornos psiquiátricos (Canino y Alegría, 2008). Puede ocurrir que parte de la varianza observada en la prevalencia de la Organización Mundial de la Salud (OMS) entre distintas comunidades (World Mental Health Survey Consortium, 2004) se deba a los problemas en la traducción comentados anteriormente.

La entrevista diagnóstica internacional compuesta (*Composite International Diagnostic Interview* [CIDI]) fue traducida a un español común por un equipo internacional de investigadores latinos bilingües de diferentes subgrupos latinos que incluían España, Latinoamérica y Sudamérica. El desarrollo de los instrumentos de la NLAAS se centró en cómo estos dominios influyen en la expresión de la enfermedad, las rutas de búsqueda de atención, los tratamientos seleccionados y las disparidades en el acceso a servicios y la calidad de los tratamientos de salud mental. Esto se consiguió a través de un proceso detallado de cinco pasos que consistía en: a) identificación y priorización de los constructos representados en nuestro modelo conceptual; b) identificación de las mediadas disponibles; c) adaptaciones y traducción de las medidas identificadas; d) pretest de las medidas y e) probar la consistencia interna de las medidas finales (fig. 1) (para una información más detallada, véase el texto de Alegría et al., 2004b).

Posteriormente a la traducción profesional de los instrumentos del NLAAS, los grupos focales examinaron los constructos de medición y aportaron información más a fondo respecto a las dificultades de comprensión de las preguntas debidas a

Figura 1. Proceso en cinco pasos para lograr la relevancia cultural y el equivalente cultural de las medidas del NLAAS (Alegria M, Vila D, Woo M, Canino G, Takeuchi D, Vera M, et al.).

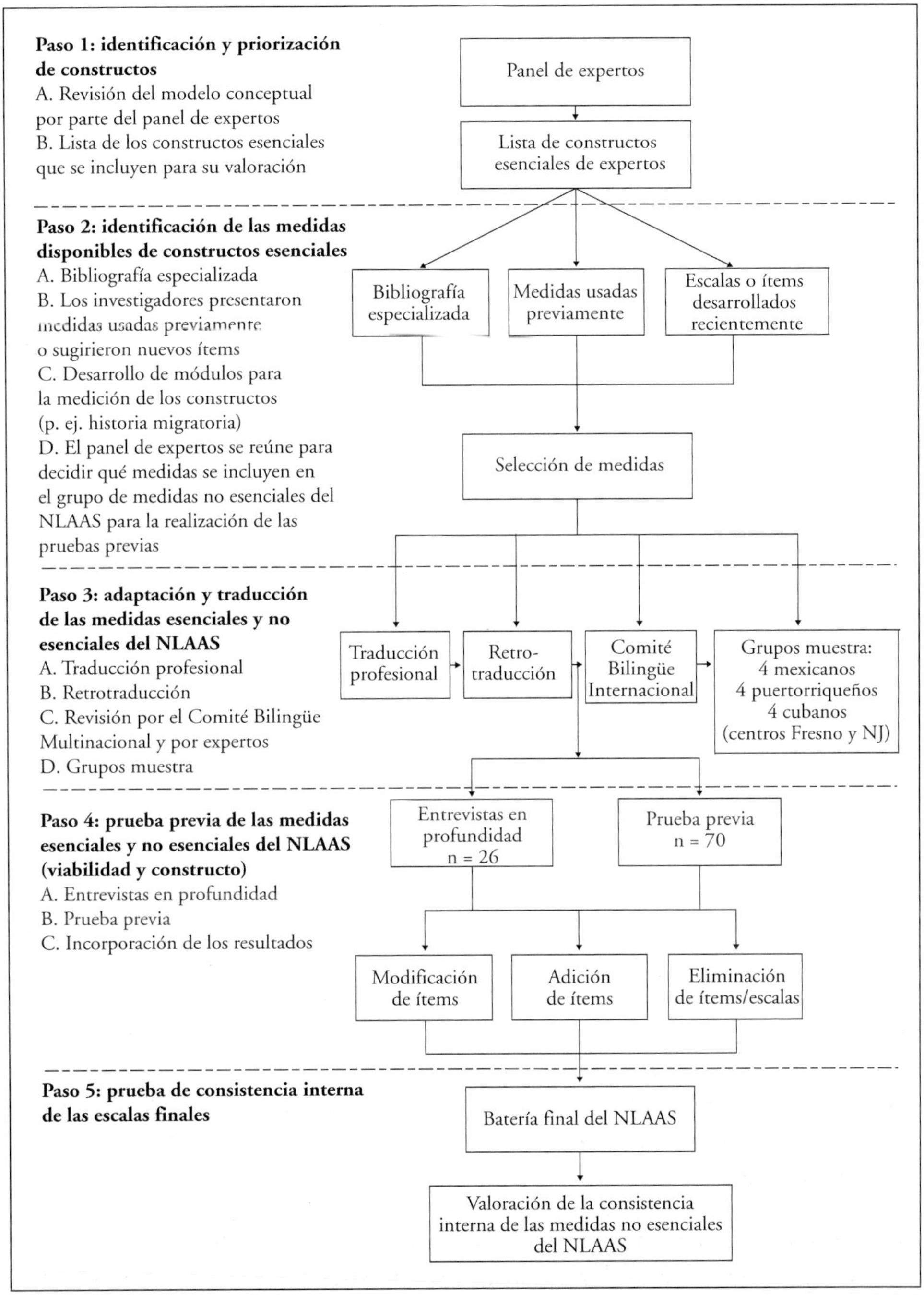

NLAAS: National Latino and Asian American Study; NJ: Nueva Jersey.

la traducción. Por ejemplo, un servicio cuestionó una de las preguntas originales en la que se preguntaba si el que respondía había utilizado a «un trabajador social» (en español en el original) para los problemas de salud mental; sin embargo, los participantes del grupo focal señalaron que «un trabajador social» se entendía generalmente como alguien que ayuda con los problemas sociales como encontrar trabajo, no como alguien que proporciona servicios de salud mental. Los grupos focales también sirvieron para determinar si los constructos miden con precisión los conceptos que se pretendía evaluar. Por ejemplo, una de las preguntas originales decía: «¿Cree usted que tiene el *estatus/respeto* que tenía en su país de origen?» (en español en el original). Los participantes del grupo focal señalaron que las dos palabras captan de alguna manera conceptos diferentes, y que sería mejor preguntarlo en preguntas separadas si lo que se pretende es captar el *estatus social* o el *respeto* sin confusiones. Específicamente, «estatus» representa un estatus social en términos de nivel educativo, trabajo y ganancias, mientras que «respeto» representa el concepto de ser admirado con deferencia.

Aparte de los problemas semánticos de la traducción, el lenguaje puede funcionar como una señal de entrada a funciones cognitivas centrales que pueden traer recuerdos de experiencias en salud mental ligadas a la cultura y que están a mayor o menor alcance. Estas mismas señales de entrada pueden activar distintas imágenes relacionadas con los síntomas de las enfermedades mentales. Por ello, la lengua usada en la entrevista puede influir en las respuestas, aunque la equivalencia de la traducción sea impecable. En el NLAAS llevamos a cabo la primera evaluación experimental de los efectos de la traducción en un estudio de salud mental (Shrout et al., 2008). Comparando la prevalencia de los trastornos referidos por los grupos, que eran bilingües y que fueron distribuidos de forma aleatoria por equivalencias lingüísticas (español, inglés), establecimos si la lengua influye en el proceso de respuestas, y en consecuencia en las tasas de prevalencia. Los resultados de las versiones española e inglesa de la CIDI fueron análogos para 11 de los 11 diagnósticos evaluados, sin evidencias de que los resultados de la versión española divergieran de los obtenidos en la versión inglesa para los respondientes bilingües. Utilizar experimentos lingüísticos en los estudios de las poblaciones multilingües ofrece la oportunidad de comprobar la equivalencia en la traducción de los instrumentos del estudio.

La importancia de alcanzar la relevancia cultural

La cultura se define como el producto de las creencias, valores grupales, normas, prácticas y experiencias pertenecientes a un grupo etnocultural determinado

(López y Guarnaccia, 2000). Los investigadores transculturales reconocen que mientras las minorías étnicas/raciales pueden compartir un contexto común con la cultura mayoritaria, cada grupo tiene unas características únicas que permeabilizan sus vidas. Es más, las culturas y subculturas varían no solamente en función del contexto nacional o regional (tanto en su país de origen como en Estados Unidos), sino que existen múltiples diferencias de contexto que deben considerarse, como pueden ser el contexto étnico, la raza, la situación legal, el nivel de aculturación, la historia migratoria, el manejo del inglés, así como la edad, el sexo, la orientación sexual, el lugar de nacimiento y la clase social. Por último, es importante fijarse en que la cultura latina no es homogénea, incluso dentro de la categoría «latino». Por todo ello, la investigación en latinos requiere un examen en profundidad de cómo los conceptos importantes son entendidos en las distintas y amplias culturas latinas en los contextos divergentes. En el pasado, la visión de los latinos como un grupo homogéneo limitó el análisis de las diferencias étnicas en los patrones de los trastornos de salud mental (Zane y Mak, 2002).

La importancia de lograr la equivalencia cultural

Alcanzar la equivalencia cultural en los instrumentos requiere a menudo traducciones y adaptaciones a otras lenguas que no sean el inglés, así como asegurarse de que la complejidad del lenguaje encaja con los niveles educativos de la población en estudio. Incluso en la misma población puede ser difícil comparar los resultados de los estudios en cuanto a la prevalencia de trastornos específicos y de sus rasgos asociados. Por ello, cuando se realiza el trabajo en distintas culturas, la complejidad de la tarea se incrementa de forma significativa. Existe poco consenso respecto hasta qué punto los trastornos psiquiátricos o los síntomas son universales o hasta qué punto difieren debido a los factores culturales que se basan en las definiciones nucleares y en las constelaciones de síntomas (Canino y Alegria, 2008). Precisamente porque los factores culturales pueden afectar al desarrollo y la expresión de los trastornos psiquiátricos existe la necesidad de usar instrumentos y medidas culturalmente adaptados y testados en la cultura en la que serán usados. La adecuación de un instrumento diagnóstico o una entrevista en una cultura dada no garantiza su fiabilidad o validez en otra, aunque tengamos una traducción fiable (Canino y Bravo, 1994). Así pues, a menos que la herramienta de evaluación diagnóstica haya sido desarrollada en la cultura para la que la aplicamos, su uso requiere un proceso de adaptación detallado para que el instrumento tenga la capacidad de identificar fenómenos similares a aquéllos identificados en la versión original pero en una cultura diferente.

Distintas aproximaciones dentro del estudio NLAAS evaluaron explicaciones artefactuales de las tasas observadas para los trastornos psiquiátricos y de los patrones de uso de servicios de los latinos, directamente estudiando dos áreas específicas relacionadas con el sesgo de constructo: a) la inequivalencia de los constructos diagnósticos y de las unidades de medición de la CIDI, y b) desigualdad en los contextos de atención de servicios entre el país de origen del respondiente y los servicios en Estados Unidos. El sesgo de constructo puede aparecer cuando existe una sobreposición incompleta del constructo entre los grupos raciales/étnicos; cuando existen contenidos no relevantes (como nosologías de trastornos que incluyan síntomas que no existen o no pertenecen en el registro cultural de un grupo); o cuando hay una descripción pobre de todos los comportamientos relevantes como cuando algunos síntomas no se incluyen o no se preguntan (p. ej., el ataque de nervios o la neurastenia). Los investigadores del NLAAS respondieron a estas dudas descentralizando los instrumentos añadiendo más dimensiones que en la versión original del instrumento del CIDI.

Para tratar las dudas respecto a la equivalencia de los constructos y de las equivalencias de las unidades de medida en el CIDI se probó si las potenciales exclusiones de la sintomatología de algunos trastornos conducían a una subestimación de las tasas de trastornos psiquiátricos. Entendiendo que los grupos étnicos minoritarios pueden presentar síntomas que no forman parte de la nosología establecida, evaluamos si los síntomas relacionados con los «ataques de nervios» formaban parte de la expresión de ciertas enfermedades mentales para los respondientes. Este es un *idiom of distress* (expresión del malestar psicológico) destacado entre la población latina que incluye un sentimiento de estar sin control, gritar descontroladamente, ataques de llanto, temblores y tornarse agresivo verbalmente o físicamente. Nuestros resultados sugieren que el *ataque de nervios* funciona como un marcador de vulnerabilidad psiquiátrica.

Los pacientes que referían ataques de nervios se relacionaban fuertemente con diagnósticos psiquiátricos y con riesgo de suicidio, así como con discapacidades en el funcionamiento. De forma similar, la presentación de síntomas psicóticos parece ser un marcador positivo para angustia que se deriva de la frustración en las aspiraciones socioeconómicas y de las experiencias de discriminación (Lewis-Fernandez et al., 2009). Un reanálisis clínico mostró que sólo un 7% de los latinos que refirieron síntomas psicóticos cumplían criterios de la CIDI para trastorno psicótico. Sin embargo, la presentación de los síntomas psicóticos en los latinos se relacionaba con ideación suicida, y con discapacidad y uso de los servicios de salud mental, lo cual sugiere el posible rol de esos síntomas como marcadores de vulnerabilidad clínica en esta población.

Otra propuesta utilizada para evaluar los posibles sesgos de constructo que influyen en las tasas de prevalencia de ciertos trastornos fue la expansión de las pruebas de cribado que los respondientes introdujeron en las baterías específicas de trastornos mentales en el NLAAS. Si las pruebas de cribado se perciben como menos posibles para describir síntomas en un trastorno concreto en los latinos, pueden fracasar en el tratamiento del sentido equivalente conceptual de la pregunta, incrementando así la probabilidad de una respuesta negativa por parte de los respondientes y disminuyendo de forma artificial las tasas de prevalencia en la población en estudio. Durante el proceso del grupo focal del NLAAS pedimos a los respondientes que ofreciesen pruebas de cribado alternativas que reflejasen síntomas o conductas similares, así como que nos explicasen cómo ellos entendían las pruebas originales. Usando esa información generamos una prueba adicional para introducirla en los trastornos depresivos, de pánico, trastorno de ansiedad generalizada y manía; y que sólo se pasaba si el respondiente había respondido de forma negativa a todas las otras pruebas para dicho trastorno (lo que significaría los casos negativos). El uso de esa prueba adicional introdujo un número adicional de casos negativos en las respectivas baterías diagnósticas.

EVALUACIÓN DE LA ADECUACIÓN DIAGNÓSTICA Y DEL USO DE LOS SERVICIOS EN LAS POBLACIONES MULTICULTURALES

Diferencias en la elección de síntomas

La literatura existente respecto a las disparidades de salud muestra que la presentación de síntomas de los trastornos mentales varía entre grupos étnicos y raciales, y puede diferir de lo que muchos clínicos están entrenados a esperar, lo cual lleva a errores diagnósticos (Alegría y McGuire, 2003). Por ejemplo, los latinos tienen mayor tendencia a somatizar el malestar psíquico o a expresar las enfermedades mentales a través de *idioms of distress* culturales, como pueden ser el *ataque de nervios* (Guarnaccia et al., 2005), o el *susto*. Las guías clínicas que no incluyen manifestaciones de síntomas comunes en las poblaciones etno-culturales son una de las hipótesis que explicarían los errores diagnósticos observados, entre otras. Además, existen múltiples factores que afectan a las tasas de los trastornos y sus correlatos (Roberts et al., 1998), como serían las diferencias en los métodos de detección de casos, la nosología usada (p. ej., si usamos la tercera o la cuarta edición del Manual Diagnóstico de los Trastornos Mentales [DSM-III o DSM-IV], o la novena o la décima edición de la Clasificación Internacional de Enfermedades [CIE-9 o CIE-10]), la edad de la población en estudio, si usamos uno o dos informantes de psicopatología, y la forma en la que se combina a estos informantes para que creen las tasas de prevalencia. La validez diagnóstica transcultural puede únicamente acontecer cuando las categorías locales de las emociones y experiencias se integran en la evaluación clínica (López y Guarnaccia, 2000).

Suplementamos los análisis llevando a cabo evaluaciones cualitativas de las evaluaciones diagnósticas grabadas (audio y vídeo) que se realizaron como parte del reanálisis clínico del NLAAS. El reanálisis clínico del NLAAS respecto a la CIDI incluía la reentrevista de 195 sujetos de la muestra latina que cumplieron criterios para nueve de los trastornos psiquiátricos, o cumplieron criterios para un trastorno subumbral o fueron casos negativos. Las entrevistas se realizaron por vía telefónica por clínicos expertos entrenados y bilingües que administraron la entrevista diagnóstica clínica estructurada (SCID). Nuestros resultados sugieren que para los latinos, el perder los criterios de la CIDI para los diagnósticos de depresión y ansiedad por un ítem puede mejorar la concordancia con la SCID, resultado que requiere una investigación adicional. Una posible explicación sería que algunos criterios no son aplicables para los latinos por culpa de la *falacia categorial* (Kleinman, 1987), donde los conceptos usados para una cultura pueden no ajustarse necesariamente a otra cultura. El evaluar la equivalencia cultural para los hablantes monolingües españoles, particularmente inmigrantes, puede ayudarnos a entender mejor si la falta de respuestas en las pruebas puede ser más frecuente si los latinos no reconocen ciertos conceptos de salud mental como el de estar *worried* (preocupado) o estar *on the edge* (en el filo, al límite) al responder a ciertos ítems de la CIDI, que son posteriormente clarificados en la SCID por el clínico que realiza pruebas adicionales. También aparece como factor extremadamente relevante el perder la dimensión de tiempo, particularmente en los trastornos depresivos y de ansiedad, donde el concepto de dimensión temporal puede ser básico a distintos niveles en la cultura latina (Canino et al., 2004). El simplificar los criterios para disminuir la necesidad de tiempo puede mejorar la concordancia clínica de la CIDI en los respondientes latinos. Analizar cómo los conceptos de *often* (a meudo), *rarely* (rara vez) y *more than usual* (más de lo normal) son conceptualizados por los respondientes latinos es crucial para estandarizar las medidas en las distintas culturas. La concordancia entre estas dos pruebas diagnósticas ayudaría a interpretar la prevalencia estimada del DSM-IV generada por el CIDI y a incrementar la relevancia clínica del CIDI en los estudios epidemiológicos comunitarios (Kessler y Ustun, 2004).

Una interpretación de una interpretación

En la mayoría de las clínicas psiquiátricas urbanas encontramos una población multiétnica y multirracial. Es responsabilidad de los clínicos proporcionar «diagnósticos culturalmente sensibles», a pesar de que hacerlos es difícil porque entender la cultura requiere una información compleja, especialmente cuando los clínicos y los pacientes provienen de distintos contextos culturales (Kirmayer et al., 2003). No obstante, la efectividad del tratamiento, sea la prescripción de fármacos, un abordaje psicosocial o ambos, depende de poder establecer «el mejor diagnóstico psiquiátrico posible».

Cuando se diagnostican pacientes de distintos orígenes, el DSM-IV (American Psychiatric Association, 1994) asume que el clínico prestará una «atención adecuada al origen étnico o cultural del sujeto» (pág. 47), que será capaz de identificar «variaciones culturales en el grado en el que la conducta es deseable» (pág. 111), y que determinará si los síntomas son «una reacción natural adscrita al contexto social» (pág. 88). Sin embargo, el DSM-IV no aporta recomendaciones concretas en relación con los factores culturales, sociales y contextuales para evaluar cómo utilizar esta información en el proceso diagnóstico.

Los sesgos diagnósticos en la evaluación ocurren cuando los clínicos cometen errores sistemáticos en la recogida y el procesamiento de la información clínica, lo cual puede llevar a errores diagnósticos (Dawes, 2000), falsos positivos o falsos negativos (Spitzer y Wakefield, 1999). La detección del problema principal del paciente y la base de la correcta atención a los trastornos psiquiátricos es difícil dado el nivel de ambigüedad en la toma de decisiones del proceso diagnóstico (Wainwright et al., 1997). De hecho, el DSM-IV y la CIE-9 se adelantaron al aportar un progreso significativo en la formulación diagnóstica proponiendo una lista de verificación de síntomas con la que los clínicos podrían determinar qué criterios diagnósticos fueron referidos y si se han cumplido suficientes criterios para confirmar el diagnóstico (Spitzer, 1998). Sin embargo, no es únicamente la información recogida en las evaluaciones diagnósticas lo que es vital para un correcto diagnóstico, sino cómo se utiliza la información en la toma de decisiones. La dependencia en un enfoque de la entrevista totalmente personal e idiosincrásico para las evaluaciones diagnósticas promueve conjeturas incorrectas, errores de atribución y expectativas engañosas, típicamente debidas a la falta de un entendimiento real de la cultura (Alarcón et al., 2002).

Esto es cierto para cada paciente que visita a un clínico. Cuando ambos son de la misma cultura, o cuando el clínico está atento a las diferencias culturales y a la forma en que las distintas culturas expresan la enfermedad mental, la probabilidad de un diagnóstico adecuado se incrementa; cuando existe una desconexión cultural y el clínico no está atento o es incapaz de tratar esta desconexión cultural, la probabilidad de un diagnóstico incorrecto aumenta de forma marcada. Es importante darse cuenta de que las consecuencias de los errores diagnósticos pueden ser muy graves como en el caso de los latinos mal diagnosticados de trastornos psicóticos a los que se les pauta medicaciones antipsicóticas (Lewis-Fernández et al., 2009).

Mejorando la evaluación clínica en el diagnóstico de los latinos: el proyecto diagnóstico

Un proyecto de investigación que se está llevando a cabo actualmente en el Center for Multicultural Mental Health Research (Harvard University) se centra en el proceso diagnóstico y cómo la cultura puede tener o tiene un rol en dicho proceso. El objetivo a largo plazo de este proyecto es ayudar a los clínicos de los centros de salud públicos a disminuir la incertidumbre clínica, a diagnosticar de forma más precisa a los pacientes de distintos orígenes y a mejorar la adecuación de los servicios clínicos a las necesidades de tratamiento de los latinos. Nos centramos en un punto decisivo a nivel clínico: la entrevista diagnóstica inicial. En esta entrevista diagnóstica el clínico debe tomar una determinación respecto a qué información ayudará a identificar si un paciente latino nuevo presenta un trastorno grave de salud mental o de abuso de sustancias, y también tomar una determinación respecto a lo que nos referiremos como a una «formulación cultural» diagnóstica.

El estudio Patient-Provider Encounter Study (PPES) presenta los datos de una «muestra de conveniencia» de 47 clínicos y 129 pacientes que participaron en las evaluaciones diagnósticas de salud mental. Un 28% de los clínicos eran psiquiatras, un 26% psicólogos, un 38% trabajadores sociales y el resto enfermeros. La mayoría de los clínicos (70%) tenía más de 5 años de experiencia clínica. La participación en el estudio consistía en tres partes tanto para el clínico como para el paciente: a) grabación en vídeo de la primera entrevista; b) participación en la posterior entrevista cualitativa posdiagnóstica de seguimiento, y c) rellenar las medidas del estudio. Inmediatamente tras la realización del vídeo se realizaban las entrevistas cualitativas de investigación por separado tanto al clínico como al paciente usando una guía semiestructurada. Estas entrevistas, con una duración aproximada de 30 minutos, eran realizadas en inglés o español en función de la preferencia lingüística del paciente y centradas en comprender las experiencias del paciente y el clínico durante la primera visita. Las entrevistas a los clínicos incluían preguntas relacionadas con su comprensión de los problemas presentados por el paciente, el proceso clínico de toma de decisiones, la comprensión percibida y el rol de los factores socioculturales del paciente a la hora de presentar su problema y de la asistencia recibida. Las entrevistas de los pacientes incluían preguntas relacionadas con el problema presentado, el entendimiento percibido y el significado de los factores socioculturales a la hora de presentar el problema y de búsqueda de asistencia.

Diseñamos una herramienta que documentase la información analizada durante la primera entrevista. La herramienta, a la que nos referimos como *information checklist*, incluía 128 ítems y más de 200 subítems. Los ítems cubrían síntomas relacionados con trastornos mayores del eje I incluyendo: depresión mayor, distimia, abuso de alcohol y otras sustancias, trastorno de pánico, agorafobia, trastornos de ansiedad generalizados, estrés postraumático, fobia social y fobia específica, así como ítems de cribado para el trastorno bipolar, trastornos psicóticos y trastorno adaptativo.

Nuestros resultados mostraron que la mayoría de casos, independientemente de la raza o etnicidad del paciente, fueron investigados con pruebas generales para los trastornos afectivos, de ansiedad y consumo de sustancias (Alegría et al., 2008). A excepción del trastorno depresivo mayor, la mayoría de los criterios para cumplir un diagnóstico no son evaluados en la práctica real para los pacientes pertenecientes a cualquiera de los grupos raciales o étnicos. Nuestros resultados apoyan los trabajos previos (Minsky et al., 2003) que sugerían que los factores relacionados con las diferencias en el diagnóstico de los pacientes de las minorías étnicas tienen que ver con las diferencias en la disponibilidad de la información del paciente (varianza de información); diferencias en cómo se aplican los criterios diagnósticos (varianza de criterios), en el uso de procedimientos de entrevista estructurados frente a no estructurados (varianza de procedimiento); y en las diferencias en la interpretación de las pruebas sintomáticas por culpa de la cultura o el lenguaje (varianza cultural/lingüística). La mayoría de los criterios para los trastornos de ansiedad y trastornos por abuso de sustancias no son evaluados. Nuestros resultados muestran que se observa una evaluación diferente de ciertos síntomas dependiendo de la raza/etnicidad del paciente. Aun con una información similar recogida durante la entrevista clínica, como puede ser la historia de abusos o de victimización, los clínicos sopesarán la información para asignar un diagnóstico de forma diferente dependiendo de la raza/etnia del paciente.

Diferencias en la elección de las preguntas relacionadas con el uso de servicios

A pesar del reciente énfasis en la inclusión de las minorías étnicas y raciales en las poblaciones en estudio, aún deben ser formuladas guías específicas respecto a cómo integrar las circunstancias vitales contextuales y culturales de las minorías en la conceptualización de un problema de investigación y respecto a la operacionalización de los constructos. En vez de eso, la mayoría de los estudios en salud mental continúan basándose en suposiciones de la población general. La evaluación del impacto de las influencias culturales y contextuales en los trastornos psiquiátricos y en el uso de los servicios requiere una aproximación conceptual y metodológica que tenga en cuenta las particularidades de los distintos grupos raciales y étnicos que pueden afectar a la recogida de datos y a la interpretación de los resultados.

Un ejemplo de la importancia que tiene preguntar sobre el uso de los servicios de varias formas distintas para recoger una representación más sólida de la situación real del uso de los servicios sería cuando preguntamos a los respondientes respecto a su uso de las medicaciones prescritas en la asistencia de los problemas relacionados con su salud mental. Cuando a los respondientes se les preguntó: «¿en los últimos 12 meses has tomado algún tipo de medicación recetada por problemas con tus emociones, nervios, uso de sustancias, energía, concentración, problemas de sueño o por problemas para manejar el estrés?», sólo un 1,88% de los respondientes refirió haber tomado medicaciones recetadas para problemas relacionados con la salud mental. Sin embargo, cuando a esos mismos respondientes se les pasó una lista de 215 medicaciones y se les preguntó: «¿cuál de estas medicaciones de la lista has tomado en los últimos 12 meses?», un 20,29% de los respondientes refirió haber tomado al menos una medicación psicotropa en los últimos 12 meses. Este ejemplo ilustra cómo los investigadores deberían considerar múltiples aproximaciones a la hora de obtener información, especialmente si se consideran el contexto y las normas culturales del respondiente en relación con cómo y cuándo escogen los respondientes comunicar una información concreta.

El NLAAS también incluía un estudio sobre el instrumento que evaluase el efecto que tiene el orden de los ítems en las respuestas. Los investigadores partieron de la hipótesis de que las respuestas a los ítems del estudio que se encontraban en las partes finales del instrumento del estudio estarían influenciadas por la experiencia obtenida en la parte inicial del estudio. La asunción general fue que si el respondiente aprendió en la parte inicial del estudio que las respuestas positivas a algunas preguntas troncales respecto a los servicios conducían a preguntas adicionales, podrían responder como negativas otras preguntas troncales similares que se encontrasen posteriormente en el estudio para evitarse la molestia. Algunos investigadores (Jensen et al., 1999) habían demostrado previamente que puede existir atenuación de síntomas hasta en la misma administración del cuestionario. Siguiendo el mismo razonamiento, realizamos un estudio aleatorizado como parte del NLAAS para examinar el impacto potencial de la atenuación en lo que era referido respecto al uso de los servicios de salud mental. Para poder permitir comparaciones entre los datos sobre uso de servicios del NLAAS de los datos sobre uso de servicios del NCS-R y NSAL, el 75% de la muestra del NLAAS fue evaluada usando el formato tradicional para cada pregunta troncal de un servicio específico (p. ej., uso de un psiquiatra), seguidas de las correspondientes preguntas detalladas sobre servicios para ese mismo proveedor (psiquiatra) antes de presentar la siguiente pregunta troncal para el segundo tipo de proveedor de servicios (p. ej., proveedor de salud general) en las evaluaciones de servicios. El otro 25% de la muestra del NLAAS se evaluó usando un instrumento modificado para la reducción del impacto potencial de la atenuación, ubicando las preguntas troncales para todos los servicios evaluados en la parte inicial de la batería (inmediatamente después de los detectores de síntomas psiquiátricos) y rellenando en la batería las respuestas positivas previas de los respondientes para cada servicio encontradas en el cuestionario detallado. Las dos submuestras (el 75% bajo instrumento tradicional y el 25% bajo el instrumento modificado) fueron comparadas para evaluar los efectos de la atenuación y del condicionamiento en el uso del instrumento. Se encontró en el estudio una evidencia sólida para el condicionamiento en el uso del instrumento, tanto en la muestra de los latinos como de los asiáticos (Duan et al., 2007), con un uso considerablemente mayor de los servicios en todas las categorías cuando se usó el instrumento modificado que con el tradicional. Las tasas de uso de servicios está subinformada aproximadamente en unos ocho puntos porcentuales respecto a 33 puntos porcentuales cuando se estima con el instrumento tradicional en vez de con el modificado, con aproximadamente un cuarto del total de uso de servicios perdido. Todos estos análisis están descritos en el trabajo de Duan et al., 2007.

LA METODOLOGÍA: ¿QUIÉN SE INCLUYE, CÓMO Y CUÁL ES EL GRUPO DE REFERENCIA, CUÁNTO SE AGREGA O SE DESAGREGA?

La necesidad de desagregar por subgrupos latinos y por lugar de nacimiento

Tal y como hemos destacado previamente, los «latinos» son un grupo muy diverso y el uso de una etiqueta general de «latino» es inapropiado conceptualmente y en la práctica. Los grupos latinos difieren en origen e historia, en las formaciones sociales concretas que modelan las relaciones generacionales, de clase y de género; en las presiones que han llevado a cada país a la migración, y en cómo las distintas relaciones a lo largo del tiempo con Estados Unidos han afectado en cómo son recibidos (Aguirre-Molina y Molina, 1994; Canino y Guarnaccia, 1997). Todos estos factores están relacionados con el riesgo de psicopatología, por ello no es sorprendente que cuando se comparan tasas entre diferentes subgrupos de latinos en los estudios epidemiológicos de adultos, las tasas de los trastornos específicos difieren entre subgrupos latinos (Alegría et al., 2006; Alegría et al., 2007). Además, existen evidencias de que las tasas de trastornos específicos para la población adulta e infantil difieren dependiendo del lugar de nacimiento, de la edad de llegada al país de acogida y de los años transcurridos en dicho país (Alegría et al., 2007).

El observar las tasas de prevalencia de los trastornos psiquiátricos en los latinos de Estados Unidos comparadas con la población no latina blanca revela la importancia de desagregar las tasas de prevalencia informada de los grandes grupos latinos en grupos étnicos más pequeños. Cuando comparamos la prevalencia a lo largo de la vida para cuatro categorías compuestas de trastornos: cualquier trastorno depresivo (distimia, episodio depresivo mayor), cualquier trastorno de ansiedad (agorafobia, fobia social, ansiedad generalizada, estrés postraumático, pánico); cualquier abuso de sustancias (abuso de drogas, dependencia de drogas, abuso o dependencia de alcohol); y cualquier trastorno (cualquier trastorno depresivo, de ansiedad o de sustancias) para los blancos no latinos del NCS-R y los latinos del NLAAS, vemos que las tasas son significativamente diferentes para todas las categorías de trastorno agregadas. Sin embargo, cuando desagregamos las tasas de los latinos por subgrupos étnicos vemos cómo cada uno de los subgrupos étnicos difiere no sólo con las tasas de trastornos de los blancos no latinos, sino también con la categoría latina mayor. Por ejemplo, para cualquier categoría de trastorno, un 43,2% de los blancos no latinos refirieron algún trastorno a lo largo de la vida, en comparación con un 29,7% de los latinos. De forma parecida, un 25,7% de los blancos no latinos refirieron alguno de los trastornos de ansiedad en comparación con el 15,7% de los latinos. Sin embargo, cuando estratificamos por subgrupos étnicos latinos, para cualquier trastorno a lo largo de la vida, la tasa en los puertorriqueños fue de un 37,4%, seguida por un 29,5% de los mexicanos, un 28,2% de los cubanos y un 27% en el grupo de otros latinos. Este nivel de concreción es de una importancia crítica. El NLAAS aporta a los investigadores una de las primeras oportunidades para evaluar las tasas de prevalencia nacionales para los trastornos en los subgrupos latinos, ofreciendo una información más detallada y sutil que tiene implicaciones significativas para los clínicos y los agentes políticos que buscan comprender las tasas de los trastornos en los subgrupos étnicos y cómo estas variaciones pueden influir en el uso de los servicios.

Una vez más vemos información crítica y sustantiva relacionada con las diferencias grupales al estratificar cada uno de los grupos étnicos/raciales por lugar de nacimiento. Por ejemplo, si nos centramos en las tasas de trastorno para cualquiera de las sustancias de abuso, encontramos que el lugar de nacimiento juega un papel significativo para las comparaciones entre grupos tanto para los latinos como para los blancos no latinos. Las tasas de prevalencia de trastornos son significativamente mayores para los nacidos en Estados Unidos comparados con los grupos de inmigrantes. Cuando estratificamos los latinos en los cuatro subgrupos étnicos, encontramos una vez más que los grupos varían significativamente, pero con el factor lugar de nacimiento sin impacto para las tasas de trastorno en los puertorriqueños, pero que sí tienen un impacto significativo en las tasas de trastorno para cada uno de los otros subgrupos latinos (cubanos nacidos en Estados Unidos [19,7%] frente a cubanos inmigrantes [4,4%]; mexicanos nacidos en Estados Unidos [20,3%] frente a mexicanos inmigrantes [5,2%]; y otros latinos nacidos en Estados Unidos [19,3%] frente a otros latinos inmigrantes [4,5%]). Es más, resultados publicados del estudio NLAAS que aportaban una prevalencia de trastornos mentales en los latinos en Estados Unidos confirmaron un riesgo menor para los inmigrantes en su país de origen para cualquiera de los trastornos depresivos, de ansiedad y de abuso de sustancias (Alegría et al., 2008).

EL PAPEL DE LA EDAD DE LLEGADA A ESTADOS UNIDOS Y EL TIEMPO TRANSCURRIDO EN ESTADOS UNIDOS Y EL RIESGO DE TRASTORNOS PSIQUIÁTRICOS

Relación entre la edad de llegada y el riesgo de trastornos psiquiátricos

El proceso de aculturación a Estados Unidos puede estar asociado con estresores que predisponen a los inmigrantes a sufrir problemas de salud mental a lo largo del tiempo. El estrés aculturativo puede acontecer como resultado del proceso aculturativo, e incluye factores como problemas idiomáticos, discriminación percibida, incompatibilidades culturales percibidas, compromiso o falta de compromiso con los valores y conductas culturalmente protectores, como serían el «familismo» y el orgullo cultural (Vega et al., 1993).

Sin embargo, la relación entre los trastornos psiquiátricos y el estrés aculturativo puede variar dependiendo de la edad de migración. En nuestro análisis no encontramos diferencias significativas para el riesgo de trastornos psiquiátricos entre el grupo de los latinos nacidos en Estados Unidos y los latinos inmigrantes que llegaron a Estados Unidos entre los 0 y los 6 años. Sin embargo, los resultados indicaron que a mayor tiempo transcurrido en el país de origen para los latinos, menor riesgo acumulado de incio para algunos trastornos psiquiátricos, resultando en menores tasas de trastornos psiquiátricos a lo largo de la vida (Alegría et al., 2007). Así pues, la evidencia acumulativa hasta ahora indica un riesgo diferencial de psicopatología por lugar de nacimiento, por subgrupos latinos y por tipo de trastorno. Aun así, la explicación de las diferencias observadas y cómo se relacionan con el estrés acumulativo continúa inexplicada.

Parte de la explicación puede estar relacionada con la gran variación que existe entre los subgrupos latinos en variables relacionadas con el riesgo de psicopatología, como podrían ser las diferencias socioculturales o familiares (Guarnaccia et al., 2007). Otras explicaciones para las diferencias observadas en el riesgo en los distintos subgrupos latinos podrían estar relacionadas con la medición de la aculturación y del estrés aculturativo. Las diferencias familiares, idiomáticas y contextuales son conceptos cruciales en la medición de la relación entre aculturación y los trastornos psiquiátricos. Además, las relaciones familiares tradicionales parecen erosionarse con el incremento de años en Estados Unidos, y son reemplazadas por un aumento en los conflictos intergeneracionales que se ha visto asociado con un riesgo aumentado de consumo de sustancias (Gil et al., 1994). Un gran número de estudios han interpretado el efecto de la aculturación como una exposición aumentada a la discriminación y a malos ambientes en la cultura de acogida (Estados Unidos) (Finch et al., 2000). Esto implica que las diferencias en los trastornos psiquiátricos entre subgrupos latinos por etnicidad/lugar de nacimiento están en función de múltiples factores más allá de haber nacido en el extranjero.

Importancia del contexto y la cultura: papeles de género y factores familiares

Cuando estratificamos las tasas de trastorno por género, encontramos que las mujeres inmigrantes latinas refieren de forma uniforme menores tasas de trastorno por abuso de sustancias comparadas con sus compatriotas nacidas en Estados Unidos (Canino et al., 2008). Además, encontramos que la proporción hombre/mujer de trastorno por uso de sustancias era sustancialmente mayor (hasta tres veces mayor) en todos los grupos latinos que la referida en cualquiera de las muestras americanas y europeas (Anthony et al., 1994; Hughes et al., 1997).

Estos resultados son armónicos con anteriores investigaciones en las que el idioma usado de los respondientes con la familia parecía ser un sustituto para el proceso de asimilación social que se corresponde con un riesgo diferencial para el abuso de sustancias. Los resultados también muestran un fuerte efecto del sexo femenino con los trastornos depresivos y de ansiedad en las inmigrantes latinas que sugiere que los papeles de género pueden exacerbar las tensiones de las experiencias de género tradicionales que las mujeres traen de sus sociedades de origen; y para las latinas de Estados Unidos que deben negociar entre la cultura de Estados Unidos y la nativa. Las diferencias de género podrían estar también relacionadas con la restricción de alternativas para manejarse con las circunstancias adversas (Pearlin, 1975), mayor autodesprecio en las relaciones de rol sociales, o en recompensas inadecuadas en relación con el esfuerzo invertido (Wheaton, 1983). Esto parece poner a las mujeres latinas en un mayor riesgo para trastornos depresivos y de ansiedad en los últimos 12 meses en comparación con sus compatriotas masculinos (Alegría et al., 2007).

A su vez, el poder comprender los roles sociales, los apoyos y los estresores de los varones latinos puede aportar una idea del proceso social relacionado con el riesgo de enfermedad mental. Si comparamos los varones latinos por subgrupos, encontramos que los mexicanos refieren mayor estrés aculturativo y que los puertorriqueños describen mayor discriminación percibida (Polo y Alegría, 2007). Nuestros hallazgos también describieron los cambios de roles de género en los varones latinos, con mayor descripción de compartir las tareas del hogar pero aún percibiendo que su responsabilidad principal son los gastos del hogar (encontramos que el 40,9-54,9% de los varones latinos refería valores equitativos de tareas del hogar y que el 32,9-47,9% refería igualdad en los gastos del hogar; Polo y Alegría, 2007). Pero aún no se hace suficiente hincapié en la importancia de evaluar el perfil de riesgo socioestructural de los varones latinos, incluyendo sus bajos logros educativos, su gran desempleo y su elevada pobreza.

Cuando tomamos en consideración el rol de la familia en la expresión de los trastornos psiquiátricos en los latinos, encontramos que los factores familiares explican diferencias en las tasas de trastornos depresivos por lugar de nacimiento en el grupo mexicano (Alegría et al., 2007). También encontramos que tener un padre nacido en el extranjero es un factor protector para los trastornos de ansiedad, lo cual incrementa potencialmente la oportunidad de mantener lazos familiares fuertes y múltiples que amortiguan los efectos del malestar psicológico y restauran el equilibrio cuando se afrontan adversidades. Estos hallazgos subrayan la importancia del efecto intergeneracional en los resultados de salud.

Es importante considerar el impacto de las inmigraciones y el contexto de la partida en la salud mental de las poblaciones latinas. Para inmigrantes y refugiados, las circunstancias de partida pueden tener graves consecuencias en la salud mental debido a los estresores añadidos asociados con la pérdida de apoyos sociales, pérdida de estatus social, estrés aculturativo y del desplazamiento desde su hogar o país. Por ejemplo, hallazgos recientes del NLAAS mostraron que los sujetos expuestos a violencia política eran más propensos a referir una necesidad percibida de servicios de salud mental y a sentir que deberían hablar con un médico u otros profesionales de salud sobre los problemas con sus emociones, nervios, salud mental o consumo de alcohol o drogas (Fortuna et al., 2008).

De forma similar, las diferencias en las experiencias en el contexto del barrio de acogida pueden influir o representar estresores adicionales para los inmigrantes latinos. Por ejemplo, los inmigrantes cubanos que son capaces de acceder a redes sociales, políticas económicas fuertes dentro de los enclaves étnicos (EUA Census Bureau, 2000) pueden experimentar circunstancias diferentes en el proceso de integración en su nuevo contexto de barrio que inmigrantes de El Salvador, quienes pueden tener menos acceso a recursos sociopolíticos y económicos en Estados Unidos. El contexto del barrio también puede asociarse con riesgo de trastornos mentales cuando captura aspectos importantes del contexto físico y social que pueden afectar de forma adversa o proteger contra los problemas de salud mental. Por ejemplo, la percepción de un barrio seguro ha demostrado tener un papel significativo en disminuir el riesgo de trastornos por uso de sustancias (Alegría et al., 2007). Este hallazgo es coherente con otras investigaciones (Cho et al., 2005; Lambert et al., 2004; Wandersman y Nation, 1998) que enfatizaban en la importancia del contexto de recepción, concretamente la exposición temprana a barrios desaventajados y al consumo de drogas, incluso después de controlar por nivel individual de estatus socioeconómico (Boardman et al., 2001). De acuerdo con Sampson y Groves (1989), los barrios seguros pueden presentar la habilidad de mantener relaciones primarias y de redes de apoyo estables dispuestas a comprometerse con comportamientos de protección y a explorar soluciones comunes a los problemas.

CONCLUSIÓN

El proceso de investigación está mucho más enfocado a cómo vemos y experimentamos el mundo. Conocer la población puede alterar las preguntas diagnósticas, la metodología de evaluación y la interpretación de los resultados. Aun así, existe una gran controversia en la identificación de los mecanismos y del grado de influencia de la cultura y del contexto en los trastornos psiquiátricos y en el uso de los servicios de salud mental. Realizar el NLAAS nos ha enseñado una serie de lecciones. Por ejemplo, debes contar con el conocimiento cultural local para facilitar una nueva forma de ver los problemas y de buscar sus respuestas. Es básico incorporar una comprensión profunda de las circunstancias de la población. Permite valorar el contexto social como una explicación de la enfermedad. Como investigador transcultural interesado en la psiquiatría transcultural, debes estar al día de cómo las variaciones sociales y culturales tienen un efecto en la expresión de la enfermedad y en los patrones de búsqueda de ayuda. También requiere ser audaz y cuestionarse los conceptos tradicionales como el empleo de medicaciones psicotropas, cuestionar los métodos de investigación convencionales y la instrumentación estándar, así como las formas habituales de analizar los datos. Más importante, cuando tratemos de dilucidar las razones comunes para las enfermedades o de las necesidades no cubiertas, es necesario ir más allá de las explicaciones habituales.

Nuestra experiencia nos ha enseñado también la importancia de las comparaciones dentro de los grupos étnicos, y de no generalizar a todos los grupos latinos, sino buscar las diferencias entre los grupos subétnicos. Además, hemos aprendido cómo es de importante evitar explicaciones simplificadas en exceso de las atribuciones de la enfermedad sólo porque atendemos simplemente a la raza/etnicidad. También se debe estar preparado para explorar hallazgos inesperados como la aparente transmisión intergeneracional de las expectativas familiares y su papel en el desarrollo de los trastornos de ansiedad (Alegría et al., 2007). No existe duda de la importancia crucial que tiene el examinar el contexto para infundir una comprensión de cómo el entorno puede llevar a la enfermedad, y ser capaz de desarrollar intervenciones relacionadas con la prevención de enfermedades. Nuestros hallazgos son sugestivos de la necesidad de fijarse en cómo las normas culturales pueden operar en la transmisión de los mecanismos de afrontamiento, de las expectativas y las opciones de comportamiento que pueden reducir el riesgo de enfermedades mentales.

Desde un punto de vista metodológico es esencial realizar subexperimentos para cambiar lo establecido en el uso de las mediciones, concretamente en aquéllas que no cuadran bien con la población.

Como parte del proceso de adaptación y traducción de medidas es necesario invertir un tiempo, de forma previa al estudio, para examinar la relevancia cultural y la equivalencia conceptual. Los investigadores transculturales necesitan evaluar las ventajas y desventajas de comparar o usar la instrumentación estándar frente a expandir las alternativas en las opciones de respuestas y preguntas. Es un buen momento para ser un investigador interesado en la psiquiatría transcultural así como en los retos que uno afronta para abrir el campo a nuevas ideas.

BIBLIOGRAFÍA

Aguirre-Molina M, Molina C. Latino Populations: Who are They? En: Molina C, Aguirre-Molina M, editors. Latino Health in the US: A Growing Challenge. American Public Health Association. Washington, DC: American Public Health Association; 1994. p. 3-22.

Alarcón DR, Bell C, Kirmayer JL, Lin KM, Üstün B, Wisner LK. Beyond the funhouse mirrors. En: Kupfer JD, First BM, Darrel RA, editors. A Research Agenda for DSM-V. Washington: American Psychiatric Association; 2002. p. 219-81.

Alegria M, Canino G, Shrout P, Woo M, Duan N, Vila D, et al. Prevalence of mental illness in immigrant and non-immigrant U.S. Latino groups. Am J Psychiatry. 2008;165:359-69.

Alegría M, Canino G, Stinson F, Grant B. Nativity and DSM-IV psychiatric disorders among Puerto Ricans, Cuban Americans and non-Latino Whites in the United States: Results from the National Epidemiologic Survey on Alcohol and Related Conditions. J Clin Psychiatry. 2006;67(1):56-65.

Alegría M, McGuire T. Rethinking a Universalist Framework in the Psychiatric Symptom-Disorder Relationship. J Health Soc Behav. 2003;44(3):257-74.

Alegria M, Mulvaney-Day N, Torres M, Polo A, Cao Z, Canino G. Prevalence of psychiatric disorders across Latino subgroups in the United States. Am J Public Health. 2007;97(1):68-75.

Alegria M, Nakash O, Lapatin S, Oddo V, Gao S, Lin J, et al. How missing information in diagnosis can lead to disparities in the clinical encounter. J Public Health Manag Pract. 2008;14: S26-35.

Alegría M, Shrout P, Woo M, Guarnaccia P, Sribney W, Vila D, et al. Understanding differences in past year psychiatric disorders for Latinos living in the US. Social Science & Medicine. 2007;65(2):214-30.

Alegria M, Sribney W, Woo M, Guarnaccia P, Torres M. Looking beyond nativity: the relation of age of immigration, length of residence, and birth cohorts to the risk of onset of psychiatric disorders for Latinos. Res Hum Dev. 2007;4(1&2):19-47.

Alegría M, Takeuchi D, Canino G, Duan N, Shrout P, Meng XL, et al. Considering context, place and culture: the National Latino and Asian American Study. Int J Methods Psychiatr Res. 2004a; 13(4):208-20.

Alegría M, Vila D, Woo M, Canino G, Takeuchi D, Vera M, et al. Cultural relevance and equivalence in the NLAAS instrument: integrating etic and emic in the fevelopment of cross-cultural measures for a psychiatric epidemiology and services study of Latinos. Int J Methods Psychiatr Res. 2004b;13(4):270-88.

American Psychiatric Association. Diagnostic and Statistical Manual of Mental Disorders. 4.ª ed. American Psychiatric Association; 1994.

Anthony J, Warner L, Kessler R. Comparative epidemiology of dependence on tobacco, alcohol, controlled substances, and inhalants: basic findings from the National Comorbidity Survey. Experimental and Clinical Psychopharmacology. 1994;2:244-68.

Beals J, Manson S, Mitchell CM, Spicer P. Cultural specificity and comparison in psychiatric epidemiology: walking the tightrope in American Indian research. Cul Med Psychiatry. 2003;27: 259-89.

Berry JW. Immigration, acculturation, and adaptation. Appl Psychol. 1997;46:5-34.

Boardman J, Finch B, Ellison G, Williams D, Jackson J. Neighborhood disadvantage, stress, and drug use among adults. J Health Soc Behav. 2001;42(2):151-65.

Bravo M, Canino G, Rubio-Stipec M, Woodbury M. A cross-cultural adaptation of a diagnostic instrument: The DIS adaptation in Puerto Rico. Cult Med Psychiatry. 1991;15:1-18.

Brislin R, Looner W, Thorndike R. Cross-cultural research methods. Nueva York: Wiley; 1973.

Canino G, Alegría M. Psychiatric diagnosis - is it universal or relative to culture? J Child Psychol Psychiatry. 2008;49(3):237-50.

Canino G, Bird HR, Canino IA. Methodological challenges in cross-cultural mental health research of childhood psychopathology: risk and protective factors. En: Nixon CT, Northrub DA, editores. Evaluating mental health services: how do programs for children work in the real world? (Vol. III). Newbury Park: Sage Publications; 1997. p. 259-76.

Canino G, Bravo M. The adaptation and testing of diagnostic and outcome measures for cross-cultural research. Internat Rev Psychiatry. 1994;6:281-6.

Canino G, Guarnaccia P. Methodological challenges in the assessment of Hispanic children and adolescents. Appl Develop Sci. 1997;1(3):124-34.

Canino G, Shrout P, Rubio-Stipec M, Bird H, Bravo M, Ramírez R, et al. The DSM-IV rates of child and adolescent disorders in Puerto Rico: Prevalence, correlates, service use, and the effects of impairment. Arch Gen Psychiatry. 2004;61(1):85.

Canino G, Vega W, Sribney W, Alegria M. Social relationships, social assimilation, and substance use disorder among adult latinos in the US. J Drug Issues. 2008;38:69-102.

Cho Y, Park GS, Echevarria-Cruz S. Perceived neighborhood characteristics and the health of adult Koreans. Soc Sci Med. 2005;60(6):1285-97.

Colpe L, Merikangas K, Cuthbert B, Bourdon K. Guest Editorial. Int J Methods Psychiatr Res. 2004;13(4):193-4.

Dawes M. Evidence-based medicine. Br J Gen Pract. 2000;50(459):828-9.

Duan N, Alegria M, Canino G, McGuire T, Takeuchi D. Survey conditioning in self-reported mental health service use: randomized comparison of alternative instrument formats. Health Serv Res. 2007;42(2):890-907.

Finch B, Kolody B, Vega W. Perceived discrimination and depression among Mexican-origin adults in California. J Health Soc Behav. 2000;41:295-313.

Flaherty JA. Appropriate and inappropriate research methodologies for Hispanic mental health. En: Gaviria M, editor. Health and behavior: research agenda for Hispanics. Chicago: University of Illinois Press; 1987.

Fortuna L, Porche M, Alegria M. Political violence, psychosocial trauma, and the context of mental health services use among immigrant Latinos in the United States. Ethn Health. 2008;13:435-63.

Gaviria M, Pathak DS, Mitchell T, Flaherty JA, Winthrop RM, Martínez H, et al. Developing instruments for cross-cultural research. Paper presented at the American Psychiatric Convention, Dallas Texas; 1985.

Gil AG, Vega WA, Dimas JM. Acculturation stress and personal adjustment among Hispanic adolescent boys. J Community Psychol. 1994;22:43-54.

Guarnaccia P, Martinez I, Ramirez R, Canino G. Are ataques de nervios in Puerto Rican children associated with psychiatric disorder? J Am Acad Child Adolesc Psychiatry. 2005;44(11):1184-92.

Guarnaccia P, Pincay I, Shrout P, Alegría M, Lewis-Fernandez R, Canino G. Assessing Diversity Among Latinos: Results from the NLAAS. Hisp J Behav Sci. 2007;29(4):510-34.

Heeringa S, Wagner J, Torres M, Duan N, Adams T, Berglund P. Sample designs and sampling methods for the Collaborative Psychiatric Epidemiology Studies (CPES). Int J Methods Psychiatr Res. 2004;13(4):221-40.

Hughes T, Day L, Marcantonio R, Torpy E. Gender differences in alcohol and other drug use among young adults. Subst Use Misuse. 1997;32(3):317-42.

Jackson J, Torres M, Caldwell C, Neighbors H, Nesse R, Taylor R, et al. The National Survey of American Life: a study of racial, ethnic and cultural influences on mental disorders and mental health. Int J Methods Psychiatr Res. 2004;13(4):196-207.

Jensen P, Watanabe H, Richters J. Who's up first? Testing for order effects in structured interviews using a counterbalanced experimental design. J Abnorm Child Psychol. 1999;27(6):439-45.

Kessler R, Merikangas K. The National Comorbidity Survey Replication (NCS-R). Int J Methods Psychiatr Res. 2004;13(2):60-8.

Kessler R, Ustun T. The World Mental Health (WMH) survey initiative version of the World Health Organization (WHO) Composite International Diagnostic Interview (CIDI). Int J Methods Psychiatr Res. 2004;13(2):93.

Kirmayer L, Groleau D, Guzder J, Blake C, Jarvis E. Cultural consultation: a model of mental health service for multicultural societies. Can J Psychiatry. 2003;48(3):145.

Kleinman A. Anthropology and psychiatry: the role of culture in cross-cultural research on illness. Br J Psychiatry. 1987;151:447-54.

Lambert S, Brown TL, Phillips CM, Ialongo N. The relationship between perceptions of neighborhood characteristics and substance use among urban African American adolescents. Am J Commun Psychol. 2004;34(3-4):205-19.

Lewis-Fernandez R, Horvitz-Lennon M, Blanco C, Guarnaccia P, Cao Z, Alegria M. Significance of endorsement of psychotic symptoms by U.S. Latinos. J Nerv Ment Dis. 2009;197:337-47.

Lopez S, Guarnaccia P. Cultural psychopathology: uncovering the social world of mental illness. Ann Rev Psychol. 2000;51:571-98.

Malgady RG, Zayas LH. Cultural and linguistic considerations in psychodiagnosis with Hispanics: the need for an empirically informed process model. Social Work. 2001;46(1): 39-49.

Minsky S, Vega W, Miskimen T, Gara M, Escobar J. Diagnostic patterns in Latino, African American, and European American psychiatric patients. Arch Gen Psychiatry. 2003;60:637-44.

Pearlin LI. Sex roles and depression. En: Datan N, Ginsberg L, editors. Life-Span developmental psychology: normative life crises. Nueva York: Academic; 1975.

Pennell BE, Bowers A, Carr D, Chardoul S, Cheung G, Dinkelmann K, et al. The development and implementation of the National Comorbidity Survey Replication, the National Survey of American Life, and the National Latino and Asian American Survey. Int J Methods Psychiatr Res. 2004;13(4):241-69.

Polo A, Alegría M. Psychiatric disorders and mental health service use profile of Latino men in the United States. En: Aguirre-Molina M, Borrell L, Vega W, editores. Social and structural factors affecting the health of Latino males. Washington: American Public Health Association; 2007.

Roberts RE, Attkisson CC, Rosenblatt A. Prevalence of psychopathology among children and adolescents. Am J Psychiatry. 1998;155(6):715-25.

Sampson RJ, Groves WB. Community structure and crime: testing social-disorganization theory. Am J Sociology. 1989;94(4):774-802.

Shrout P, Alegria M, Canino G, Guarnaccia P, Vega W, Duan N, et al. Testing language effects in psychiatric epidemiology surveys with randomized experiments: results from the NLAAS. Am J Epidemiol. 2008;168:345-52.

Spitzer R, Wakefield J. DSM-IV Diagnostic criterion for clinical significance: does it help solve the false positives problem? Am J Psychiatry. 1999;156:1856-64.

Spitzer RL. Diagnosis and need for treatment are not the same. Arch Gen Psychiatry. 1998; 55:120.

U.S. Census Bureau. Population profile of the United States: 2000. Retrieved 22 November 2002. Disponible en: http://www.census.gov/population/pop-profile/2000/chap09.pdf

Vega W, Zimmerman R, Gil A, Warheit G, Apospori E. Acculturation strain theory: Its application in explaining drug use behavior among Cuban and other Hispanic youth. En: De La Rosa M, Recio JL, editors. Drug abuse among minority youth. Rockville, MD: National Institute on Drug Abuse; 1993. p. 144-66.

Wainwright N, Surtees P, Gilks W. Diagnostic boundaries, reasoning and depressive disorder, I. Development of a probabilistic morbidity model for public health psychiatry. Psychol Med. 1997;27(4):835-45.

Wandersman A, Nation M. Urban neighborhoods and mental health. Am Psychologist. 1998;53(6):647-56.

Wheaton B. Stress, personal coping resources, and psychiatric symptoms: an investigation of interactive models. J Health Soc Behav. 1983;24(3):208-29.

World Mental Health Survey Consortium. Prevalence, severity, and unmet need for treatment of mental disorders in the World Health Organization World Mental Health Surveys. JAMA. 2004;291(21):2581-90.

Zane N, Mak W. Major approaches to the measurement of acculturation among ethnic minority populations: a content analysis and an alternative empirical strategy. En: Chun K, Balls Organista P, Marin G, editors. Acculturation: Advances in Theory, Measurement, and Applied Research. Washington, DC: American Psychological Association; 2002. p. 17-38.

EL PACIENTE LATINOAMERICANO EN EL MEDIO HOSPITALARIO

LA SALUD MENTAL DEL PACIENTE LATINOAMERICANO DESDE LOS DISPOSITIVOS ASISTENCIALES

Francisco Collazos, Adil Qureshi, Mar Ramos, Hilda-Wara Revollo y Miguel Casas

INTRODUCCIÓN

La atención sanitaria a población inmigrada ya no es una excepción en los diferentes recursos asistenciales. La llegada de personas procedentes de múltiples zonas del planeta a España en los últimos años supone un reto para todos los profesionales que, de una u otra manera, trabajan en el sistema sanitario. Entre este heterogéneo colectivo de la población inmigrada destaca el de procedencia latinoamericana y, más concretamente, las personas que provienen de lo que podría denominarse la América Andina (Instituto Nacional de Estadística, 2009). Un ejemplo de la importancia de esta presencia es que en el año 2008 alrededor del 10% de la población de Ecuador residía en España. De hecho, es muy claro el cambio en el origen de la inmigración latinoamericana en España a lo largo de los últimos años. A comienzos de la década de 1990, las nacionalidades latinoamericanas con una mayor presencia en el Estado español eran la argentina, la venezolana y la chilena, consecuencia del desplazamiento de clases medias y profesionales movidas por las condiciones sociopolíticas en sus países de origen. A mediados de la década de 1990 creció rápidamente la población de origen peruano y dominicano, y posteriormente fue superada por los inmigrantes ecuatorianos y colombianos. En los últimos años destaca el aumento de la población de origen boliviano que históricamente había sido poco representativa (Quintero et al., 2008).

Podría pensarse que este colectivo encuentra menos dificultades en su proceso aculturativo al llegar a España. Es decir, debido a un pasado cultural con elementos comunes y el hecho de compartir la misma lengua, se facilita su proceso de adaptación. Sin embargo, no hay estudios suficientemente rigurosos que respalden dicha impresión. En un ambicioso estudio epidemiológico llevado a cabo en los últimos años en las comunidades autónomas de Aragón y Cataluña, los datos preliminares señalan que la población latinoamericana que acude a las consultas de los ambulatorios de atención primaria presenta trastornos mentales en un porcentaje similar al de los usuarios autóctonos.

Para realizar dicho estudio se entrevistaron, sólo en Cataluña y por parte del equipo de colaboradores del Programa de Psiquiatría Transcultural del Hospital Universitario Vall d'Hebron, más de 1.300 usuarios entre inmigrantes y autóctonos. Entre los primeros, 420 eran de origen latinoamericano. El porcentaje de los latinoamericanos que resultaron padecer algún tipo de trastorno mental fue del 21,5%, ligeramente superior al 19,5% de los autóctonos. Entre los trastornos mentales más prevalentes destaca un 70% de trastornos afectivos y un 9% de trastornos de ansiedad (Collazos et al., 2008). Aunque son datos muy preliminares que requieren un análisis más detallado, la tendencia apunta a una prevalencia de trastornos mentales muy similar a la que se encuentra en población autóctona, lo que hace pensar que, en caso de dar por válido el empleo de las escalas utilizadas en el estudio, la variable cultural en el grupo de latinoamericanos inmigrantes en España no les condiciona a padecer más trastornos mentales, lo que parece respaldar la lógica de una selección positiva a favor de los latinos, al estar éstos expuestos a un menor nivel de estrés aculturativo que otros grupos de inmigrantes.

Atendiendo a los datos procedentes de estudios realizados en Estados Unidos, destaca la menor asistencia a los centros de salud mental de los pacientes de origen latino (Vega et al., 1999). No obstante, ello no tiene por qué ser sinónimo de una menor prevalencia de trastornos mentales. El National Latino and Asian American Study (Alegria et al., 2007), que incluyó una muestra estratificada de 2.554 latinos y el National Epidemiological Study on Alcohol and Related Conditions (NESARC) (Breslau y Chang, 2006; Grant et al., 2004) en el que participaron 1.236 asiáticos, 4.558 mexicanos y 23.262 blancos no hispanos, hallaron unos niveles menores de trastornos del ánimo, de ansiedad y por abuso o dependencia de sustancias entre la población inmigrante en relación con los nacidos en Estados Unidos. Los hallazgos del National Comorbidity Survey Replication (Breslau et al., 2007) fueron parecidos, aunque la diferencia entre ambos grupos resultó ser algo menor. Sin embargo, en el mismo estudio, al examinar una pequeña muestra de inmigrantes procedentes de México, se encontró que la presencia de trastornos de ansiedad predisponía a la emigración y que la emigración, a su vez, predecía la subsiguiente aparición de trastornos de ansiedad y del ánimo.

Estas prevalencias tan dispares entre los emigrantes que escogen como destino Estados Unidos y los que vienen a España podrían deberse a las evidentes diferencias culturales que encuentran en uno y otro país. Serán precisamente esas diferencias culturales las que, siendo más o menos pronunciadas, van a condicionar las demandas asistenciales a la población de origen latinoamericano en los servicios de salud mental del país que les recibe.

ADAPTACIÓN DE LOS SERVICIOS DE SALUD MENTAL A LA DIVERSIDAD CULTURAL

Competencia cultural individual

El marcado cambio que ha experimentado la sociedad española hacia la multiculturalidad, especialmente desde finales de la década de 1980, es consecuencia directa del espectacular incremento de la inmigración. Este cambio demográfico es evidente en cualquier ámbito social, siendo el sanitario uno de los ejemplos más claros. El hecho de compartir el mismo idioma con la inmensa mayoría de las personas procedentes de los países de América Andina no quiere decir que no haya particularidades culturales que condicionen la asistencia sanitaria a este grupo. En realidad podría decirse que dichas diferencias culturales son infinitas, debido a la enorme variabilidad de las mismas. No obstante, lejos de incurrir en una suerte de nihilismo cultural que renunciara a la inclusión del contexto cultural de los pacientes debido a su gran complejidad, las instituciones sanitarias y los profesionales que en ellas trabajan deben aspirar a ofrecer una respuesta asistencial de calidad a todos sus usuarios, independientemente de su pertenencia étnica o cultural. Este objetivo de funcionar de forma eficiente en condiciones de multiculturalidad es lo que se conoce como competencia cultural (Qureshi et al., 2008).

El profesional que aspire al objetivo de atender a todos sus pacientes de manera competente deberá huir de la tentación de incurrir en simplismos técnicos o prácticos que, sin quererlo, pueden derivar en serios problemas, como caer en estereotipos o peligrosos prejuicios. Es por eso que deben evitarse las fórmulas que, a modo de recetario de cocina, expliquen de manera unitaria y simplista cómo cabe esperar que se comporte el usuario de América Andina que acude a los recursos de salud mental, o cuál es la única manera de darle respuesta a sus demandas (Qureshi y Collazos, 2006).

Lo más aconsejable es que el propio profesional reflexione acerca de cuál es la perspectiva desde la que él está enfocando el acto asistencial y que, al mismo tiempo, trate de comprender la perspectiva del usuario y, aunque no siempre coincidan, intentar apreciarla y respetarla (Qureshi y Revollo, 2007). La competencia cultural pasa por la adquisición de una serie de conocimientos, en este caso acerca de la «cultura de América Andina» y, lo que es más importante, por unas habilidades que permitan al profesional saber cómo aplicar esos conocimientos desde una actitud y unos valores de respeto y aceptación hacia la diversidad cultural. Suele decirse que es más peligroso saber un poco que no saber nada, especialmente si se cree que ese poco que se sabe puede ya servir para trabajar con garantías ante la diversidad cultural. Sin embargo, no debe renunciarse a la adquisición de unos conocimientos básicos sobre las culturas con las que se trabaja. En este sentido, y como se ha señalado, debe siempre tenerse presente la enorme variabilidad que entraña un colectivo tan heterogéneo como el de la población latinoamericana. Es por eso que las singularidades referidas a la población de América Andina a lo largo de este libro no deberían considerarse, en manera alguna, como una plantilla válida para todos los pacientes latinoamericanos que se puedan encontrar en la práctica clínica, sino que las generalidades expuestas deben interpretarse como *tendencias* que se presentan con mayor facilidad entre los latinoamericanos, dejando al criterio del clínico saber cómo y cuándo emplearlas.

Por ejemplo, sería aceptable pensar que en los países de América Andina hay una tendencia a presentar valores como el *marianismo*, esto es, que algunas madres se encargan de cuidar a la familia y a los hijos, sacrificando si cabe su propio bienestar, mientras que el varón, o *macho*, se comporta como el cabeza de familia, el proveedor, el protector del honor familiar y el que toma la última decisión. Sin embargo, sería una simpleza considerar que esta estructura patriarcal y jerarquizada va a estar presente en todas las familias de la región andina.

Competencia cultural institucional

Los esfuerzos de los profesionales sanitarios por trabajar de manera competente ante la diversidad cultural serán estériles si no se acompañan de una serie de medidas institucionales que los respalden. Sin embargo, en los dispositivos asistenciales de nuestro medio no se ha sabido, hasta ahora, resolver adecuadamente el tema de la diversidad cultural de los usuarios. De hecho, la asistencia que se ofrece en nuestros centros dista mucho de ser la culturalmente apropiada.

A continuación se comentan algunas alternativas para resolver estas carencias.

Necesidad de crear servicios especializados

En la actualidad existe un debate abierto sobre la necesidad de generar dispositivos asistenciales específicos para la población culturalmente diferente, en concreto inmigrantes, con problemas de salud mental. En contra de esta iniciativa está la idea que sostiene que este tipo de servicios especializados podría suponer un riesgo de «guetización». A favor, cabe argumentar la necesidad de adaptar los recursos a las características demográficas de cada lugar (Qureshi y Collazos, 2006). Una opción podría ser la de dotar a los servicios psiquiátricos, ya sean hospitalarios o no, de los medios necesarios para poder atender con equidad a todos los pacientes. Esto pasaría por aportar unos recursos humanos (mediadores, intérpretes) y técnicos (farmacogenética) muy costosos, por lo que parece más práctico dotar con estos medios a los servicios especializados de tercer nivel, donde pudieran recurrir el resto de dispositivos asistenciales. De esta manera, los hospitales que contaran con estos servicios actuarían como interconsultores suprasectoriales. Estos servicios deberían asegurar un grado óptimo de competencia cultural y, para alcanzar este objetivo, lo ideal sería que el personal que compone este tipo de dispositivo fuera realmente multidisciplinar con psiquiatras, psicólogos, enfermería, mediadores culturales, intérpretes, antropólogos, etc. (Health Resources and Services Administration US Department of Health and Human Services, 2001).

En lo que al hospital se refiere, contar con un servicio en el que estén disponibles mediadores culturales o una asesoría por parte de antropólogos y adecuados recursos sociales, al alcance de los clínicos especializados en psiquiatría y psicología cultural, puede suponer una gran ventaja, dado que el tipo de problemática social de estos pacientes muchas veces es compleja y, a falta de documentos, los problemas de vivienda, la precariedad laboral, la ausencia de soportes sociales, etc.

hacen que el manejo de estos casos se vea habitualmente necesitado de la intervención de los servicios sociales junto con el apoyo de los mediadores culturales.

Integración de la mediación cultural en los recursos asistenciales

La importancia de la comunicación en cualquier relación terapéutica es crucial y de cualquier fallo en la misma pueden derivarse graves errores diagnósticos y terapéuticos (Misra-Herbert, 2003; Ulrey y Amason, 2001; Van Wieringen et al., 2002). Esta relevancia es aún mayor en el ámbito de la salud mental, donde la referencia subjetiva de los síntomas por parte del paciente y el posterior análisis de los mismos por el psiquiatra, pasan por un correcto intercambio de la información (Cruz y Pincus, 2002). Aunque no es de esperar en nuestro medio una gran dificultad idiomática con el paciente procedente de América Andina, no se debe soslayar la trascendencia que la cultura tiene en la asistencia clínica a este colectivo. Como se ha reflejado en los capítulos que componen este libro, la cultura condiciona, por ejemplo, la expresión de los síntomas y la interpretación de los mismos, influye en las atribuciones que se dan al posible trastorno, afecta al grado de credibilidad entre ambas partes y al consiguiente cumplimiento del plan terapéutico, etc. (Bhui y Bhugra, 2002; Singh et al., 1998). El fracaso en el manejo de estas claves culturales puede derivar en un importante fallo en la comunicación con las consecuencias negativas antes citadas.

Para salvar esta posible brecha se ha sugerido la incorporación de profesionales que sean capaces de acercar a las dos partes. Con este propósito, las políticas sanitarias de los distintos países han incorporado diferentes perfiles profesionales: traductores presenciales, servicio telefónico de traductores, programas informáticos de traducción, intérpretes, *cultural brokers, link-workers*, agentes comunitarios de salud, monitores de salud, mediadores culturales, etc.

En nuestro medio la figura del mediador cultural sanitario no está reconocida por las autoridades sanitarias, pese a que en algunos centros sanitarios están presentes. Esto plantea el problema de la necesidad de establecer una normativa que defina la formación de esta figura, y es urgente aclarar las competencias y normas éticas que regulen la actividad de este posible nuevo perfil profesional.

La mediación intercultural en salud es una profesión relativamente nueva y, como tal, algunos temas concretos relacionados con su función y papel aún han de definirse formalmente y aceptarse en consenso. De hecho, la novedad de este perfil profesional supone un reto tanto en su conceptualización como en su aplicabilidad en la práctica diaria (Qureshi et al. 2007).

Las responsabilidades del mediador cultural van más allá de la interpretación lingüística y cultural. Aparte de participar en entrevistas triangulares, ofreciendo traducción e interpretación según necesidades —poco probable en el caso de pacientes procedentes de América Andina— el mediador cultural está disponible para ayudar a los servicios sanitarios a entender cómo la cultura y la condición de inmigrante pueden influir en la eficacia del tratamiento del paciente. El mediador cultural también orientará a éste sobre el funcionamiento del sistema de salud pública y podrá informarle sobre el funcionamiento en general del sistema médico en el mundo occidental (Collazos et al., 2005).

Evidentemente, no se puede pretender que el mediador tenga conocimiento de todos y cada uno de los posibles factores culturales presentes en el encuentro entre profesional sanitario y paciente, que son infinitos, sino que sea conocedor de la influencia de la cultura en el posible desencuentro entre las partes y trate de advertirlo para facilitar así su resolución. De esta manera, las tareas de mediación pueden llevarse a cabo por personas que no pertenezcan exactamente al mismo grupo cultural que el paciente, en este caso la América Andina, si bien es cierto que cuanto más amplios sean los conocimientos sobre los contextos culturales de ambas partes, más sencillo resultará el papel del mediador.

El mediador debe desempeñar su papel desde una actitud neutral, sin aliarse con ninguna de las partes, tal y como su nombre indica, sino que se debe limitar a facilitar el acercamiento y, de esta manera, prevenir la posible aparición de conflictos entre el paciente y el profesional sanitario (Interpret', 2002). En el caso en que detecte algún tipo de barrera en la relación terapéutica debe tratar de allanarla y, una vez resuelta, pasar nuevamente a su «presencia ausente» (Qureshi et al., 2007). La mediación ideal sería aquella que lograra pasar prácticamente desapercibida, sin ningún protagonismo, haciendo que la comunicación entre las partes discurra de una manera tan fluida que la presencia del mediador quedara disimulada. Conseguir este resultado no es sencillo y requiere una formación rigurosa por la que las autoridades sanitarias deben hacer una apuesta decidida.

TECNOLOGÍA AL SERVICIO DE LA VARIABILIDAD ÉTNICA

A lo largo de los diversos capítulos que componen este libro el lector se habrá dado cuenta de la multitud de enfoques que puede recibir la asistencia clínica del paciente de América Andina, sin que ninguno de ellos excluya a otro. Si es pertinente reflexionar acerca del origen cultural y antropológico del individuo, no lo es menos recordar que también hay elementos biológicos que lo hacen potencialmente diferente y que también deben tenerse en cuenta para hacer un abordaje comprensivo del caso (Ruiz, 2000). La visión «cultural» del paciente no debe estar reñida con otra más «racial» que tenga presente las diferencias biológicas. Es en este sentido en el que se pretende aquí profundizar en algunos aspectos ya referenciados por otros autores del texto.

Uno de los rasgos diferenciales de cualquier servicio de psiquiatría que aspire a ser culturalmente competente debería ser el acceso a las pruebas de genética necesarias para determinar si las diferencias en la respuesta a un determinado tratamiento farmacológico se corresponden exclusivamente a diferencias culturales o, por el contrario, deben ser achacables a variaciones genéticas que repercuten en la dotación enzimática responsable del metabolismo de los psicofármacos, o en la estructura de los receptores de los neurotransmisores.

Se trata de un tema que puede parecer futurista pero que es una absoluta actualidad. Cada vez más se cuestiona la validez del patrón de referencia *(gold standard)* que establecía la dosis de los psicofármacos y la posible aparición de efectos adversos o de interacciones en función de los estudios realizados con varones caucásicos que habitaban, generalmente, latitudes frías. La realidad clínica demuestra que la variabilidad intragrupo y, por supuesto, intergrupo, resulta muy significativa, con lo que la universalidad de esos supuestos farmacocinéticos y farmacodinámicos resulta algo más que cuestionable (Lin et al., 1999).

La psicofarmacología transcultural o etnopsicofarmacología es el área específica de la farmacología que estudia las variaciones en la respuesta a los psicofármacos en diferentes poblaciones y la contribución de los factores raciales, sociales y culturales a dichas variaciones.

Por un lado, deben tenerse en cuenta aspectos exclusivamente culturales, propios del psiquiatra, como son los posibles sesgos a la hora de diagnosticar o asignar un tratamiento en concreto a un grupo cultural determinado. Por otro, los propios de los referentes culturales del paciente, como la influencia del efecto placebo, la confianza en el tratamiento, el cumplimiento del mismo o la posible interferencia con elementos de la dieta o con posibles productos empleados por sanadores tradicionales a los que, de forma paralela, pueda estar acudiendo.

Asimismo, están los aspectos genéticos anteriormente citados. Entre los posibles sistemas implicados, tanto en la farmacocinética como la farmacodinámica de los psicofármacos, es el sistema citocromo P450 el que ha recibido mayor atención de la etnopsicofarmacología. Su interés reside en la identificación de polimorfismos genéticos en algunas de las isoenzimas que lo componen, como la CYP2D6 o la CYP2C19. Según estos polimorfismos, los individuos se pueden clasificar en metabolizadores lentos o en metabolizadores rápidos (también llamados normales). En el caso de la isoenzima CYP4502D6 hay un tipo de metabolizadores ultrarrápidos, como consecuencia de la presencia en su genotipo de un número de copias mayor del habitual, cuya prevalencia varía en función de la distribución geográfica y la pertenencia a un determinado grupo étnico. La tasa media de metabolizadores ultrarrápidos en Europa ronda el 1%, con un progresivo aumento hacia el sur, llegando al 7-10% en España y alcanzando cifras como el 19% en Arabia Saudita o el 30% en Etiopía (Ruiz, 2000).

Los pacientes con un patrón de metabolización lento requerirán dosis menores y tendrán mayor posibilidad de presentar interacciones farmacológicas, mientras que los metabolizadores rápidos requerirán, probablemente, dosis más altas que las habituales para alcanzar el efecto terapéutico. En poblaciones africanas y asiáticas, entre el 33 y el 50% de los metabolizadores normales presentan formas polimórficas del CYP2D6 que muestran una actividad tan baja como los metabolizadores lentos caucásicos (Lin et al., 1999).

La población de América Andina no ha recibido una especial atención en estos temas de etnopsicofarmacología debido, probablemente, a que la mayoría de los estudios realizados al respecto se han llevado a cabo en Estados Unidos y allí la población hispana procede, fundamentalmente, de países de América Central como México, o de la región caribeña, como Puerto Rico o la República Dominicana. Tampoco en Europa ha habido, hasta la fecha, una gran tradición de investigar en estas áreas de la farmacología, de tal manera que los datos referidos específicamente a este grupo son prácticamente inexistentes. Sin embargo, si se atiende al origen de los primeros colonizadores del continente americano, es lógico pensar que la mayoría de los amerindios son descendientes de aquellos que, probablemente procedentes de Asia y a través del estrecho de Bering, fueron ocupando el continente. Así pues, tiene sentido pensar que el paralelismo genético en la población de la América Andina, especialmente aquéllos que podrían ser denominados amerindios, será mayor con la población asiática que no con la caucásica (Ramirez, 1999).

En este sentido, los hallazgos encontrados con la población asiática podrían ser aplicables a la población andina. Por eso, cabe pensar que, por ejemplo, las litemias que resultarían profilácticas en el trastorno bipolar en este grupo poblacional podrían ser inferiores a las aconsejables para la población caucásica; o que sería probable encontrar metabolizaciones más lentas para la mayoría de los antipsicóticos típicos, los antidepresivos tricíclicos o las benzodiacepinas (Pi y Grey, 2000).

Estas diferencias farmacocinéticas y farmacodinámicas pueden justificar, entre los pacientes de América Andina, la posible falta de respuesta o la aparición de efectos secundarios a las dosis habituales de algunos de los psicofármacos que se emplean en la práctica cotidiana, aspecto que debe tenerse en cuenta por los clínicos.

Es de suponer que al ritmo al que avanzan la farmacogenética y la farmacogenómica, pronto se personalizarán los tratamientos en función de la dotación genética de cada individuo. Para ello, sería aconsejable que los psiquiatras que se interesan por ser culturalmente competentes no despreciaran en sus investigaciones estos importantes aspectos biológicos.

CONCLUSIONES

El fenómeno migratorio en España y la diversidad cultural que implica pueden considerarse relativamente recientes. Esto invita a todos los profesionales implicados en la asistencia en salud mental a desarrollar iniciativas de diferente índole, con el firme propósito de que ningún usuario reciba una asistencia de peor calidad por su condición de «culturalmente diferente».

Este compromiso con la competencia cultural debe entenderse como un objetivo a largo plazo que implica el trabajo a distintos niveles. Para conseguir la deseable sensibilización hacia la diversidad cultural de los profesionales, parece necesaria la inclusión de este tipo de aspectos desde el inicio de su formación. La incorporación en los *curricula* docentes del personal sanitario de temas relacionados con la importancia de la cultura en la salud, podría ser una buena manera de iniciar ese camino hacia una sensibilización realmente efectiva.

Una apuesta decidida por la incorporación al sistema de salud de mediadores interculturales profesionalizados, adecuadamente formados y que cuenten con el reconocimiento de las instituciones académicas y sanitarias podría ser una buena estrategia para salvar las inevitables barreras en la comunicación que surgen cuando entran en contacto sistemas culturales diferentes en el ámbito de un valor tan singular como es el de la salud.

Por último, debe contemplarse que la influencia de la cultura en todo lo relacionado con la salud, sus cuidados, la enfermedad, la manera de buscar ayuda, la forma de tratarla, etc., es muy amplia y diversa permitiendo múltiples enfoques. El compromiso de los profesionales sanitarios en salud mental con la asistencia culturalmente competente debe contemplar esa variedad de perspectivas y enriquecerse de ellas. Es por ello que se ha de fomentar la realización de una investigación comprensiva, en la que el trabajo conjunto de equipos multidisciplinares puede ayudar a captar en su globalidad el fenómeno. La perspectiva más antropológica o etnográfica, basada en estudios de corte cualitativo, se enriquecerá de la información aportada por los científicos que adopten un modelo más epidemiológico o cuantitativo. De la misma manera que los estudios epistemológicos, de base más teórica, podrán fortalecerse con los hallazgos más biológicos de la investigación.

Estamos, por tanto, ante unas condiciones muy favorables para iniciar un estimulante recorrido de la mano de la multiculturalidad por el apasionante terreno de la salud mental. Es, pues, el momento de aprender de los que ya lo iniciaron hace tiempo y tratar de imitar sus aciertos y evitar incurrir en los mismos errores.

BIBLIOGRAFÍA

Alegria M, Mulvaney-Day N, Torres M, Polo A, Cao Z, Canino G. Prevalence of psychiatric disorders across Latino subgroups in the United States. Am J Public Health. 2007;97(1):68-75.

Bhui K, Bhugra D. Explanatory models for mentall distress: implications for clinical practice. Br J Psychiatry. 2002;181:6-7.

Breslau J, Aguila-Gaxiola S, Borges G, Castilla-Puentes RC, Kendler KS, Medina-Mora ME, et al. Mental disorders among English-speaking Mexican immigrants to the US compared to a national sample of Mexicans. Psychiatry Research. 2007;151(1-2):115-22.

Breslau J, Chang D. Psychiatric disorders among foreign-born and US-born Asian-Americans in a US national survey. Soc Psychiatry Psychiatr Epidemiol. 2006;41:943-50.

Collazos F, Qureshi A, Casas M. La mediación cultural en salud mental. Monogr Psiquiatr. 2005;4:18-23.

Collazos F, Qureshi A, Revollo HW, Ramos M. Psicopatología de la población inmigrante y autóctona de atención primaria. Paper presented at the XII Congreso Nacional de Psiquiatría; 2008.

Cruz M, Pincus HA. Research on the influence that communication in psychiatric has on treatment. Psychiatr Serv. 2002;53:1253-65.

Grant BF, Stinson FS, Hasin DS, Dawson DA, Chou SP, Dufour MC, et al. Prevalence and co-ocurrence of substance use disorders and independent mood and anxiety disorders: results from the National Epidemiologic Survey on Alcohol and Related Conditions. Arch Gen Psychiatry. 2004;61:807-16.

Health Resources and Services Administration US Department of Health and Human Services. Cultural competence works: Using cultural competence to improve the quality of health care for diverse populations and add value to managed care arrangements. Merrifeld, VA: Health Resources and Services Administration; 2001.

Instituto Nacional de Estadística. Encuesta Nacional de Inmigrantes 2007: una monografía. Madrid: Instituto Nacional de Estadística. 2009. Disponible en: http://www.ine.es/prodyser/pubweb/eni07/eni07.htm

Interpret'. Standards de formation pour les interprètes communautaires et les médiateurs/médiatrices culturel(le)s dans les domaines de la santé; du social et de la formation. Rapport final. Berna: Association Suisse pour la promotion de l'interprétariat et de la médiation culturelle dans les domaines de la santé, du social et de la formation. 2002. Disponible en: http://www.bag.admin.ch/themen/gesundheitspolitik/00394/00395/04393/index.html?download=M3wBPgDB/8ull6Du36WcnojN14in3qSbnpWWbHGfmk6p1rJgsYfhyt3NhqbdqIV+bay9bKbXrZ6lhuDZz8mMps2go6fo&lang=fr

Lin E, Smith WM, Mendoza PR. Psychopharmacology in cross cultural psychiatry. En: Herrera JM, Lawson WB, Sramek JJ, editors. Cross cultural psychiatry. Nueva York: Wiley; 1999. p. 45-52.

Misra-Herbert A. Physician cultural competence: cross-cultural communication improves care. Clevel Clin J Med. 2003;70:289-303.

Pi EH, Grey EG. Ethnopsychopharmacology for Asians. En: Ruiz P, editor. Ethnicity and psychopharmacology. Washington, DC: American Psychiatric Press; 2000. p. 91-113.

Quintero FJ, López J, Collazos F, Baca E, Garcia Alvárez R. Salud mental e inmigración hispana en España. Rev Latinoam Psiquiatr. 2008;8.

Qureshi A, Collazos F. El modelo americano de competencia cultural pscioterapéutica y su aplicabilidad en nuestro medio. Papeles Psicol. 2006;27(1):50-7.

Qureshi A, Collazos F, Ramos M, Casas M. Cultural competency training in psychiatry. Eur Psychiatry. 2008;23(Suppl 1):49-58.

Qureshi A, El Harrak J, Visiers C. Mediación intercultural en la salud mental. En: Moussaoui D, Casas M, editores. Salud mental en el paciente magrebí. Barcelona: Glosa; 2007. p. 287-97.

Qureshi A, Revollo HW. Competencia cultural en centros de tratamiento de salud mental. En: Moussaoui D, Casas M, editores. Salud mental en el paciente magrebí. Barcelona: Glosa; 2007. p. 275-86.

Ramirez LF. Ethnicity and psychopharmacology in Latin America. En: Herrera JM, Lawson WB, Sramek JJ, editores. Cross cutlural psychiatry. Nueva York: Wiley; 1999. p. 63-6.

Ruiz P. Ethnicity and psychopharmacology. En: Ruiz P, editor. Ethnicity and psychopharmacology. Vol. 19. Washington: American Psychiatric Press; 2000. p. 91-113.

Singh NN, McKay JD, Singh AN. Culture and mental health: Nonverbal communication. J Child Fam Stud. 1998;7(4):403-9.

Ulrey KL, Amason P. Intercultural communication between patients and health care providers: exploration of intercultural communication effectiveness, cultural sensitivity, stress, and anxiety. Health Commun. 2001;13(4):449-63.

Van Wieringen JCM, Harmsen JAM, Brujnzeels MA. Intercultural communication in general practice. Eur J Public Health. 2002;12:63-8.

Vega WA, Kolody B, Aguilar-Gaxiola S, Catalano R. Gaps in service utilization by Mexican Americans with mental health problems. Am J Psychiatry. 1999;156:928-34.

ÍNDICE TEMÁTICO

Abreacción colectiva: 196
Aculturación: 94, 102, 113, 125, 138, 147, 154, 182, 192, 195, 240, 331, 342-3
Alcohol: 55, 74, 102-4, 137, 154-5, 159, 160, 183-4, 227-8, 254, 259, 260, 262, 264, 266-8, 272, 277, 283-5, 314-5, 337, 340, 344, 354,
Alexitimia: 219-21
Alianza terapéutica: 231
Amartelo: 221-2, 226
América andina: 17, 35, 91, 95, 117, 123, 141, 143-4, 151, 169, 174, 179, 189, 192, 194-6, 200-2, 204-5, 207, 209, 212, 215-9, 249-50, 353, 355-6, 358-9, 361-2
Amok: 173, 239
Asilo: 173, 296, 308-9, 320
Asistencia tradicional: 189, 192, 194, 197, 201, 204-5
Ataque de nervios: 109, 145, 156-7, 174, 202, 239, 332-3
Ayahuasca: 198, 200, 243
Bilis: 145
Brujería: 102, 198, 203
Capital social: 65, 228-9
Caribe: 70, 73, 81-3, 154, 156-7, 161, 174, 176, 182, 245, 249, 257, 267, 271-2, 293-4
Chamán: 192, 194-6, 198-200, 205, 221, 240, 243, 246
CICAD: ver Comisión Interamericana para el Control del Abuso de Drogas
CIDI: ver Composite International Diagnostic Interview
Coca: 102, 143, 195, 243, 250-2, 259-60, 262, 266-7, 298
Cocaína: 102, 195, 211, 250-2, 254-6, 259-64, 266-9, 272
Cólera: 145, 201, 221-2
Colerina: 221-2, 226
Comisión Interamericana para el Control del Abuso de Drogas (CICAD): 253-4, 259, 261-3, 266-8

Competencia cultural: 110-3, 123, 124, 140-1, 146, 148, 355-7, 362
Competencia cultural individual: 355
Competencia cultural institucional: 357
Composite International Diagnostic Interview (CIDI): 214, 216, 328, 330, 332, 334-5
Contratransferencia: 116-7
Cuerpo extraño: 108
Cultura: 19-21, 29, 34-35, 71, 94-5, 97-9, 101-2, 105, 109-12, 114, 118, 125-7, 130-1, 139-41, 146, 148, 156-7, 170-3, 177, 183-4, 186, 194, 198-200, 211-2, 215-20, 224, 226, 229, 231-2, 238-40, 242, 244, 250, 311-5, 321, 326, 328, 330-1, 334-7, 343, 345, 356, 358-9, 362
Cultura andina: 97-9, 102, 110, 216, 219, 224, 232, 239, 242, 312, 315
Culture Bound Syndrome: 114, 125, 169-71, 173
Curanderismo: 191, 194, 201-2
Deseabilidad social: 225
Desplazamiento interno: 310
Dhat: 239
Efectos piscosociales: 301
Eficacia colectiva: 228
Emanaciones: 108, 240
Emic: 197, 300, 311-2, 326-7,
Emigración: 19, 20, 23-5, 27-8, 34, 36-8, 41, 45, 102, 113, 123-4, 308-10, 317, 355
Empacho: 110, 175
Equidad: 77-81, 83-5, 87-8, 357
Equivalencia cultural: 326-7, 331, 334
Espanto: 156, 175, 202, 239-40
Estigma: 108, 148, 157, 164, 226, 281, 306, 319
Estrés aculturativo: 113, 179, 182-5, 319, 342-4, 354
Estrés migratorio: 138
Estudio Nacional de Latinos y Asiático-Americanos (NLAAS): 154-5, 327-30, 332-4, 339-41, 344-5
Etic: 197, 300, 311-3, 326-7,
Etnia: 19, 21, 29, 39, 49, 94-5, 111-2, 125-6, 135-6, 144, 156, 338
Etnomedicina: 192, 298
Etnopsicofarmacología: 360, 362
Evangelismo: 315
Falacia categorial: 334
Familia: 20, 22, 28, 34-7, 42-50, 55-70, 72-4, 78, 86, 88, 94, 98, 100, 103-4, 108-10, 113-6, 124, 134, 139, 142, 144, 146, 162, 164-6, 182, 186, 197-9, 201, 205, 225-6, 230-1, 277, 285-6, 301, 308-9, 311, 316-8, 343-4, 356
Familiaridad: 100, 104, 114, 138, 147
Familismo: 342
Fatalismo: 101-2, 162, 164
Fluidez cultural: 112, 118
Folk diagnostic categories: 170
Formulación cultural: 126, 130-1, 140, 147, 336
Género: 23-5, 34, 36-7, 43-5, 49, 50, 59, 63-5, 73-4, 77-81, 84-8, 95, 100, 112, 114-115, 124, 184, 238, 315, 340, 343
Hechizo: 203
Hipersugestionabilidad: 101
Hispano: 128-9, 131-2, 134-42, 153, 156, 159-61, 173, 179, 194, 201, 355
Iberoamérica: 35, 123-4, 143, 297
Identidad: 20-1, 29, 60, 65, 79, 94-5, 104, 126, 131, 147, 152, 162, 176, 185, 300, 309-11, 319-20

Idioms of distress (estados emocionales de malestar): 112, 115, 131, 146, 173, 332-3
Intervención psicosocial: 277
Investigación: 24, 26, 34, 44-5, 65, 78, 125, 128, 137, 139-41, 190, 205, 211, 218, 224, 239, 245, 263, 292, 323, 325-7, 331, 334, 336-8, 343, 345, 362-3
Jefatura femenina: 59, 62, 64-5
Koro: 173, 239
Latah: 173, 239
Latinoamérica: 22, 27, 35, 72, 94, 101, 151, 154, 156-9, 163, 172-5, 179, 181-2, 187, 204, 217, 272, 294, 296, 328
Latinos: 25, 145, 151, 153-5, 159-63, 301, 303, 305, 327-8, 331-4, 336, 339-45, 354
Limpias: 102, 243
Locura: 224, 226, 238, 241-2
Llakis: 313-4
Machismo: 100, 157
Madres precoces: 67
Madres transnacionales: 43
Mal de ojo: 110, 156, 175, 198, 202-3, 239-40
Mapuche: 240
Maras: 272, 315,
Marianismo: 101, 356
Marihuana: 211, 253-5, 259-65, 267-9, 272
Mediación cultural: 358
Medicinas folk: 110, 191, 192
Medicinas paralelas: 191-3
Melancolía: 98, 101
Mestizaje: 21, 99, 212, 216-17, 219
Migración femenina: 39, 49
Migraciones: 22, 27, 33-4, 36-7, 40, 50, 74, 93-4, 99, 118, 172
Muina: 145
Nervios: 109, 145, 156-7, 174, 201-2, 222, 239, 318, 332-3, 338, 344
NLAAS: ver Estudio Nacional Americano de Latinos y Asiáticos
Paradoja latina: 151, 154
Pena: 220, 222, 225, 314-5, 318
Polimorfismos: 361
Protección psicoafectiva: 59
Psicoterapia: 115-6, 141, 174, 196.
Psiquiatría transcultural: 124, 173, 177, 312, 325, 345-6, 354
Psiquiatría cultural: 124-5, 148, 171
Raza: 23, 79, 87, 94-5, 111-2, 125-6, 135-6, 154, 156, 185, 216, 250, 327, 331, 337-8, 346
Reagrupación: 43, 46-7, 49, 50, 52, 94, 317
Relevancia cultural: 326-7, 329-30, 346
Sincretismo: 98, 195
Síndrome de posesión: 176
Síndrome de Ulises: 145, 299
Sistemas médicos: 162, 189-90, 192, 205, 359
Socialización: 45, 59, 63, 73, 103, 126
Somatización: 101, 108, 128, 144, 303, 313, 320
Sugestión: 116, 191, 196, 243-4
Susto: 109, 145, 156, 174-5, 202, 221-2, 226, 239, 311, 333
Trance: 156, 176, 195
Transferencia: 27, 29, 43, 86, 116-7, 293
Tratamientos farmacológicos: 114, 159, 190, 360

Tristeza: 145-6, 157, 174, 201, 219-22, 225, 314
Varianza cultural/lingüística: 337
Varianza de criterios: 337
Varianza de información: 337
Varianza de procedimiento: 337
Violencia: 26, 60, 74, 81, 87, 211, 227-8, 245, 267, 295, 297-8, 300-1, 304-11, 313-6, 319, 321, 344
Violencia política: 228, 295, 298, 301, 304-5, 308-9, 321, 344
Violencia social: 300-1, 308
Yerberos: 102